Zu diesem Buch

500 Bewegungen, die innerhalb kürzester Zeit Wohlbefinden hervorrufen und gezielt bei allen körperlichen und nervösen Beschwerden eingesetzt werden können – das ist WA DO.

Die Übungen stärken die Widerstandskraft, verhindern chronische Störungen und fördern Erholung und Entspannung. Sie lassen sich jederzeit, überall, ohne Hilfsmittel, in jeder Kleidung und ohne großen Zeitaufwand durchführen.

Dr. Tran Vu Chi, Franzose vietnamesischer Herkunft, ist Arzt an der medizinischen Fakultät in Paris. Er hat die traditionellen japanischen Heilmethoden – Akupunktur, Kräuterheilkunde, Akupressur – studiert, die Antistreßmethoden in Tokio und schließlich die Naturheilkunde in Frankreich. Er besitzt ein Diplom der medizinischen Fakultät Bobigny. Nach zwanzig Jahren intensiven Studiums und Experimentierens hat Dr. Tran Vu Chi das System WA DO entwickelt, für sich selbst, seine Patienten und seine Angehörigen – als Antwort auf die heutigen Bedürfnisse des täglichen Lebens.

Tran Vu Chi

Heilen durch Bewegung

Schnelle Selbsthilfe
durch WA DO bei
Krankheiten und Beschwerden

Deutsch von
Monika Hübner

和動

rororo
Rowohlt

rororo medizin und gesundheit
Lektorat Heike Wilhelmi

11.–19. Tausend

Neuausgabe
Veröffentlicht im Rowohlt Taschenbuch Verlag GmbH,
Reinbek bei Hamburg, Januar 1994
Die deutsche Erstausgabe erschien 1989 unter dem Titel
«WA DO – Wohlbefinden durch Bewegungsübungen»

Die französische Originalausgabe erschien 1988
unter dem Titel «WA DO – les mouvements instantanés
du bien-être» bei Éditions du Seuil, Paris

Umschlaggestaltung Nina Rothfos
Umschlagfoto Fred Dott
Satz Times (Linotronic 500)
Gesamtherstellung Clausen & Bosse, Leck
Printed in Germany
1690-ISBN 3 499 19615 8

Inhalt

Vorwort

Wir haben alles, fast alles.
Wir wollen mehr, immer mehr.

Alles ist erreichbar. Auf zur Erorberung der guten Seiten des Lebens, laßt uns alles genießen, was das Leben lebenswert macht und das Beste daraus machen! Eines ist gewiß: Ohne Mut, Findigkeit, Beharrlichkeit, Charme, Aggressivität und Glück geht es nicht. Aber obwohl wir alles haben, quält uns ein heimtückischer, unstillbarer Drang nach noch mehr.

«WOHLBEFINDEN.» «SICH WOHL FÜHLEN.»
«Wohl in seiner Haut.» «Wohlbefinden an Leib und Seele.»

Das ist es doch, wonach wir – vor allem anderen – unermüdlich und beharrlich trachten. Aber warum sind diese Momente des Wohlbefindens so selten? Unser Leben und Ansehen wird von dem bestimmt, was wir haben. Wir kennen anscheinend nichts anderes mehr: «Ich habe einen Mann, ich habe eine Frau, ich habe Kinder, ich habe Freunde, ich habe eine Stellung, ich habe ein Auto, ich werde ein Haus haben, ich habe keine Zeit, ich habe Sorgen, ich habe das Bedürfnis auszuspannen, ich habe Schmerzen, ich habe Hunger, ich habe Durst, ich habe Lust... usw.» Es ist verständlich, daß uns dabei nur noch wenig Raum und Zeit bleibt, um ganz einfach zu «sein», zu «leben». Und schließlich drohen wir – mitgerissen vom nicht aufzuhaltenden Fortschritt, der uns «befreit» – zu Mutanten zu werden, zu Comicfiguren, die ihren eigenen Schatten einholen... und den des Nachbarn natürlich auch. Sie leben in der Zukunft der Gegenwart. Und in der Zukunft der Zukunft. «Sein oder nicht sein?» Das ist hier nicht die Frage! Man «ist» nicht mehr, das ist alles. Oft ist es jedenfalls so. Wir können nichts dafür. Und wir gewöhnen uns daran.

Wir wollen etwas finden oder wiederfinden, etwas, das wir sehr weit fort wähnen und das dennoch so nahe ist: nicht außerhalb von uns, sondern in uns selbst: «leben», und wenn möglich «gut leben». Mit Hilfe unseres Körpers sind wir dazu durchaus fähig.
Entdecken wir das Vergnügen zu fühlen, wie unser Körper einfache, spontane und völlig zwanglose Bewegungen ausführt. Bewegungen, die wir instinktiv wiederentdecken. Akzeptieren wir doch – unmißverständlich –, daß auch wir über animalischen Instinkt im schönsten, natürlich-

sten und erhabensten Sinn verfügen. Er läßt uns vor Entzücken erschauern, wenn wir beobachten, wie eine Katze in aller Gemütsruhe und voll von verhaltener Kraft einherschreitet und mit einem Sprung erstaunliche Höhen erreicht.

Warum versteifen wir uns darauf, auf wundersame Art und Weise Gesundheit, eine gute Form oder eine schöne Muskulatur zu erlangen?
Es genügt doch vielmehr zu *fühlen, daß all das schon da ist – in uns:* Gesundheit, eine gute Form, Wohlbefinden von Organen und Muskeln, wenn auch bisweilen nur minimal erkennbar.
Laßt uns die wunderbare Einheit von Begeisterung und Freude an unserem Körper und unserer Seele uneingeschränkt erleben bzw. wiedererleben. Wer hat nicht schon den Kopf verloren, wer kennt nicht das Gefühl, bleischwere Arme zu haben, seinen Rücken nicht mehr zu spüren, keine Luft zu bekommen, und wem hat nicht schon einmal sein Kreislauf einen Streich gespielt...
Zu fühlen, wie sich – ruhig und dynamisch – *völlig zwanglos* etwas entwikkelt, was nur darauf wartet: die ganze Lebenskraft, die in uns ist.
Das sind die Ziele von WA DO, des unmittelbaren Wohlbefindens durch Bewegung.

Diese Praxis macht uns natürlich nicht zu Medizinern, und wir können durch sie auch nicht auf ärztliche Behandlung verzichten.
Die unterschiedlichen Erfahrungen, die ich mit dem Gesundheitswesen gemacht habe und noch immer mache – klassische Medizin, «sanfte» Medizin bzw. Heilpraktiken, traditionelle japanische Antistreßmethoden, die ich in Japan studiert habe, Kampfsportarten, verschiedene westliche und östliche Gymnastikübungen –, haben mich gelehrt, *daß wir uns unseres Körpers und seiner Fähigkeiten oftmals nicht richtig bedienen können, um bei guter Gesundheit zu bleiben.* Die Leibeserziehung in den Schulen war oft unzureichend und in manchen Ländern demotivierend, trotz der aufgebotenen Lehrkräfte und Sportanlagen. Im Berufsleben konnte es sich dann manchmal als schwierig erweisen, wieder zu lernen, sich körperlich zu betätigen.
In den sogenannten zivilisierten Gesellschaften geht unserem Körper also eine wichtige Eigenschaft verloren – zugunsten von Geist und Intelligenz. Aber werden diese nicht erst durch unseren Körper mit Leben erfüllt?
Auf der Grundlage der klassischen Wissenschaft der Medizin habe ich deshalb WA DO entwickelt. Anfangs für mich selbst und meine Angehörigen und Freunde, später für meine Patienten. Mit diesen *progressiven, leicht auszuführenden Bewegungen, die nur sehr wenig Zeit in Anspruch nehmen und gezielt auf unsere Physiologie einwirken,* möchte ich Sie hier bekanntmachen.

In ungefähr vierzig täglich auftretenden Fällen, wo Sie sich unwohl fühlen, können Sie sich – *ohne Risiko, effektiv* und manchmal *sofort* (in 10 Sekunden bis 1 Minute) – von Schmerz oder sonstigen Beschwerden befreien.
Dazu bedarf es nur einfacher Bewegungen; Ihrer Bewegungen, nach denen Sie alle *instinktiv* gesucht haben.
Andere, ebenso leichte Bewegungen, die Ihren Körper kräftigen, werde ich Ihnen ebenfalls zeigen, damit die Beschwerden nicht wiederkommen.

Wenn Sie diese Bewegungen – Ihre Bewegungen – wiederholen *(Sie können sie fast überall ausführen, wann immer Sie wollen, ohne großen Zeitaufwand, gleichgültig, was sie gerade anhaben)*, dann werden Sie die Kraft Ihres Körpers, die so lange von beengenden Aktivitäten erstickt wurde, entdecken bzw. wiederentdecken können. Und dann werden Sie – das hoffe ich jedenfalls – spüren, wie Ihr Körper «auflebt», statt ihn wie so oft nur «zu ertragen». Worauf warten Sie also noch, tun Sie ihm etwas Gutes!
Danach werden Sie das Vergnügen empfinden, sich spontan, angenehm bewegen zu können und diejenigen körperlichen oder sportlichen Aktivitäten kennenlernen, die Ihrem Körper am besten zusagen. Indem Sie ihn – *gewandt* – zur Entfaltung bringen.

Die Bewegungen von WA DO sind ein bißchen so wie die gute Küche, ein guter Wein und... die Liebe. Es ist alles eine Frage der Zutaten und der individuellen Dosierung, der Dosierung von Instinkt und Verstand und einem Quentchen Originalität, der Ihren nämlich.

WA DO
und unser Körper

Die Mythen

Der Mythos von Jugend und Schnelligkeit

Wir leben im Zeitalter von Bild und Ton. Wir sind fasziniert von ihrer Qualität und von ihrer Perfektion, wie sie sich in uns widerspiegeln.
Sein oder scheinen zu sein, das ist nun nicht mehr die Frage. Unser beruflicher Erfolg und unser Glück hängen von unserer Erscheinung und von unserer Verführungskraft ab. Wir opfern alles für etwas, was man als «gutes Aussehen» bezeichnet.
Schluß mit den Falten! Schluß mit plumpen Formen! Es lebe die «Superform»! Schlimm für all jene, die das nicht begriffen haben: Sie sind out. Manchmal sogar ausgestoßen. Heutzutage hat niemand das Recht, müde auszusehen.
Wir müssen jung bleiben, für die Jugend und durch sie leben. Und natürlich in Bewegung: im ohrenbetäubenden Lärm, umfassend informiert, immer auf der Jagd nach den neuesten Neuheiten, die nicht zu kennen uns krank macht. Wir wollen alles bis ins letzte auskosten. Unsere Tage sind natürlich zu kurz, um all das zu tun, was wir tun wollen. 24 Stunden um zu arbeiten, uns zu bilden und uns zu vergnügen. Und um zu schlafen – viel zu wenig also. Uns sind alle Mittel recht, um in Form zu «bleiben». Sport, Kuren aller Arten, Liften, Frischzellen, Wunderdiäten oder Urschreitherapie folgen im steten Wechsel ganz selbstverständlich auf Kaffee, Zigaretten, Alkohol, Aufputsch- und Beruhigungsmittel und andere Drogen.
Aber da ist nichts zu machen, der Kampf gegen das Altern ist ein aussichtsloser Kampf. Eines «schönen» Tages müssen wir also versuchen, die Teile wieder zusammenzusetzen. Uns zu er-ho-len. Das haben wir nämlich vergessen: Die Jugend zeichnet sich nicht nur durch ihren Überschwang an Energie und ihr gutes Aussehen aus, sondern auch durch ihre Fähigkeit, sich schnell zu erholen. Wenn wir dies beherrschten, wäre das nicht eines der Geheimnisse, um jung zu bleiben?

Der Mythos von Anstrengung und Schmerzen

Anstrengungen. Schmerzen. Vorübergehende Freuden. Anstrengungen. Schmerzen...

Welch ein Leidensweg bis zum Erfolg und zum Höhepunkt! Die Beispiele, die uns zu dieser Überzeugung gelangen lassen, sind Legion.

Lernen wir nicht schon als Kinder, das Spiel – den Ausdruck unseres sich entwickelnden Lebens – zugunsten unserer teuren Studien oder der Arbeit aufzugeben? Schulen, Universitäten, Betriebe: Immer derselbe Kampf und dieselbe Rede gegen uns selbst. Wir lernen zu leben, indem wir uns Zwänge auferlegen.

Auserwählt sind diejenigen, die mehr können und mehr wissen. Unsere Zukunft hängt davon ab. Der Konkurrenzkampf beherrscht und steuert den Kampf um den Arbeitsplatz und um den Lebensstandard, und zwar in allen Gesellschaftsschichten, auf allen Gebieten und allen Ebenen. Zu unserem Glück?

Bei diesem Spiel – dem Leben – gilt einen Stein wegzunehmen nicht als Zug. Das ist mehr als anderswo im Sport so, der unsere Wahrnehmung beherrscht oder auch unsere eigenen Gelüste. Sehen Sie sich doch die von uns so bewunderten Stars an: Der eine umklammert krampfhaft seinen Tennisschläger, der andere hängt steif über seinem Lenker, ein dritter taumelt, weil er zu lange hinter einem Ball hergerannt ist... Wie sie vor Gesundheit strotzen! Uns stockt der Atem. Wir beschaffen uns dieselbe Ausrüstung, bereit, es ihnen gleichzutun.

«Wo ein Wille ist, da ist auch ein Weg», sagt eine Volksweisheit. Jetzt sind wir an der Reihe, die Höchstleistungen zu erbringen! Tut es weh, so ist das ein gutes Zeichen. Eine Täuschung ist unmöglich. Der Beweis? Es tut weh! Wir reden uns ein, auf dem richtigen Weg zu sein. Aber gibt es nicht auch noch einen anderen?

Anstrengung und Schmerz sind nicht immer von Erfolg gekrönt. Also beginnen wir zu zweifeln. Auf den Zweifel folgen Bitterkeit, Ergebenheit, Niedergeschlagenheit oder Depressionen. Wir sehnen uns plötzlich nach Ruhe und Geborgenheit, nach Gefühlswärme und Verständnis. Müßte man nicht vielmehr dort beginnen? Ist dies nicht ein sicherer Weg zu seelischem Gleichgewicht, Selbstvertrauen und innerer Sicherheit?

Ein guter Wein wird nicht besser, wenn man ihn schüttelt. Er möchte vorsichtig und mit Sorgfalt behandelt werden.

Mein Vorschlag besteht darin, daß Sie Ihren Körper wie einen guten Wein behandeln. Daß Sie ihm immer wieder Entspannung und Wohlbefinden gewähren. Daß Sie ihm ein aufmerksamer, verständnisvoller Freund wer-

den. Daß Sie ihn aufs neue jene Spiele und Bewegungen lehren, die Vergnügen bereiten und entspannen. Daß Sie die richtige Dosierung der Anstrengungen wiederfinden. Ohne Verkrampfung, ohne Schmerzen. Einfach um Freude am Leben und körperliche Ruhe zu entwickeln. Auch Ihr Geist wird es Ihnen danken, war er doch so lange physischen Zwängen unterworfen!
Dieses Wohlbefinden muß zwangsläufig auf Ihre Beziehungen zu Ihrer Umwelt zurückfallen und wird es Ihnen erlauben, die Widrigkeiten des Lebens mit Nonchalance und guter Laune zu meistern.

Der Mythos von Glück und Gesundheit

Lächelt es uns... oder lächelt es uns nicht... Wer? Natürlich das Glück. Wie können wir die Glücksgöttin vergessen, die mit uns macht, was sie will? Oft verlangen wir von ihr in erster Linie Gesundheit. «Solange man gesund ist...», nicht wahr? Um es zu etwas zu bringen, brauchen wir Glück und Ausdauer. Viel Glück – ein bißchen Ausdauer. Oder umgekehrt. Wir wissen also Bescheid. Wir interessieren uns immer intensiver für unser Geburtshoroskop oder versuchen, uns auf die Weisheit eines Wahrsagers oder Magiers zu berufen. Intuitiv spüren wir vielleicht, daß diese Menschen – abgesehen von ihren hellseherischen Fähigkeiten – die Gabe besitzen, die menschliche Natur und die Ereignisse auf ganz besonders subtile Art wahrzunehmen.
Aber könnten wir uns denn nicht auch auf uns selbst verlassen und versuchen, uns besser zu verstehen?
Brechen Krankheit oder Unfälle über uns herein, sagen wir, das sei eben Schicksal. Wir verstehen nicht, warum es immer ausgerechnet uns trifft und nicht die anderen. Glücklicherweise gibt es die Medizin und ihre Fortschritte, die uns beschützen und in Sicherheit wiegen.
Trunken vom Fortschritt fordern und verlangen wir unbewußt das Recht auf eine Wunderbehandlung, eine Impfung gegen sämtliche Krankheiten oder eine Pille gegen Unglück. Spielen wir selbst wirklich keine Rolle angesichts einer Krankheit oder sogar vorher schon? Immerhin äußert sie sich doch in unserem tiefsten Innern. Oder handelt es sich dabei nicht um unseren Körper? Sind wir wirklich dazu verurteilt, die machtlosen Opfer eines großen bösen Wolfes zu bleiben? Müssen wir erst den Ausbruch einer Krankheit abwarten, um sie dann mit Medikamenten zu behandeln? Genügt es denn in diesen Fällen, die Ursachen einer Krankheit zu kennen und das Übel an der Wurzel zu packen, um die Geheimnisse der Gesundheit zu erkennen und sie zu erhalten? Erkundet man die beleuchtete Seite des Mondes vielleicht auf dem Umweg über seine Schattenseite?

Es ist natürlich wichtig, die Mechanismen der Krankheit zu ergründen. Aber ist es nicht noch wichtiger, die Gesetze der Gesundheit zu ergründen?
Aber existieren sie denn wirklich? Und kann man sie individuell jeweils direkt anwenden? Nun, Newton hat nichts anderes getan, als er entdeckte, daß ein Apfel (nicht der, in den Adam das Vergnügen hatte zu beißen!), der vom Baum fällt, dem Gesetz der Schwerkraft folgt. Wir sind natürlich keine wissenschaftlichen Beobachter, sondern nur einfache Sterbliche. Aber verbergen sich manche Gesetze, die wir erforschen, nicht hinter dieser Einfachheit? Beobachten wir einmal unser Handeln. Denken wir an unsere Geschichte, an die Geschichte der Menschheit. Besteht sie nicht seit grauer Vorzeit aus ständigen Anpassungen und Neuanpassungen an die Lebensbedingungen auf der Erde? Aus Perioden des Friedens und Perioden der Konflikte? Im Laufe der Evolution ist jeder Übergang von einem Entwicklungsstadium ins nächste durch eine Krise markiert. Berücksichtigten wir nur die Krisen, würden wir unsere Geschichte dann nicht auf ihren einfachsten Nenner reduzieren? Existiert die Geschichte der Erde bzw. des Universums nur durch die Katastrophen?

Sich anpassen. Jeder muß lernen, sich den Lebensbedingungen anzupassen. Paßt man sich nicht an, wird man krank. Kann man dann das Klima, die Ernährung, die Arbeit, den Staat oder seine Umwelt dafür verantwortlich machen? Wo liegt der Hase im Pfeffer? Vielleicht im falschen Lernprozeß...
Das gilt jedenfalls für unsere Gesundheit. Die Krankheit darf nicht zur Besessenheit werden. Wir müssen endlich erkennen, daß wir uns von unseren Prinzipien einengen lassen, an unseren Vorurteilen kleben und viel zu viel auf einmal tun wollen. Ist es nicht utopisch, Gesundheit, dauerhafte Gesundheit noch dazu, zu fordern, wo wir doch träge geworden sind durch unsere sitzende Lebensweise, gestreßt von unseren Problemen, bombardiert von Sorgen, Kummer, Pflichten und Verantwortung? Wie soll man denn unter diesen Bedingungen gelassen an das Leben herangehen und auch noch zum Denken kommen?
Sehen wir endlich ein, daß wir lernen müssen, uns zu entspannen. Moralisch, vor allem jedoch physisch. Daß wir uns für unseren Körper interessieren müssen. Daß wir jede seiner Funktionen harmonischer und widerstandsfähiger machen müssen. Das ist ganz sicher der richtige Weg, die Gesetze der Gesundheit zu ergründen.

Ein solches Programm ist natürlich alles andere als spektakulär. Es enthält keine wissenschaftliche Entdeckung, sondern nur die Entdeckung unseres eigenen Ich. Regelmäßige Übungen zum Wohlbefinden des Kör-

pers könnten jedoch vielleicht – im Gegensatz zu den «Risikofaktoren», die Krankheiten hervorrufen – individuelle «Glücksfaktoren» der Gesundheit darstellen. Befinden Glück und Gesundheit sich etwa doch in unserer Reichweite?
Die Behandlung von Krankheiten ist natürlich Sache der Ärzte. Aber die Gesundheit des einzelnen hängt vielleicht vor allem von einem persönlichen Lernprozeß ab.

Die Wirklichkeit

Entspannen wir unsere Sehnen!

Hören wir endlich auf, diese Wahrheit zu ignorieren: Wir spannen uns mit unseren Sehnen! Seine nervösen Spannungen abbauen, sich ausruhen im täglichen Dasein – und sei es nur einen Augenblick –, sich entspannen: Jeder kann das. Ganz einfach und unmittelbar. Es ist eine Sache der Sehnen.
Die Physiologie lehrt uns, daß die aus Muskelfasern bestehenden Muskeln sich zusammenziehen oder dehnen und daß die aus nicht – oder fast nicht – dehnbaren Fasern bestehenden Sehnen sich wie ein Seil spannen und lockern. Die Muskeln verändern also ihre Länge, die Sehnen hingegen unterliegen Spannungskräften.
Die gut durchbluteten Muskeln erholen sich schneller als die weniger gut durchbluteten Sehnen. Die Sehnenentzündungen der Sportler sind z. B. schwerer zu behandeln als Muskelverletzungen. Die ständige Beanspruchung der Muskeln kann sich negativ auf die Sehnen auswirken. Unser an stundenlanges Sitzen oder Stehen gewöhnter Körper muß erfahren, wie seine Sehnen von unserer starren Haltung oder unseren immer gleichen Bewegungen angegriffen werden können.

Entspannen wir unsere Sehnen! Das ist ein körperlicher Reflex, den zu erwerben und so oft wie möglich zu gebrauchen wir uns schuldig sind. *Er ist die erste Bewegung des Wohlbefindens.* Er erleichtert unser gesamtes Nervensystem und auch die Ausübung unserer Aktivitäten.
Wie fangen wir es nun an? Gleichmäßige, wiederholte sachte Hin- und Herbewegungen, wobei wir uns kurz strecken und wieder entspannen, fördern die Durchblutung der Sehnen und entspannen sie. Die später instinktiv und reflexartig ausgeführten Bewegungen dürfen das Strecken niemals «erzwingen», und man darf diese Position auch nicht beibehalten, denn dies bewirkt eine unnötige Ermüdung der Sehnen und eine krankhafte Anspannung der Muskeln, was sich auf die Struktur des gesamten Nervensystems auswirkt.
Strecken Sie sich. Entspannen Sie sich sachte. Entdecken Sie aufs neue das Vergnügen der Entspannung.

Lockern wir unsere Muskeln!

Sehen wir uns doch an! Verkrampft, die Kiefer zusammengepreßt, die Atemwege blockiert, mit leicht gebeugtem Rücken und eingezogenen Schultern. Wahrlich, wir sind Kämpfer, Kämpfernaturen.
Wir verdienen unser Brot im Schweiße unseres Angesichts, und das ist nicht leicht. Wir müssen ständig wachsam und auf der Hut sein und prompt reagieren.
Da wir jedoch meistens sitzen, verkümmern unsere Muskeln. Es ist manchmal schon schwer, einfach das Gewicht unseres Körpers in verschiedenen Positionen zu halten. Das Ergebnis sind Krämpfe, Muskelkater und Verspannungen. Wenn sie häufig oder sogar ständig da sind, vergiften sie unser Leben. All unsere Bewegungen und Handlungen lassen sich dadurch nicht mehr synchronisieren.
Wie können wir die Störungen loswerden? Wie können wir zu ihrer Entspannung beitragen?

Wir sind weder Gewichtheber noch Sprinter (deren Anstrengungen jeweils nur ganz kurze Zeit währen), sondern wir verbringen einen langen Tag im Berufsleben und im häuslichen und gesellschaftlichen Leben...
Wir verlangen von unseren verkümmerten Muskeln eine Arbeit, die Ausdauer erfordert. Die Leibesübungen sollten dazu dienen, unsere Muskeln «ausdauernd» zu machen. Natürlich können wir uns für «Kraft- und Konditionstraining» begeistern. Wir können versuchen, regelmäßig in einem jener zahlreichen Fitneßstudios – wahre Tempel des Muskeltrainings – zu leiden. Tut es weh, so ist das nur gut!
So mancher beginnt indessen zu zweifeln. Erschöpft, erschlagen, K. o. zieht er sich aus der «Kampfbahn» zurück. Enttäuscht vielleicht, aber dennoch erleichtert. Verständlich, denn er war nicht vorbereitet. Unser Körper muß – wie unser Geist auch – regelmäßig, angemessen und nicht maßlos trainiert werden.

Um frisch und munter zu sein, muß ein Muskel auf die Veränderungen der Länge der Muskelfasern ansprechen. Muskelkrämpfe lassen ihn erstarren und steif werden. Bei der Heilgymnastik stellt man fest, daß lediglich wohldosiertes Beugen und Strecken angebracht ist. Zu Beginn müssen diese Bewegungen sachte und zwanglos ausgeführt werden. Bewegungen mit viel Kraftaufwand führen schnell zur Ermüdung. Eine sachte, trainierende Bewegung hat diese Auswirkungen nicht. Unsere Muskeln verlangen nach der wesentlichen, grundlegenden Bewegung.
Beugen und strecken Sie Ihre Muskeln ganz sachte. Verkrampfen Sie sich nicht, leben Sie entspannt.

Machen wir unsere Gelenke geschmeidig!

Welch ein Vergnügen, die Gelenke «knacken» zu lassen! Wir fühlen uns steif, rachitisch, blockiert. Und «knack», mit einer oder zwei bewußten oder unbewußten Bewegungen fühlen wir uns geschmeidig und frei.
Was ist geschehen? Nichts Schlimmes, was unsere Knochen angeht. Sie sind weder geborsten noch gebrochen. Unsere Gelenke haben sich lediglich bewegt und eine bequemere Lage eingenommen.
Meistens sind unsere Muskeln und Sehnen derart verspannt, daß es kaum verwundert, wenn unsere Gelenke darunter leiden. Die Bänder, die sie verbinden, und die sie umhüllende Gelenkkapsel neigen mit der Zeit dazu, sich bis zur Skleroseverhärtung zusammenzuziehen. Wir leben in einem Zustand des Druckes auf unsere Gelenke, der auf lange Sicht das Gelenk zerstören kann.
Und passiv wie wir sind, gewöhnen wir uns an die Drohung einer unerbittlichen Arthrose.
Aber, aber! Müssen wir das hinnehmen? Lassen wir uns nicht herabsetzen und in diesem Zustand des Gelenkdrucks einzwängen. Halten wir den vorzeitigen Alterungsprozeß auf. Reagieren wir. Entfalten wir uns. Erweitern wir unseren Horizont. Öffnen wir uns.
Wenn wir die Knochen knacken lassen, dann auf Grund dieser instinktiven Suche. Aber ist es denn vernünftig, mit sämtlichen Knochen zu knakken? Müssen wir uns zu Hampelmännern machen, um der Arthrose zu entgehen?
Anscheinend ist es nicht nötig, so weit zu gehen. Wenn man etwas falsch macht, riskiert man sogar eine Schädigung der Bänder und Gelenkkapseln (Zerrung oder Riß), oder man kann sich einen Nerv einklemmen (Neuralgie).
Liebkosen wir uns. Ohne grob zu sein. Die Gelenkbänder bestehen aus kaum dehnbaren Fasern (die bei einem Sturz reißen oder Verstauchungen und Verrenkungen bewirken können). Die zusammengezogenen Fasern müssen vorsichtig gestreckt werden, ohne dabei Schaden zu nehmen.
Gönnen wir unseren Sehnen dieses Beugen und Strecken, das ihnen so gut tut, indem wir wohldosierte Bewegungen ausführen. Dies ist der Weg zur Geschmeidigkeit.
Befreien Sie Ihre Gelenke von den Zwängen. Machen Sie sie geschmeidig.

Schöpfen wir Luft!

Die Umgangssprache drückt diesen Protest unserer Lungen auf verschiedene Art und Weise aus: «Frische Luft schnappen» oder «sich auslüften». Wir leben eingesperrt und eingezwängt und haben das Atmen verlernt. Oder jedenfalls fast. Unmerklich ersticken wir in der rationierten Luft. Keine Luft zu bekommen ist für uns ein Dauerzustand.
Wer vergißt, richtig durchzuatmen, ist verrückt: Er vergißt zu leben. Wir können mehrere Tage überleben, ohne zu essen und zu trinken. Unbesorgt..., und auch noch länger. Aber ohne zu atmen? – Ungefähr drei Minuten, länger nicht. Es muß uns doch aber klar sein, daß die Atemluft seit unserer Geburt unsere wichtigste ‹Nahrung› ist. Sonst wären wir wohl heute nicht am Leben. Trotzdem atmen wir kaum. Haben wir so viele Sorgen, oder sind wir so beschäftigt, daß uns keine Zeit bleibt, uns dem Wesentlichen «hinzugeben»?
Alle Zellen brauchen Sauerstoff. Vor allem die Nervenzellen: die «grauen» Zellen usw. Das gesamte Nervensystem, sein Gleichgewicht, das das Denken, das Handeln, die Verdauung, die Ausscheidung, mit einem Wort unsere ganze Entwicklung regiert, ist über die Nabelschnur der Atmung mit dem Leben verbunden.
Ist die Schwächung einer ganzen Reihe unserer Funktionen nicht auf irgendeine Nachlässigkeit zurückzuführen?

Laßt uns dem schnell abhelfen! Gestehen wir unseren Lungen wieder ihre wahre Rolle zu. Unsere Lungen, die ein richtiger, von uns betätigter «Blasebalg» sind, wollen endlich wieder besser verwendet werden.
Es scheint, daß wir uns erst irgendwo schmerzhaft stoßen müssen, um durch instinktives Keuchen wieder einmal durchzuatmen! Lassen wir Luft in unsere Lungen. Wir werden besser leben. Für Muskeln, Sehnen, Gelenke sowie für sämtliche Organe ist das lebenswichtig.
Lassen Sie Luft in Ihre Lungen! Sie werden sich jedesmal wie neugeboren fühlen!

Fördern wir unsere Durchblutung!

Wenn man sich eine gute Gesundheit wünscht, dann meint man damit im allgemeinen ein gesundes Herz und einen stabilen Kreislauf. Um so mehr, als der Herzinfarkt an erster Stelle aller Statistiken der tödlichen Krankheiten steht. «Rauchen ist ungesund! Achten Sie auf Ihren Cholesterinspiegel!», predigt man uns immer wieder in sämtlichen Informationskampagnen. Nun, man kann zwar gegen Zigaretten und Cholesterin zu Felde

ziehen, ihren gerissenen, alles überschwemmenden Verbündeten steht man jedoch machtlos gegenüber: dem Stress – diesem Gefühl der körperlichen oder seelischen Belastung – und der sitzenden Lebensweise, beides Risikofaktoren für eine Herzerkrankung. Und was kann man tun, wenn man schon an Bluthochdruck, Übergewicht und Diabetes leidet?
Zahlreiche statistische Untersuchungen haben ergeben, daß vernünftig betriebener Sport, sogar zusammen mit dem mäßigen Genuß von Tabak und tierischen Fetten große Vorteile birgt: ein ausgeglichener Cholesterinspiegel, eine merkliche Senkung des Blutdrucks, die Entwicklung neuer Adernetze usw.
Aber welche Übungen sind angebracht? Ich wiederhole es noch einmal: Alle Aktivitäten, die die «Ausdauer» fördern, sind zu empfehlen. Intensives, gar brutales Krafttraining sollte vermieden werden, vor allem von den gestreßten sitzenden Zeitgenossen, zu denen wir fast alle zählen, da es das Risiko einer Herzerkrankung erhöht. Bewegt man möglichst viele Muskeln, wird mehr Blut «gepumpt», und das Herz wird entlastet. Es ist also sinnvoller, die Beinmuskeln zu trainieren und nicht den Bizeps. Eine rhythmische, gleichmäßige Bewegung fördert die Durchblutung.
Mit Laufen, Fußball, Schwimmen, Radfahren, Tanzen, Skilanglauf usw. erzielt man gute Ergebnisse.
Die Jüngsten unter uns sollten auch mehr «ausdauernde» Sportarten betreiben, bevor sie sich dem «Leistungssport» widmen, damit könnten verschiedene Herzerkrankungen vermieden werden.

Unsere Furcht vor dem Herzinfarkt darf uns indessen zwei weitere Risiken von Kreislauferkrankungen nicht vergessen lassen: den Schlaganfall – der ein richtiger «Gehirninfarkt» ist und der oft eine halbseitige Lähmung bewirkt – und die Arthritis in den Beinen.
Der Kreislauf gewährleistet die Durchblutung sämtlicher Körperteile. Ist eine Region schlecht durchblutet, so leidet die Funktion der entsprechenden Organe darunter, selbst wenn keine wirkliche Schädigung vorhanden ist. Alle Organe können unter einer schlechten Durchblutung leiden. Beschuldigen wir nicht sie nacheinander, sie können zunächst nichts dafür...
Am empfindlichsten auf eine Kreislaufstörung reagieren unsere Nervenzellen. Bleibt die Sauerstoffzufuhr aus, sterben sie schnell ab und regenerieren sich nicht. Werden sie nur unzureichend mit Sauerstoff versorgt, so leidet die Funktion derjenigen Organe darunter, für die sie zuständig sind.
Auch unsere geistigen Fähigkeiten können unter einer schlechten Durchblutung des Gehirns leiden: Erste Anzeichen dafür sind ein Nachlassen und eine Verlangsamung der Denkfähigkeit. Um hier eine bessere Durch-

blutung zu erzielen, wendet man wohldosierte, gleichmäßige Handgriffe an, die in Zusammenpressen und Loslassen bestehen.

Nach der Luft ist das Wasser ein weiterer lebenswichtiger Faktor.
Um fruchtbar zu sein, braucht die Erde Wasser.
Um gesund zu sein, muß der Körper gut durchblutet werden.
Also ... fördern Sie Ihre Durchblutung!

Lassen wir Dampf ab!

Wir haben festgestellt, daß wir verspannt, verkrampft und steif sind, nicht richtig atmen und von Herz-Kreislauf-Erkrankungen bedroht sind. Und um das Maß vollzumachen, müssen wir zugeben, daß wir ständig unter Druck stehen. Wir sind kontinuierlich in Eile, im Streß. Und masochistisch, wie wir nun einmal sind, leben wir so weiter.
Druck ablassen! Ein Traum! Der Traum der nächsten Ferien ... Bis dahin gibt es jedoch keine Atempause. Menschen und Ereignisse treiben uns zu oft in eine übermäßige Aktivität, machen uns über die Maßen reizbar. Schlimmer noch: Während wir nach dem Essen unser «Verdauungsschnäpschen» genießen, denken wir schon wieder daran, was wir noch alles tun müssen oder nicht tun müssen. Daran, wie wir am besten all jene unvorhergesehenen Hindernisse überwinden, die die Frechheit haben, sich uns in den Weg zu stellen. Welch ein Slalom! Alles scheint es darauf abgesehen zu haben, uns am nächsten Buckel stürzen zu lassen. Wahrscheinlich besteht die Maloche nur darin ...

Jetzt reicht's! Alles ist nur eine Frage der Nerven! Also: Vor allem nicht die Nerven verlieren. Denken wir nicht mehr daran. Lassen wir Dampf ab. Gewinnen wir Abstand, um wieder zu uns selbst zu finden. Schließlich geht es um unser Wohlbefinden, um unsere Freiheit. Davon geht die Welt nicht unter. Unsere Nerven? Machen wir ihnen doch eine Freude! Bauen wir ihre Hochspannung ab! Damit wir nicht riskieren, in einer unüberlegten Minute alles hinzuschmeißen oder uns in die künstlichen Paradiese von Drogen zu flüchten.
Das Nervensystem ist unser Streßbarometer. «Je nervöser wir sind, desto mehr steigt es uns zu Kopf!»
Was tun? Fördern wir die Durchblutung unserer Sehnen, Muskeln und Gelenke. Die Stauungsfaktoren werden reduziert. Der nervliche Druck läßt an dieser Stelle schon nach. Wirken wir am Hals ebenso auf den Sympathikus ein, der für die Durchblutung des Gehirns verantwortlich ist. Machen wir in der Region des Sonnengeflechts weiter, das die Funk-

tionen der Organe im Oberbauch kontrolliert. Vergessen wir auch andere Regionen nicht.
Bemühen wir uns ebenfalls, den Hormonhaushalt besser kennenzulernen. Er funktioniert in Einklang mit dem Nervensystem. Die Hormone haben die Fähigkeit, Intensität und Eigenschaften der Auswirkungen des Nervensystems auf unseren Organismus zu verändern. Vor allem die Schilddrüse – am Hals – und die Nebennieren – im Bauch – können aufgrund der Rolle, die sie bei unserem nervlichen Befinden spielen, durch gezielte Übungen beeinflußt werden.

Jede Körperfunktion, gleich ob physisch oder psychisch, untersteht dem Nervensystem und dem Hormonhaushalt. Ohne letztere wäre unser Körper lediglich ein «Stilleben». Eine wunderbare Maschine, der der Strom fehlt, damit sie funktioniert.
Geboren werden, wachsen, handeln: alle diese Ausdrücke des Lebens unterstehen den beiden obengenannten Systemen. Sie stellen ein «Anpassungssystem an das Leben» par excellence dar. Wir bekommen es bei unserer Geburt mit. Es ist ebenfalls ein «Kommunikationssystem des Lebens». Ist es nicht stabil – was vor allem durch eine gute Durchblutung gewährleistet wird –, ist jegliche Erholung, jegliches Gleichgewicht oder jeglicher Aufbau unsicher und vom Zufall abhängig. Jede der Funktionen, die es überwacht, ist demzufolge störanfällig. Unser Körper kann sogar vorzeitig altern.

Dampf ablassen ist also ein Vertrauensakt. Ein Akt des Vertrauens in das Leben.
Also, lassen wir Dampf ab?

Das Wunder: Unser Körper

An der Schwelle zum dritten Jahrtausend leben wir hingerissen inmitten der Entdeckungen des menschlichen Geistes. Es existiert kein Winkel im Universum, den wir nicht mit der vollen Kraft unserer Intelligenz erkunden würden. Wir machen uns die Erde, den galaktischen Raum, die Zeit, das unendlich Kleine und das unendlich Große untertan. Wir beglückwünschen uns zum Boom des Zeitalters der Kommunikationsmittel, zu unserer Macht über das Atom, zur Kunst, künstliche Intelligenz zu erzeugen und dazu, bald Herr über die Entstehung menschlichen Lebens zu sein. Wie weit werden wir gehen, fragt man sich voll Bewunderung.
Und dennoch raunt uns tief in unserem Innern eine Stimme eine ganz simple Wahrheit zu:

Das größte Weltwunder ist unser eigener Körper.

Stehen wir mit dem richtigen Fuß auf, dann scheinen Sorgen und Probleme leichter zu werden, einfacher zu lösen. Wir finden einen gewissen Geschmack am Leben. Stehen wir jedoch mit dem falschen Fuß auf, wird alles schnell unerträglich, unüberwindlich, als ob die ganze Welt sich gegen uns verschworen hätte. Das Leben zerrinnt unter unseren Händen.
Selbst wenn wir rundherum glücklich sind, genügt es, daß uns jemand auf die Füße tritt, um unser Glück zu zerstören. Und nicht nur das Glück, auch die Besonnenheit ist dahin! Wenn man leidet, lebt man nicht mehr. Die Schönheit der Welt existiert nicht mehr. Wir stellen fest, daß manche körperlichen Beschwerden – auch wenn man sie als Kleinigkeiten oder psychosomatische Beschwerden abtut – unser Verhalten gegenüber den Ereignissen im Leben verändern können. Rückenschmerzen z. B. – wie sie jeder einmal hat – wirken sich auf unsere Haltung aus und krümmen uns bisweilen so sehr, daß unsere Lungen sich nicht mehr entfalten können; unsere Nervenzellen werden nicht mehr ausreichend mit Sauerstoff versorgt, und es kommt zu Verdauungsstörungen. Verspannungen an Nacken und Schultern führen – über die betroffenen Nerven – häufig zu Müdigkeit oder zu Kribbeln in Armen und Händen und erwecken das Gefühl, unser Kopf sei schwer und schlecht durchblutet. Eine Magenverstimmung ruft eine Spannung der Bauchmuskeln hervor, die die Bewegungen des Zwerchfells hemmt und uns auf diese Weise anfällig macht für Erkältungen.
Sollten wir immer noch zweifeln, so ließe sich an einer Unzahl von Beispielen beweisen, daß unser Körper wie eine unteilbare Einheit reagiert.

Ist eine seiner Funktionen gestört, so wirkt sich das unweigerlich auf andere Funktionen aus.
Manche Beschwerden nehmen wir hin, andere dagegen behindern uns im täglichen Leben. Dann beschuldigen wir – zu Unrecht – ein bestimmtes Organ: «Ich habe Magenschmerzen, meine Nerven sind zum Zerreißen gespannt, ich bekomme keine Luft, usw.» Machen wir uns eine Wahrheit bewußt: *Wenn wir irgendwelche Beschwerden haben, dann ist unser ganzer Körper krank und will gepflegt werden.* Das physiologische Gleichgewicht insgesamt ist angegriffen, auch wenn ein bestimmtes Organ uns Beschwerden verursacht.
Wir schaden uns nur selbst, wenn wir all diese «Wehwehchen» hinnehmen, denn sie machen uns anfällig für schwere chronische oder degenerative Krankheiten.
Wer will das hinnehmen?
Der einzige logische Ausweg, um seine Gesundheit zu erhalten oder sogar zu festigen, scheint darin zu bestehen, nach und nach das harmonische Gleichgewicht jeder der gestörten Funktionen wiederherzustellen. Umgekehrt wirkt sich jede wiederhergestellte Funktion unweigerlich positiv auf die anderen Funktionen aus. Stellen wir also eine freundschaftliche Verbindung zwischen unseren Organen her.
Treten wir mit unserem Körper und unseren organischen Funktionen wirklich, bewußt und rücksichtsvoll in Verbindung. Knüpfen wir die wesentlichen Bande unseres Innenlebens enger, um zu vermeiden, unser Glück Lichtjahre weit entfernt zu suchen. Dort, wo es nicht ist. Denn «das Glück ist in uns selbst». Wer will das bezweifeln? Der erste Schritt müßte darin bestehen zu beginnen, uns aufmerksam um unseren Körper zu kümmern.
Laßt uns unseren Körper und die in ihm schlummernden Kräfte aufs neue entdecken. Ohne Luft, Wasser und Lebensquell kann er nicht existieren. Diesen drei Grundbedürfnissen entsprechen vier wesentliche Funktionen, die im täglichen Leben ständig malträtiert werden, nämlich die vier ersten Gesetze des Lebens und der Gesundheit: *Atmung, Kreislauf, Nervensystem und Hormonhaushalt.* Ihnen unterstehen alle anderen Funktionen.

Unterhalten und Trainieren wir zunächst diese vier Funktionen.
Setzen wir die ungeheure Energie frei, die in uns ist. Lassen wir sie wachsen.
Erleben wir unseren Körper «live».

«Sesam, öffne dich!» Ein ungeheurer Schatz an Vitalität, Freude und Jugend schlummert in uns. In der nächsten Zivilisationsära, die vor uns liegt, sollte vielleicht dieser neue, unerschöpfliche Reichtum kultiviert, hervorgebracht und gemehrt werden. Der Mensch muß dann lernen, sich an das anzupassen, was er geschaffen hat, aber mehr noch an sich selbst.

Wir können in diesem Sinne handeln. Es ist ganz einfach. Viel einfacher als die Mathematik oder in den Stoßzeiten Auto zu fahren! Wir brauchen lediglich ein Quentchen gesunden Menschenverstand sowie ein wenig Mut, um uns diesen neuen Reflex anzueignen, der sogar eine lustige Seite haben kann, nämlich dann, wenn ihn jeder in der Pause anwendet. Wir kennen den Reflex, zur Kaffeetasse, zur Zigarette zu greifen. Warum also nicht auch den Reflex WA DO zu praktizieren? Es ist ganz einfach, macht Spaß und tut immer gut.
Im folgenden möchte ich einige vereinfachte ‹Porträts› von unseren Freunden – Organen und Funktionen – zeichnen, die uns das Verständnis der auszuführenden Bewegungen erleichtern.

1. Das vegetative Nervensystem

Es steuert und koordiniert die verschiedenen Körperfunktionen, um das innere Gleichgewicht zu wahren und den Organismus an die Bedingungen der Umwelt anzupassen. Es besteht aus zwei Bestandteilen, die sich in ihren Wirkungen ergänzen:
• Der *Sympathikus* innerviert die inneren Organe, die Haut, die Gefäße, die Nebennieren und den Muskelapparat. In Streß-Situationen wird er bei der Bewegung stimuliert, begleitet von einer Freisetzung von Adrenalin durch die Nebennieren sowie von einer erhöhten Anspannung der Muskeln zur Mobilisierung des Körpers.
Er bewirkt eine Erhöhung des Blutdrucks, eine Beschleunigung von Herzschlag und Atemfrequenz, eine Verlangsamung der Sekretion und der Bewegungen der Eingeweide sowie eine Gefäßverengung. Um es einfacher auszudrücken, ist der Sympathikus dazu da, den Körper den äußeren Bedingungen anzupassen.
• Der *Parasympathikus* innerviert die inneren Organe und die Muskelwände der Organe (Verdauungstrakt, Uterus...). Er überwiegt in den Ruhephasen des Organismus und erleichtert den Stoffwechsel, die Neubildung von Zellen sowie den Aufbau von körperlichen Reserven.
Er fördert die Sekretion und die Bewegungen der Eingeweide, sorgt für einen geregelten Stuhlgang und für die Urinausscheidung, setzt die Herz- und Atemfrequenz herab und fördert die Gefäßerweiterung. Einfacher ausgedrückt befaßt der Parasympathikus sich mit der ‹Verwaltung› und dem Gleichgewicht innerhalb des Körpers.
Unter den augenblicklichen Lebensbedingungen neigt der Sympathikus dazu, die Hauptarbeit zu übernehmen. Das Gleichgewicht des Nervensystems ist oft gestört. Und mit ihm auch das Gleichgewicht der Organe.
Es ist nicht schwer zu begreifen, daß die Stärke unseres Austausches und unserer Kommunikation mit der Außenwelt eng verknüpft ist mit der Kraft, die in unserem Innern erzeugt wird.

2. Unbewußte Reaktionen des vegetativen Nervensystems und des Hormonhaushaltes auf eine Streßsituation

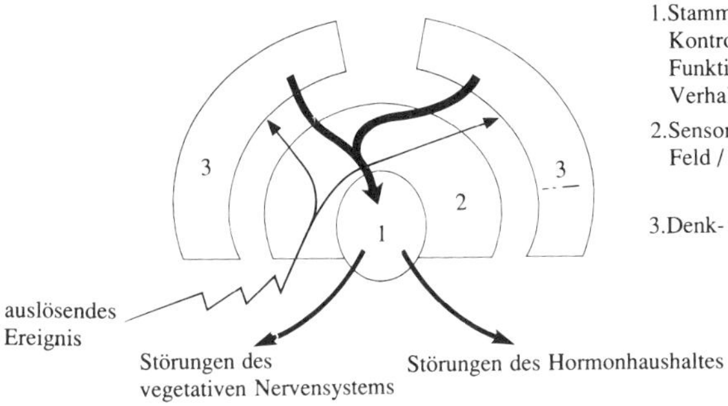

1.Stammhirn (Hypothalamus), Kontrolle für die lebenswichtigen Funktionen und für angeborene Verhaltensmuster

2.Sensorisches Feld / Erinnerungssystem

3.Denk- und Ordnungssystem

a. STÖRUNGEN DES VEGETATIVEN NERVENSYSTEMS

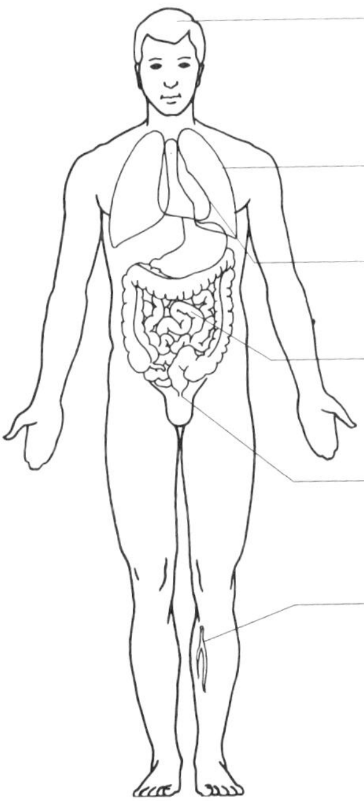

Durchblutungsstörungen im Kopf:
- Migräne, Kopfschmerzen
- Schwindelgefühle, Ohrensausen
- Konzentrationsschwäche, Gedächtnislücken
- Schlafstörungen usw.

Atembeschwerden:
- Atemnot
- Bronchial-, Lungenbeschwerden usw.

Herzbeschwerden:
- Herzklopfen, Herzrhythmusstörungen
- Schmerzen im Brustkorb usw.

Verdauungsbeschwerden:
- Sodbrennen, Magendrücken
- Durchfall, Verstopfung, Blähungen
- spasmische Kolitis usw.

Störungen im Genitalbereich:
- sogenannte «seelisch bedingte» Impotenz
- Libidoverlust,
- unregelmäßige, schmerzhafte Menstruation usw.

Durchblutungsstörungen an den Gliedmaßen:
- Kribbeln, kalte Füße und Hände
- schwere Beine usw.

Beschwerden an Sehnen, Muskeln und Gelenken:
- Verspannungen, Kontrakturen, Verdickungen
- Sehnenentzündungen, Gelenkschmerzen
- steifer Hals, Kreuzschmerzen usw.

Vorgehensweise

▶ Für jede der Funktionen eine besondere (siehe folgende Seiten).

b. STÖRUNGEN DES HORMONHAUSHALTES

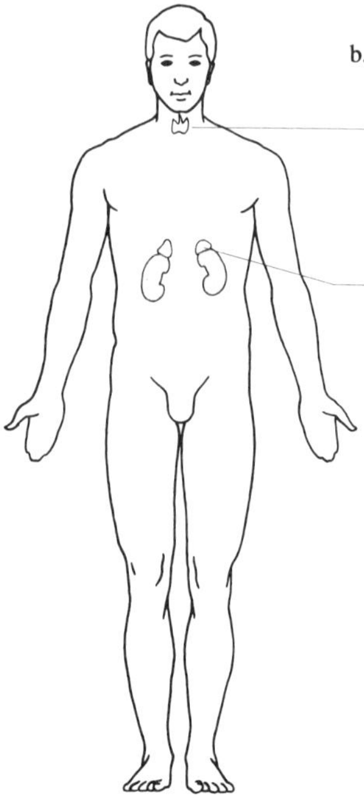

Funktionsstörungen der Schilddrüse:
- verminderte Produktion von Schilddrüsenhormonen (Unterfunktion)
- Verlangsamung der physischen und psychischen Funktionen

Funktionsstörungen der Nebennieren (Oberfläche / Nebennierenrinde) :
- Ein erhöhter Hydrokortisonspiegel im Blut bewirkt eine Schwächung der Abwehrkräfte (Infektionen, Entzündungen)
- Störungen im Stoffwechsel von Zucker, Fett und Wasser
- erhöhtes Risiko für Bluthochdruck, Fettleibigkeit, Diabetes

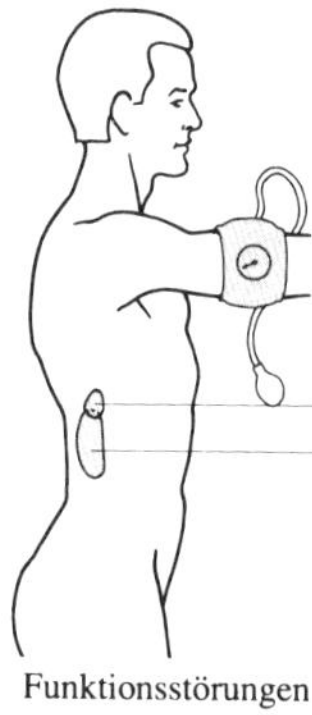

Funktionsstörungen der Nebenniere: (zentraler, medullärer Teil)
- Neigung zum sogenannten essentiellen Bluthochdruck,
- erhöhtes Risiko von Nieren-, Herz- und Kreislauferkrankungen.

Vorgehensweise:

▸ am Hals: Förderung der Durchblutung der Schilddrüse;

▸ in der oberen Lendengegend: Verbesserung der Durchblutung der vegetativen Nervenstränge in der Nieren- und Nebennierengegend.

3. Eine «willkürliche» Geste existiert erst, wenn sie durch «unwillkürliche» Phänomene beherrscht wird

Nehmen wir ein ganz alltägliches Beispiel. Beobachten wir die Reihenfolge der Phänomene von der Entscheidung bis zur Ausführung der Bewegung.

GUTE DURCHBLUTUNG DES GEHIRNS	1. Ich möchte einen Apfel essen	Entscheidung	= Motorikzentrum aktiv
	2. Habe ich wirklich Hunger	Grundbedürfnis	= Hypothalamus aktiv
	3. Ist er eßbar?	sensorisches Erinnerungsvermögen	= limbisches System aktiv
	4. Habe ich Zeit?	Denkvorgang	= eine Hälfte des Neokortex aktiv
KONTROLLE DER AUTOMATISMEN (Sehnen, Muskeln, Gelenke) Tonus/Position/Präzisierung	5. Ich lege das Buch hin, das ich in der Hand habe und leite die Bewegung ein	Programmierung einfacher, elementarer Gesten	= prämotorisches Feld aktiv
	6. Ich zögere nicht. Ich zittere nicht.	Synchronisierung der Muskelbewegungen	= zentrale graue Zellen aktiv
	7. Meine Hand erreicht ihr Ziel, ohne abzuweichen	Koordinierung Zeit/Raum, Herstellen des Gleichgewichts	= Vestibulocerebellum aktiv
	8. Zufriedenstellender Rhythmus meiner Bewegung	Beschleunigung oder Verlangsamung der Abfolge	= Formatio retikularis aktiv
GLEICHGEWICHT DES VEGETATIVEN NERVENSYSTEMS UND DES HORMON-HAUSHALTES	9. Meine Atmung und mein Kreislauf sind in Ordnung und unterbrechen meine Bewegung nicht	vegetatives Nervensystem und Hormonhaushalt	= Atmung / Adrenalin ausschüttung aktiv
	10. Ich greife nach dem Apfel	Befehl: Anspannung der Hand	= motorische Nerven aktiv

Was bedeuten nun all diese Zwischenstationen vom anfänglichen Wunsch bis zu seinerAusführung? Sie sind die eigentlichen, unwillkürlichen Ausführenden der willkürlichen Bewegung. Fehlen welche von ihnen in der Verkettung der Phänomene, so stört dies die Harmonie und die Effektivität der Bewegung, es muß mehr Energie und Nervenkraft aufgewendet werden. Um eine willkürliche Bewegung harmonisch auszuführen, müssen die unwillkürlichen Ausführenden in gutem Zustand sein. Sorgen wir dafür, daß dieser gute Zustand erhalten bleibt.

4. Die Atmung

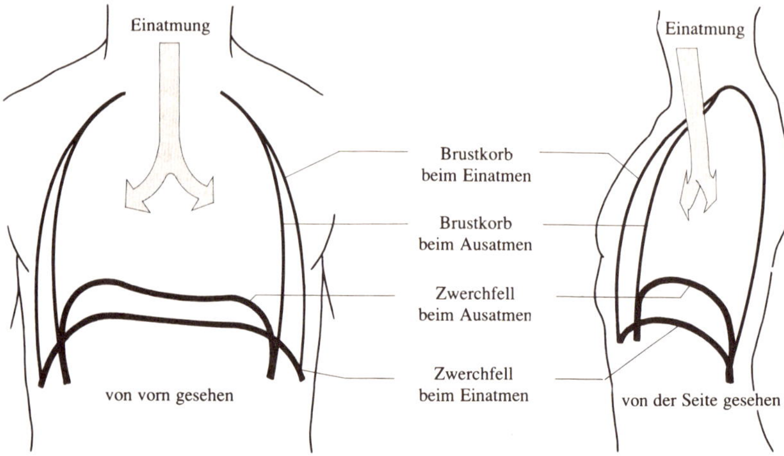

Das Zwerchfell verhält sich beim Einatmen wie ein Regenschirm, den man aufspannt, beim Ausatmen schließt er sich. Beim Einatmen drückt es die Organe im Bauch nach unten; beim Ausatmen zieht es sie nach oben. Es funktioniert also wie ein Kolben.

Dieser Muskel teilt den Rumpf in zwei Teile: den Brustkorb und den Bauch. Er ist mit den Rippen und den Lendenwirbeln verbunden. Er spielt eine wesentliche Rolle beim Blutkreislauf, denn er pumpt beim Einatmen das venöse Blut zum Herzen und hilft diesem so bei seiner Arbeit.

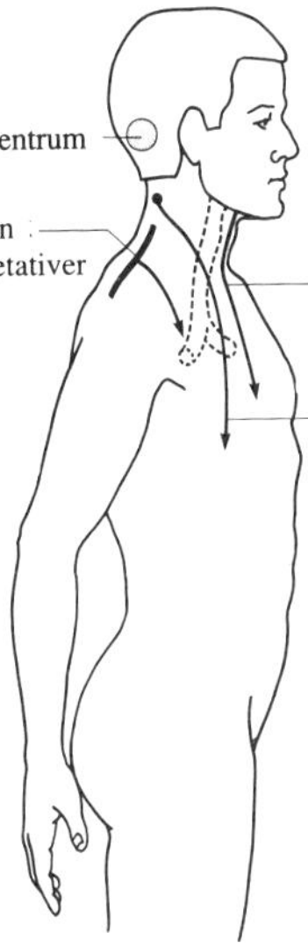

Vorgehensweise

▶ am Nacken:
Förderung der Durchblutung des Zwerchfellnervs und zum oberen Atemzentrum hin;

▶ bei der oberen Rückenpartie:
Förderung der Durchblutung des vegetativen Nervenstrangs;

▶ an Hals und Brust:
Förderung der Durchblutung des Lungennervs;

▶ beim Bauch:
Abbau der Spannungen der Organe im Bauch;

▶ rund um den Brustkorb:
Verbesserung der Funktionen
- der Atemmuskeln
- ihrer Sehnen
- der Gelenke des Brustkorbs;

▶ bewußtes Einwirken:
- Stimulierung des Zwerchfells und des Brustfells,
- Stimulierung von Luftröhre und Bronchien,
- Stimulierung der Lungenbläschen.

5. Der Blutkreislauf

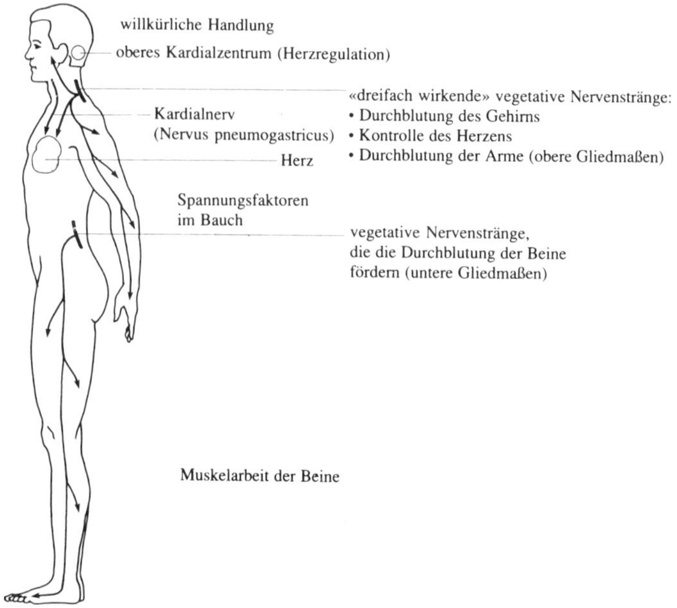

Vorgehensweisen

▸ beim Nacken:
Förderung der Durchblutung der «dreifach wirkenden» vegetativen Nervenstränge und zum oberen Kardialzentrum hin;

▸ bei Hals und Brust:
Durchblutung des Kardialnervs;
Bewegungen, die einer «äußerlichen Herzmassage» ähneln;

▸ beim Bauch:
Abbau der Spannungen der inneren Organe;

▸ bei der Lendengegend:
Förderung der Durchblutung der vegetativen Nervenstränge zur besseren Blutzirkulation in den Beinen;

▸ Verbesserung der Funktionen von Muskeln/Sehnen/Gelenken in den betreffenden Regionen des Rückens;

▸ bewußtes Vorgehen:
– tiefes Einatmen sorgt für ein besseres Rückströmen des Blutes zum Herzen und erleichtert diesem die Arbeit;
– rhythmische Beinarbeit hat denselben Effekt und normalisiert (bei Bluthochdruck) den Blutdruck.

6. Die Verdauung

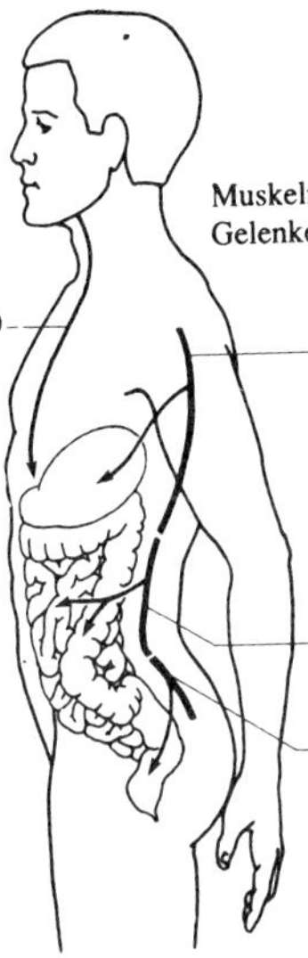

Vorgehensweisen

▶ vom Rücken bis zum Gesäß (Kreuzbein):
Förderung der Durchblutung der für den Verdauungsapparat zuständigen vegetativen Nervenstränge;

▶ beim Bauch:
- Einwirken auf die Nervengeflechte;
- vorsichtiges Einwirken auf die empfindlichen Organe;

▶ Verbesserung der Funktionen von Muskeln/Sehnen/Gelenken am Rücken;

▶ bewußtes Einwirken:
tiefes Einatmen fördert das Rückströmen des venösen Blutes aus den Verdauungsorganen durch die Leber zum Herzen; außerdem werden dabei die Eingeweide ‹umgewälzt›.

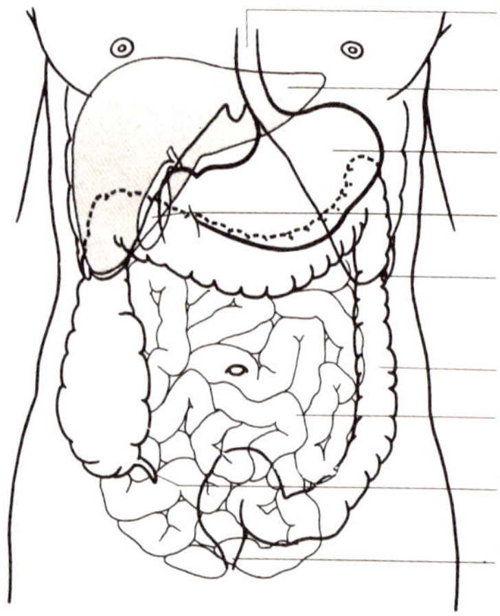

Verdauungsorgane

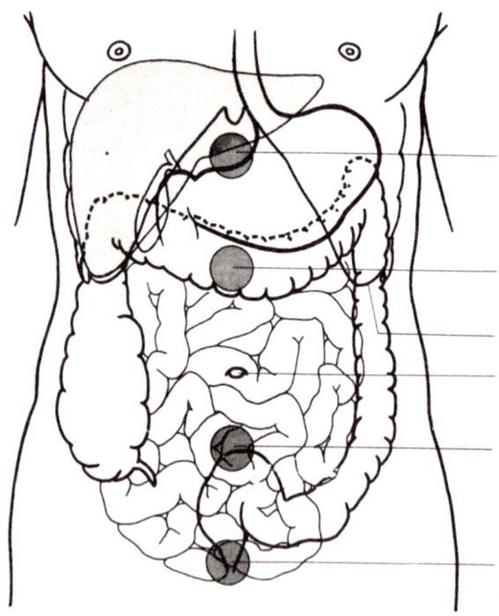

Kreuzungspunkte der Nervenstränge (Nervengeflechte)

7. *Die Urinausscheidung*

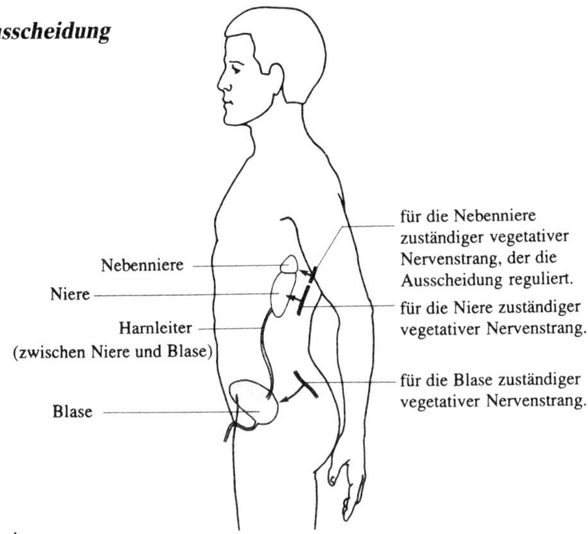

Vorgehensweisen

- ▸ dort, wo der Rücken in die Lendengegend übergeht:

Förderung der Durchblutung der vegetativen Nervenstränge;

- ▸ beim Kreuzbein (hinterer Teil des Beckens): ebenso wie oben;
- ▸ beim Bauch:

– zur Verbesserung der Nierentätigkeit auf das Sonnengeflecht und das obere Darmgeflecht einwirken;

– zur Verbesserung der Funktion der Harnblase auf das Unterleibsgeflecht einwirken.

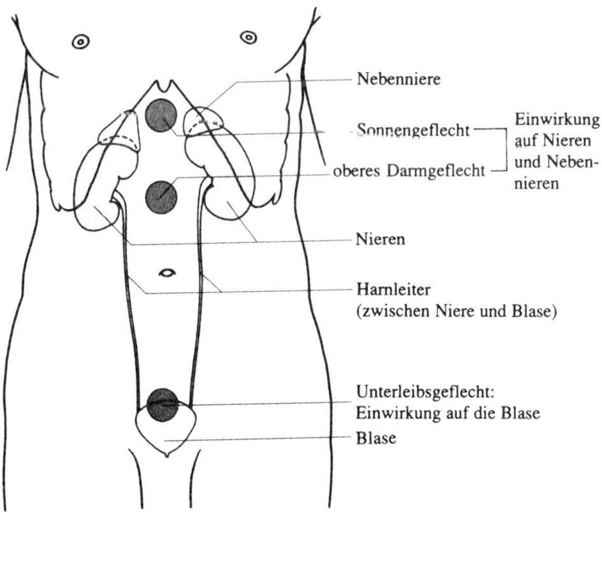

8. Die Funktion der Genitalien

(ausgenommen die
höheren Steuerungen)

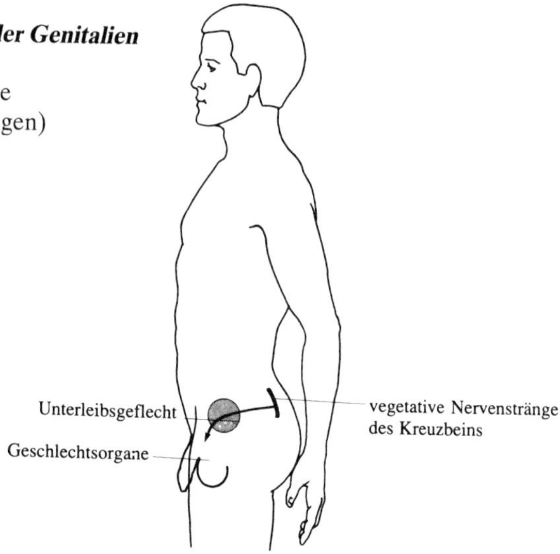

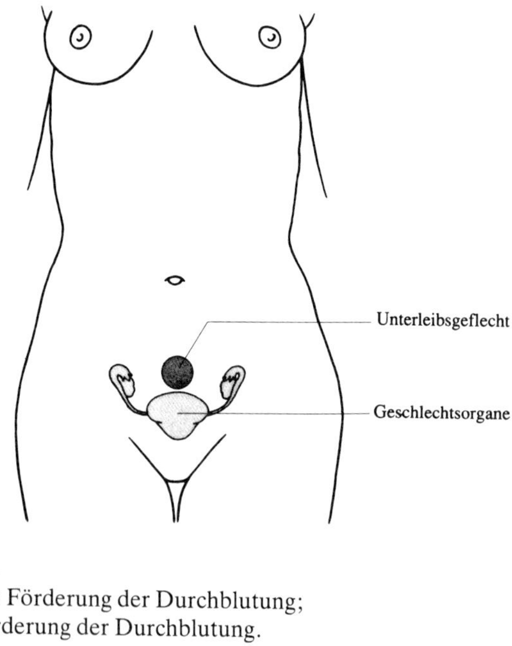

Vorgehensweisen

- beim Kreuzbein: Förderung der Durchblutung;
- beim Bauch: Förderung der Durchblutung.

9. Anmerkungen zu den Halsmuskeln

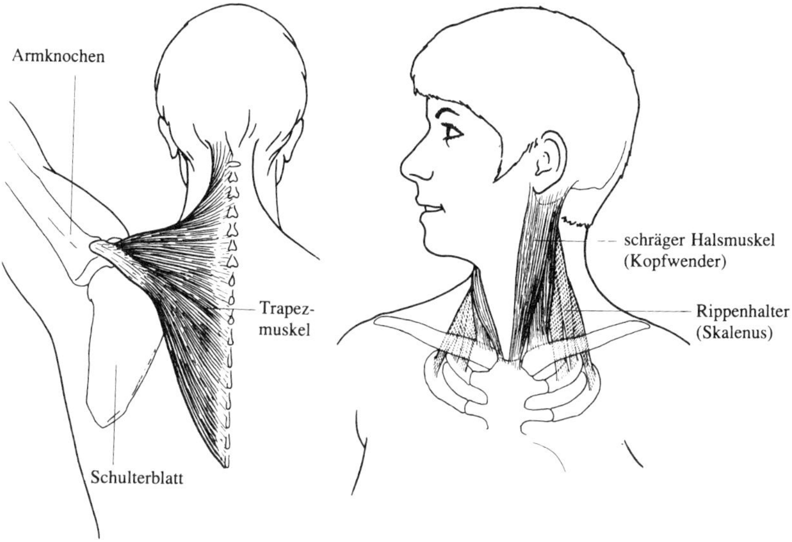

Oberflächliche Muskeln

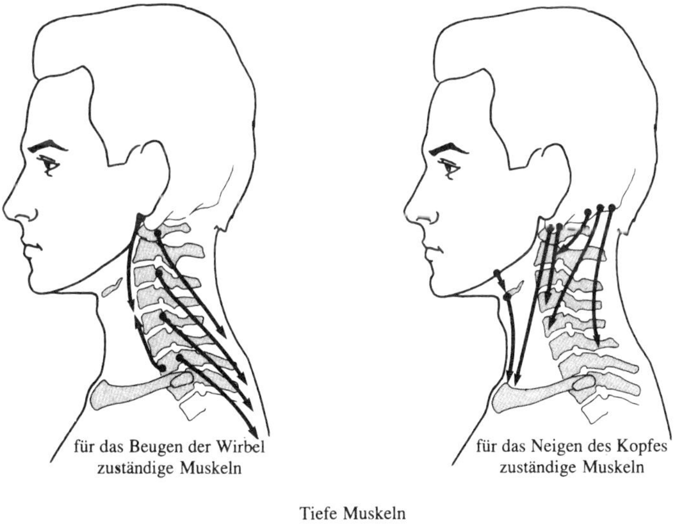

Tiefe Muskeln

Vorgehensweisen

- an der Schädelbasis (Hinterhaupt);
- an den Halswirbeln;
- an den Schulterblättern;
- durch verschiedene Positionen:
  - des Kopfes,
  - des Halses,
  - des Rückens,
  - der Arme;
- bitte beachten Sie:

– ein großer Teil der Nackenmuskeln reicht bis zum Rücken hinunter: Eine Einwirkung auf den Rücken schließt also auch den Nacken ein und umgekehrt;

– die kleinen Muskeln unter der Schädelbasis dienen dazu, die Haltung des Kopfes ständig zu korrigieren. Sie sind daher oft angespannt und beeinträchtigen die Durchblutung der Nerven, die dort aus dem Rückenmark austreten.

10. Anmerkungen zu den Rückenmuskeln

Die mit dem Schulterblatt verbundenen Muskeln sind oft verantwortlich für Versteifungen und Verspannungen im Nacken und oben am Rükken:

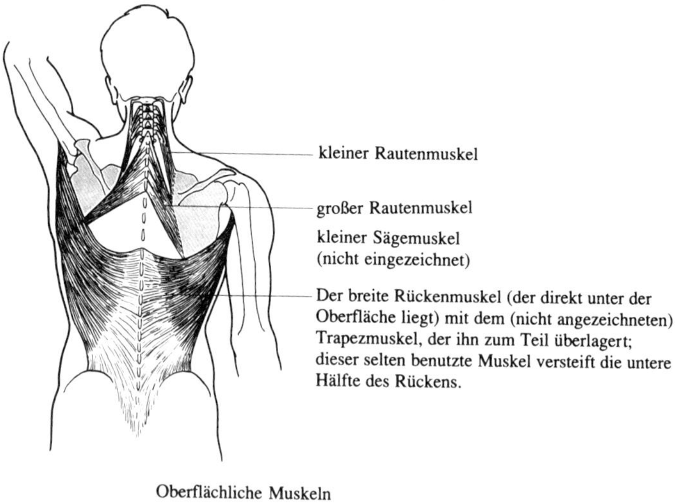

Oberflächliche Muskeln

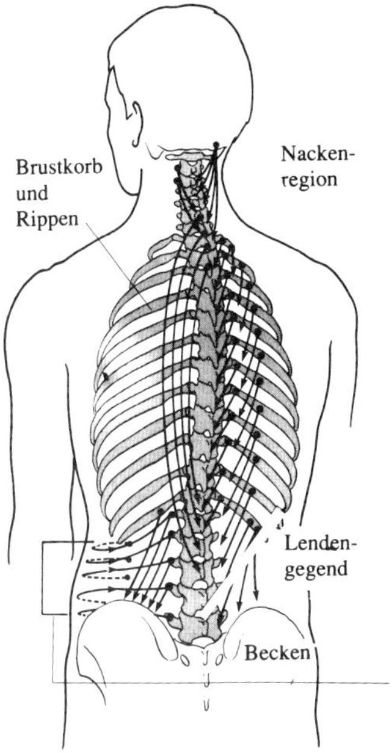

Tiefe Muskeln

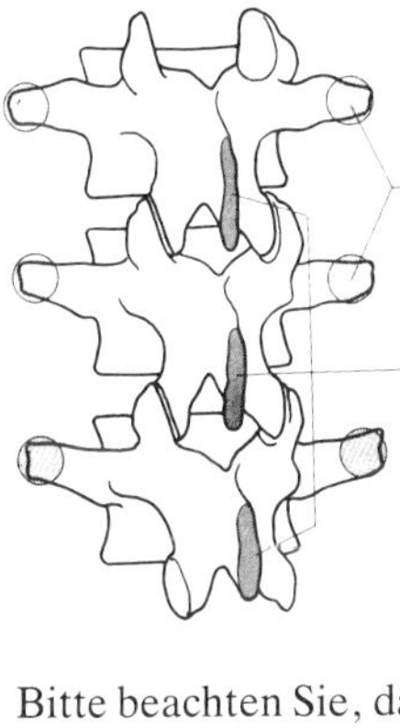

Drei übereinanderliegende Wirbel

Bitte beachten Sie, daß die Nackenmuskeln oben am Rücken enden; hier treten Schmerzen als Folge von Versteifungen und Verspannungen des Nackens auf.
Die Muskeln der Lendengegend setzen fast alle oben am Rücken an: Verspannungen dort können sich also auf das Kreuz auswirken; der quere Bauchmuskel ist an den Lendenwirbeln befestigt und dient als «Muskelgürtel»: bei Fettleibigkeit ist er gespannt und kann Kreuzschmerzen verursachen. Eine Anzahl Muskeln sind am Becken befestigt, wo sie Schmerzen hervorrufen können.

11. Anmerkungen zu den Bauchmuskeln

Auf der Zeichnung unten ist zu erkennen, daß die schrägen Bauchmuskeln es ermöglichen, den Rumpf zu beugen und zu drehen, sie sind außerdem hilfreich bei der Rumpfbeuge vorwärts und seitwärts.

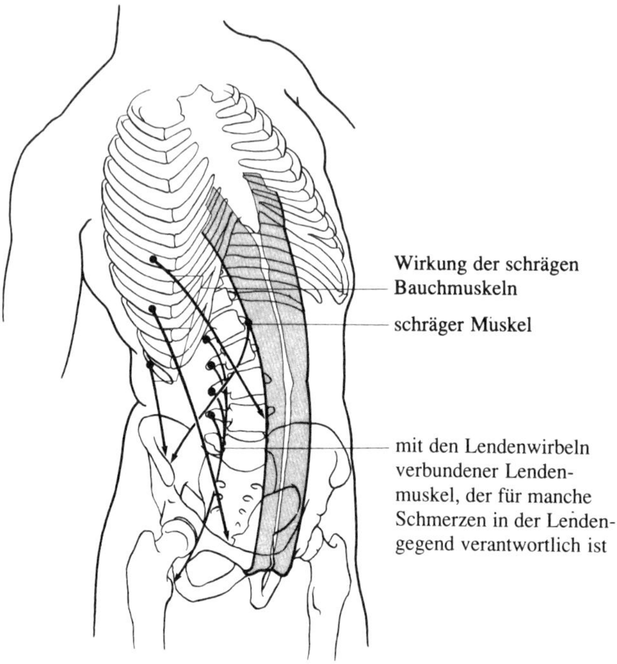

Beugung des Rumpfes nach rechts

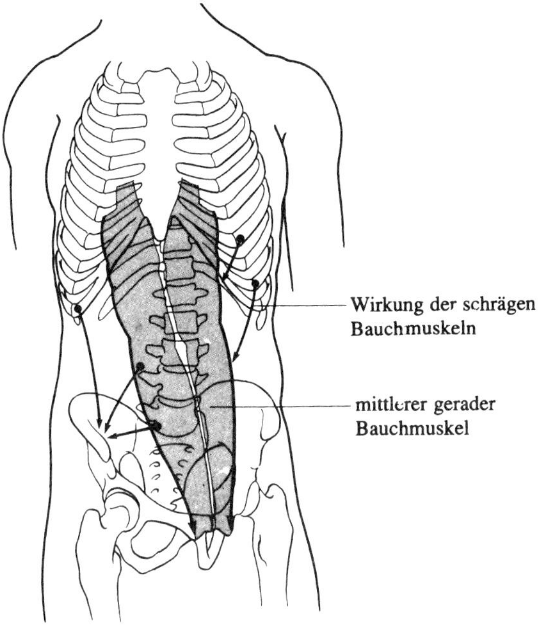

Drehung des Rumpfes

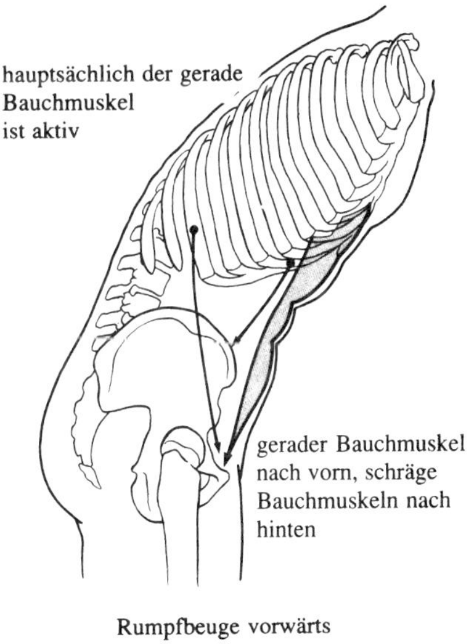

Rumpfbeuge vorwärts

12. Anmerkungen zu den Bändern der Wirbelsäule

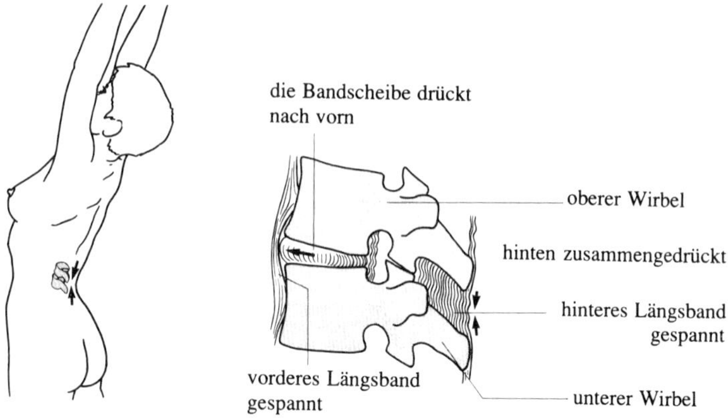

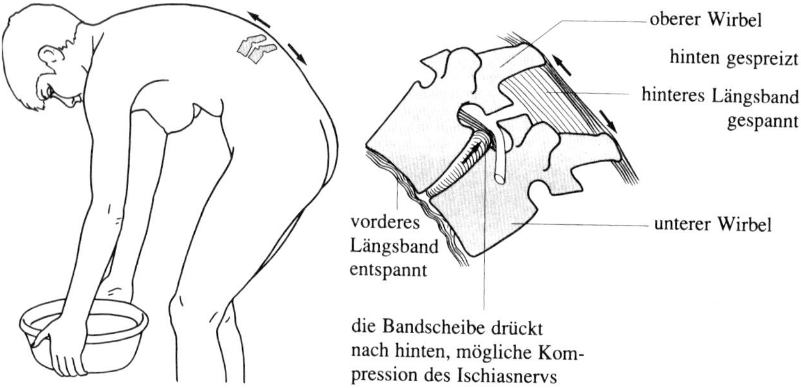

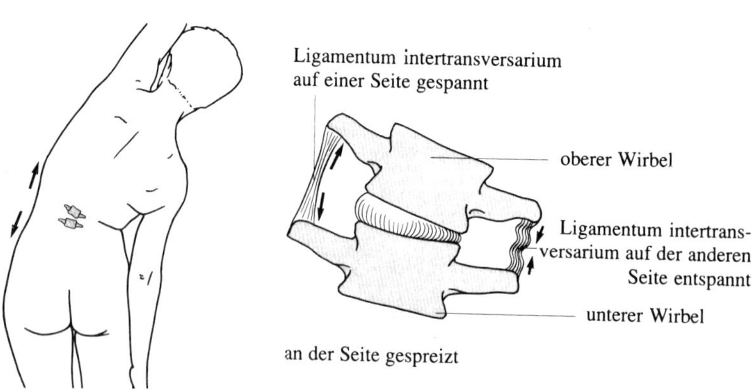

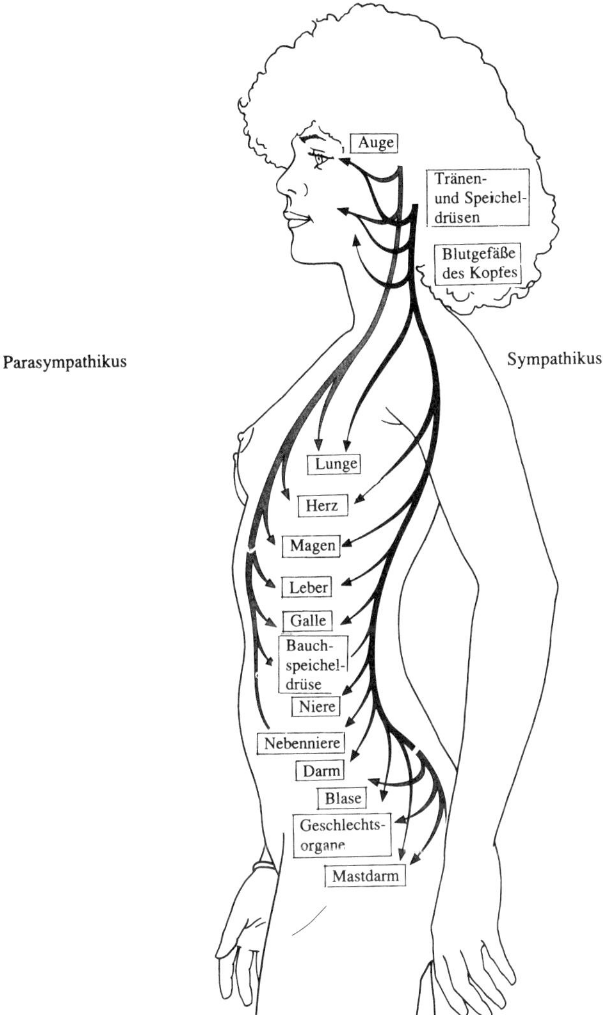
Parasympathikus
Sympathikus
Auge
Tränen- und Speicheldrüsen
Blutgefäße des Kopfes
Lunge
Herz
Magen
Leber
Galle
Bauchspeicheldrüse
Niere
Nebenniere
Darm
Blase
Geschlechtsorgane
Mastdarm

Was wir über WA DO wissen sollten

Charakteristika der Bewegungen des Wohlbefindens

Erinnern wir uns, daß die Wohlbefinden hervorrufenden Bewegungen die Bewegungen sind, nach denen Sie *instinktiv* gesucht haben. *Es sind Ihre Bewegungen.*
Sie entsprechen körperlichen Bedürfnissen, die man möglichst befriedigen sollte, um eine optimale Wirkung zu erzielen und das ersehnte Wohlbefinden zu erlangen.

1. Überall, zu jeder Zeit, in wenigen Augenblicken, gleichgültig, was Sie gerade anhaben

Überall: im Bett, am Arbeitsplatz, im Auto, im Zug oder Flugzeug, in der Badewanne, auf der Wiese, in der Turnhalle usw.

Zu jeder Zeit: Man benötigt keine besonderen Geräte. Man kann die Bewegungen wie es einem gerade gefällt sitzend, stehend, liegend oder in der Hocke (auf allen vieren) ausführen.

In wenigen Augenblicken: 10 Sekunden bis 1 Minute genügen, um sich Erleichterung zu verschaffen; man kann die Bewegungen über den Tag verteilt so oft man möchte wiederholen, ohne Zeit zu verlieren; manche Bewegungen kann man machen, sogar während man gerade etwas anderes tut, z. B. während man telefoniert oder schreibt.

In Ihrer augenblicklichen Kleidung: Es ist nicht nötig, einen Trainingsanzug anzuziehen, ihre augenblickliche Kleidung genügt völlig; Sie sollten lediglich darauf achten, Ihren Hemdkragen zu öffnen und den Gürtel zu lockern, damit Sie leichter atmen können.

Wenn Sie die folgenden Anweisungen gut verstanden und verarbeitet haben, sind die Übungen völlig ungefährlich, und Sie erzielen eine optimale Wirkung.

2. Ein wesentliches Prinzip: der angenehme Schmerz

Schmerzen bewirken Verkrampfungen, was eine schlechte Durchblutung der betroffenen Region zur Folge hat. Die schlecht durchbluteten und nur unzureichend – vor allem mit Sauerstoff – versorgten Nervenzellen lassen

den Schmerz nicht abklingen, die Funktionsstörungen der Organe, für die sie zuständig sind, dauern an.
Wenn man sich gestoßen hat, legt man – instinktiv – seine Hand auf die schmerzende Stelle, um sich Linderung zu verschaffen. Wenn man sich steif fühlt, bewegt man – instinktiv – die betreffenden Gelenke, um sie beweglicher zu machen.

Instinktiv kennen wir alle den besonderen Zustand des angenehmen Schmerzes, der lindernd wirkt

Die auf Grund unserer Bewegungen besser durchbluteten und besser versorgten Nervenzellen durchbrechen den Teufelskreis des Schmerzes oder der Beklemmung. Diese Empfindungen weichen dem Wohlbefinden.

Jede Bewegung ist folgendermaßen auszuführen:
- *Sachte:* nicht mit Gewalt, nicht abrupt, sondern gleichmäßig;
- *bequem:* man nimmt zunächst diejenige Position ein, in der man am bequemsten den gewünschten Effekt der Erleichterung oder des Wohlbefindens erzielt;
- *vorsichtig:* beginnen Sie Ihre Bewegungen langsam, und steigern Sie dann die Schnelligkeit der Abfolge, bis Sie den richtigen Rhythmus erreicht haben;
- *mit Gefühl:* verfolgen und fühlen Sie *bewußt* die Bewegung, während Sie sie ausführen;
- *wiederholt:* dieselbe Bewegung muß zehnmal wiederholt werden (außer wenn sie besonders anstrengend oder schmerzhaft ist), danach muß sie zwei- oder dreimal in einer Zehnerfolge wiederholt werden; jede Bewegung dauert durchschnittlich ein bis fünf Sekunden;
- *symmetrisch:* die meisten Bewegungen werden zehnmal (zwei oder drei Folgen) auf einer Seite durchgeführt, danach auf der anderen Seite. Beginnen Sie immer mit der weniger empfindlichen Seite.

3. Machen Sie sich Ihr Körpergewicht zunutze

Die Zuhilfenahme Ihres Körpergewichts hat bestimmte Vorteile:
- *ein simples Hilfsmittel:* Das Gewicht des ganzen oder eines Teils Ihres Körpers dient dazu, ohne weitere Kniffe die Bewegung auszulösen und in Gang zu halten;
- *Mühelosigkeit:* Man hat nicht das Bedürfnis, die Bewegung mit Gewalt durchzuführen, es geht fast wie von selbst;
- *direktes Sichbewußtwerden seines Körpers:* Wir werden uns unmittelbar unserer Verspannungen, Verkrampfungen und Steifheit bewußt, was – je nach unserer augenblicklichen körperlichen Verfassung – das Gefühl

der Schwerfälligkeit verstärken kann: ein Zeichen dafür, daß wir etwas tun müssen.

4. Automatische Beherrschung der Bewegungen durch die Elastizität des Gewebes

Alle lebenden Gewebe unseres Körpers besitzen eine wesentliche Eigenschaft: Sie sind *elastisch* (Alter und Tod verhärten sie). Sie können genau wie ein Gummiband bis zu einem gewissen Punkt gedehnt werden. Anders als ein Gummiband können die lebenden Strukturen jedoch durch angemessene Übungen noch elastischer werden. Dazu muß man den richtigen *Übungsrhythmus* finden.
Der angenehme Schmerz und das Gefühl des Wohlbefindens sind ein Wegweiser dahin. Wenn wir die Bewegungen ungefähr zehnmal wiederholen, führt die Elastizität des Gewebes dazu, daß die Bewegung *automatisch*, auf Kommando spontan und unter *geringster Anstrengung* ausgeführt wird; das hat den Vorteil, daß unser Wille sie nur noch minimal steuert.

> Jede Bewegung, die Beklemmung, Schmerzen oder Ermüdung hervorruft, muß sofort zu einer Verlangsamung des Bewegungsrhythmus, zu einer Reduzierung ihres Umfangs oder zu einer Änderung der Position führen.

5. Umfang und Rhythmus der Bewegungen

Umfang und Rhythmus der Bewegungen werden von der Elastizität der mobilisierten Organe und des betreffenden Gewebes bestimmt. Anfangs sollte man darauf achten, minimale Bewegungen auszuführen, und zwar langsam und gleichmäßig.
Sobald man eine Erleichterung verspürt, können die Bewegungen ausgreifender werden, der langsame Rhythmus wird jedoch beibehalten.
Wenn die Bewegung flüssig und harmonisch ausgeführt werden kann, beschleunigt man den Rhythmus ganz von selbst. *Die Bewegung wird immer elastisch, fast unbewußt ausgeführt.*

6. Die Atmung folgt der Bewegung und paßt sich ihr an

Sind keine besonderen Anweisungen vorhanden, *so lassen Sie den Mund ständig halb offen*, um gleichzeitig durch Mund und Nase zu atmen.
Im allgemeinen werden wir von unserem Instinkt geleitet:

- Atmen Sie aus, wenn Ihr Körper sich über die angewinkelten Beine beugt;
- atmen Sie ein, wenn Sie ihren Körper strecken und von den Beinen wegbewegen.

Wenn es nicht ausdrücklich anders angegeben ist, beginnt jede Bewegung mit einer Einatmungsphase, auf die eine Ausatmungsphase folgt, deren Etappen deutlich dargelegt werden.

7. Erleichterung und Stärkung

Alle gängigen Situationen, in denen man Beschwerden hat, werden in zwei Teilen behandelt:

- Erleichterung;
- Stärkung.

Einige Kapitel sind davon allerdings ausgenommen: Magerkeit, Fettleibigkeit, durch vorzeitiges Altern bedingte Gelenk- und Muskelschmerzen, verschiedene Beschwerden und Störungen in der Jugend.

Bevor man sich zum zweiten Teil eines jeden Kapitels begibt (Kräftigung), ist es empfehlenswert, die Bewegungen des ersten Teils zu wiederholen (Erleichterung), um eine optimale Wirkung zu erzielen.

Beschreibung der grundlegenden Bewegungen

Alle Bewegungen werden entspannt und unverkrampft ausgeführt, sie erfolgen geschmeidig und ‹automatisch› und werden nur minimal durch unseren Willen gesteuert.

1. Entspannen Sie Ihre Sehnen, und machen Sie Ihre Gelenke geschmeidiger

Wenn Sie die angegebene Position genau eingenommen haben, bedienen Sie sich der begrenzten Elastizität Ihrer Sehnen und Bänder: *Die Bewegung ist nur schwach, sie erfolgt praktisch unverzüglich und auf der Stelle.* Sie wird durch oberflächliches Atmen begleitet.

Beispiel:
Den Kopf nach rechts drehen, die rechte Hand auf den Scheitel legen, den rechten Arm locker lassen; mit der linken Hand die obere Nackenpartie umspannen, mit den drei mittleren Fingern den Ansatz der Wirbelsäule umfassen:
- Wenn man den linken Ellbogen senkt, dreht sich der Kopf ein ganz klein wenig mehr nach rechts; ausatmen;
- wenn man den linken Ellbogen etwas hebt, dreht sich der Kopf wieder ein wenig nach links; einatmen. Die Bewegungen des Kopfes sind gering ausgeprägt.

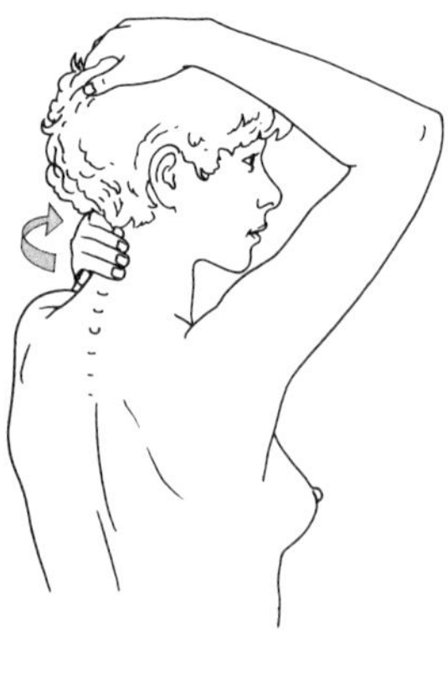

2. Lockern Sie Ihre Muskeln

Nachdem Sie eine neutrale Position eingenommen haben, machen Sie sich die Fähigkeit Ihrer Muskeln zunutze, sich zu dehnen und zu verkürzen: *Diese Bewegung ist ausgreifender, sie beschreibt einen größeren Radius.*
Die Atmung ist dabei gründlicher und tiefer.

Beispiel für eine Bewegung, die mit der vorhergehenden fast identisch ist, aber anders wirkt: Der Kopf befindet sich in neutraler Position, d. h. gerade, die rechte Hand liegt auf dem Scheitel, der rechte Arm ist entspannt; die linke Hand umspannt die obere Nackenpartie, und die drei mittleren Finger umfassen den Ansatz der Wirbelsäule:

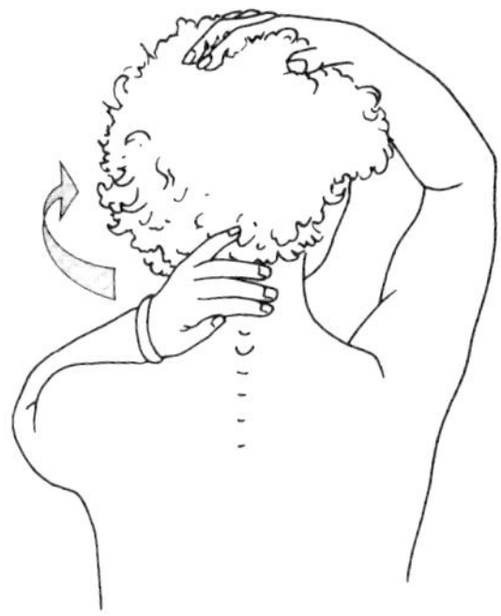

- Senkt man den linken Ellbogen, dreht sich der Kopf um seine Achse nach rechts: während der Bewegung ausatmen;
- hebt man den linken Ellbogen und bringt ihn so in seine Ausgangsposition zurück, dreht der Kopf sich in die umgekehrte Richtung bis zu seiner Ausgangsposition: während der Bewegung einatmen. Hier beschreiben die Bewegungen des Kopfes einen größeren Radius.

3. Bauen Sie Ihre nervösen Spannungen ab, und fördern Sie Ihre Durchblutung

Zum Abbau nervöser Spannungen muß die Durchblutung gefördert werden, indem man direkt auf die Nerven einwirkt. Es läuft also darauf hinaus, den Kreislauf zu stimulieren. «Pumpen» Sie Ihr Blut: *Die Bewegung besteht aus einer Phase der Kompression, gefolgt von einer Pause, in der der Druck konstant bleibt, darauf folgt eine Phase der Dekompression.* Bitte beachten Sie, daß die Kompression allmählich erfolgen muß, um das besondere Gefühl des «angenehmen Schmerzes» zu wecken. Überschreiten Sie niemals die Schwelle des stechenden, unangenehmen Schmerzes.
Atmen Sie während der Kompression aus.
Atmen Sie während der Pause bei konstantem Druck nur oberflächlich.
Atmen Sie während der Dekompression aus.

Beispiel:
Finger zusammen, unter dem Brustbein auf den Bauch legen: Durchblutung des Sonnengeflechts:

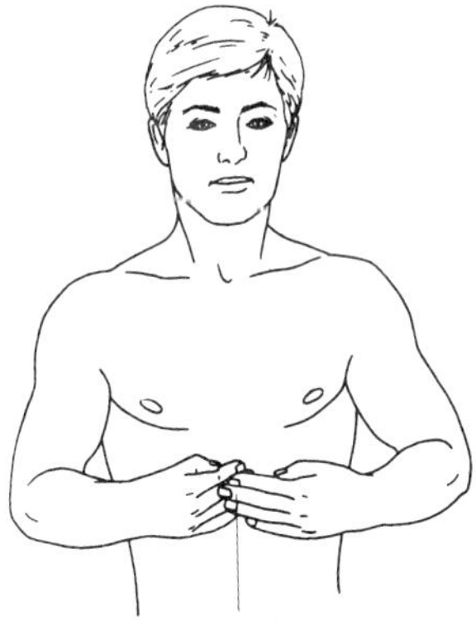

Region des Sonnengeflechts

Drücken Sie mit den Fingern beider Hände langsam zu: ausatmen;
verstärken Sie den Druck nicht mehr, und verharren Sie einige Augenblicke so: Atmen Sie dabei oberflächlich;
verringern Sie nach und nach den Druck auf den Bauch: einatmen.

4. Atmen Sie richtig!

Es gibt drei Arten zu atmen:

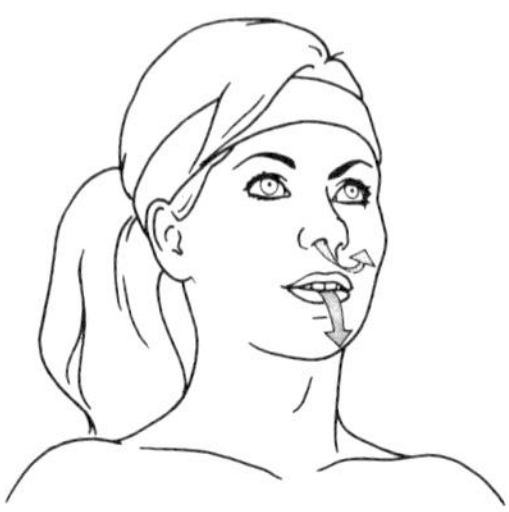

Die normale oberflächliche Atmung:
Im täglichen Leben geschieht es oft, daß man unbewußt aufhört zu atmen: Man hält einfach den Atem an, obwohl er lebensnotwendig ist. Um freier zu atmen, ist es unbedingt notwendig, den Mund nicht ganz zu schließen, damit die Luft zirkulieren kann.

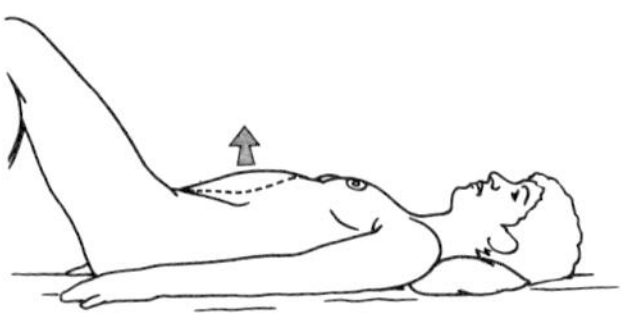

Die vollständige Atmung mit dem Brustkorb
Dazu brauchen wir sämtliche Muskelstrukturen, der gesamte Brustkorb wird mobilisiert. Man kann diese Art der Atmung der Einfachheit halber in vier Stadien unterteilen. Eine komplette Einatmungsphase besteht z. B. aus:

- der Zwerchfellatmung: Indem der untere Teil der Lungen sich mit Luft füllt, zieht sich das Zwerchfell zusammen und drückt den Bauch zusammen, der sich ebenfalls aufbläht;

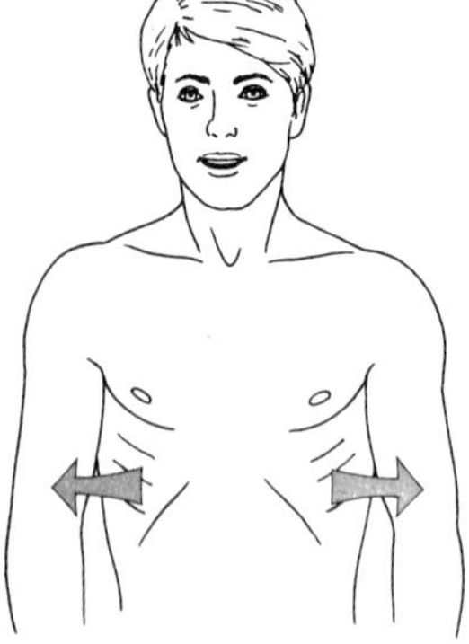

- der Atmung mit dem mittleren Brustkorb: dabei weitet sich der Brustkorb dank der Zwischenrippen- und Brustmuskeln;

• der Klavikularatmung: Man benutzt die Halsmuskeln, um den oberen Teil des Brustkorbes, insbesondere das Schlüsselbein, zu heben. Wenn man kurzatmig ist, kann man diese Art der Atmung kaum öfter als zweimal anwenden;

• der vollständigen Atmung: Sie mobilisiert sämtliche Muskeln des Körpers, der sich völlig streckt; auch die Muskeln der Finger und Zehen unterstützen die Streckung dabei.

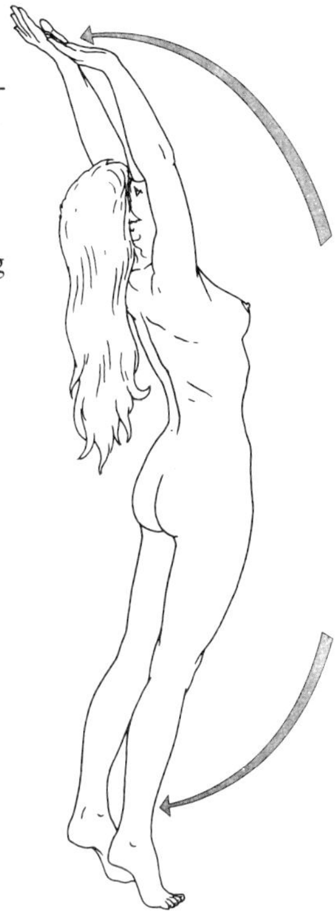

Die Lungenatmung

• Beim tiefen Ein- und Ausatmen werden Brustfell und Zwerchfell stark beansprucht;

• die Luftröhre und die sich daran anschließenden Bronchien profitieren von diesen langen Atembewegungen; man schiebt dazu die Lippen vor und atmet durch den Spalt;

• die direkt mit den Blutgefäßen in Verbindung stehenden Lungenbläschen können ebenfalls bewußt einbezogen werden. Nachdem man tief eingeatmet hat, hält man die Luft an; dann drückt man die eingeschlossene Luft in den Lungen nach oben, um die oberen Lungenbläschen zu erweitern; danach drückt man die eingeschlossene Luft zum unteren Teil der Lunge, um die unteren Lungenbläschen zu erweitern.

Neutrale Grundpositionen für alle Bewegungen

Liegende Positionen
Bei allen liegenden Positionen ist darauf zu achten, daß der Nacken (und nicht nur der Kopf) gut abgestützt ist, um störende Verspannungen und Versteifungen des Halses zu vermeiden. Übrigens sollte man sich das zur Gewohnheit machen, damit das unter den Ohren oder unter dem Kopf liegende Kopfkissen den Nacken während der Nacht nicht zwingt, als ‹Brücke› zu dienen.

Auf den Rücken legen, ein Kissen unter den Nacken schieben; die Arme an den Körper legen, die Beine anwinkeln; Knie zusammen und Füße spreizen.

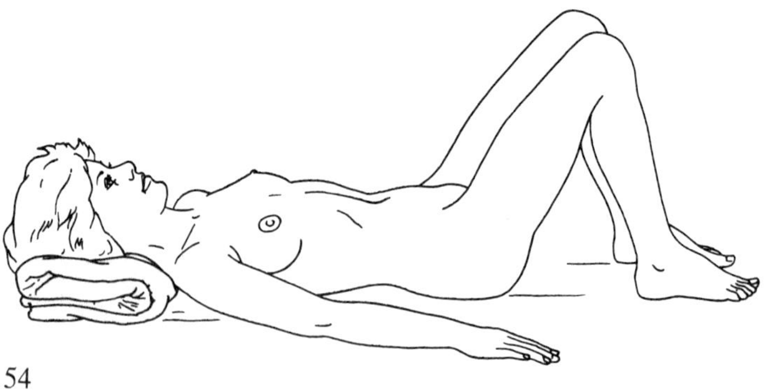

Auf den Bauch legen, je ein Kissen unter die Knöchel und unter den Bauch schieben. Den Kopf in Richtung des nach oben angewinkelten Armes drehen, der andere Arm liegt – nach Belieben – am Körper.

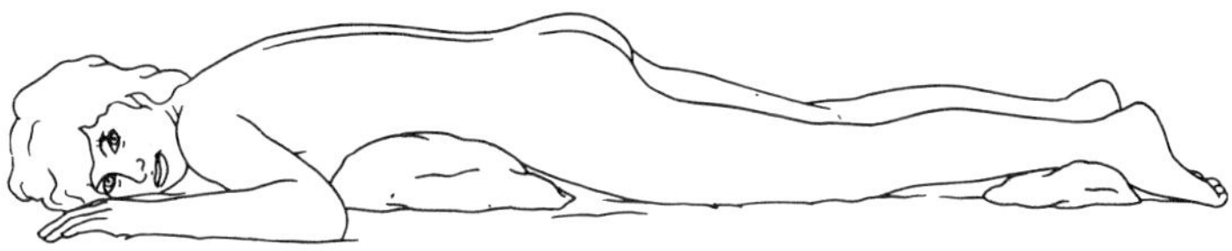

Auf die Seite legen, ein Kissen unter den Nakken schieben; den rechten Arm anwinkeln, die Hand unter den Nacken oder auf den Boden legen; den linken Arm anwinkeln, die Hand auf den Boden legen; die angewinkelten Beine liegen übereinander.

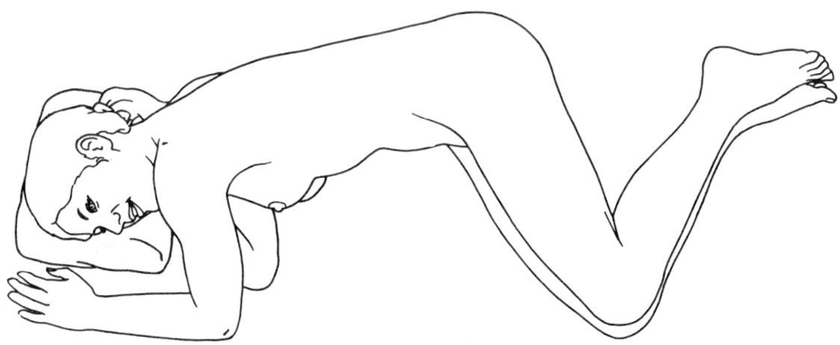

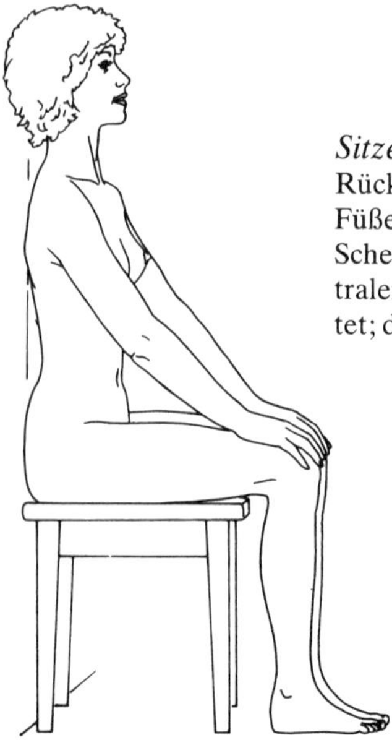

Sitzende Position
Rücken gerade – am besten angelehnt; die Füße auf den Boden stellen; die Hände auf die Schenkel legen; der Kopf befindet sich in neutraler Position, der Blick ist geradeaus gerichtet; die Schultern locker lassen.

Position auf allen vieren
Rücken gerade und Arme strecken; den Kopf heben, geradeaus schauen.

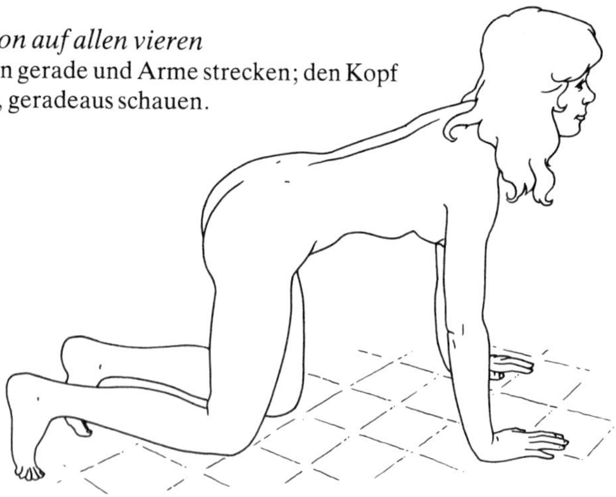

Stehende Position
Wenn Sie sich an eine Wand anlehnen, können Sie Ihren Bewegungsrhythmus steigern, quasi ohne zu ermüden. Der Rumpf ist eng an die Wand gedrückt, dabei bitte kein Hohlkreuz machen; die Knie sind durchgedrückt, die Füße stehen in etwa vierzig Zentimeter Abstand von der Wand schulterbreit auf dem Boden.

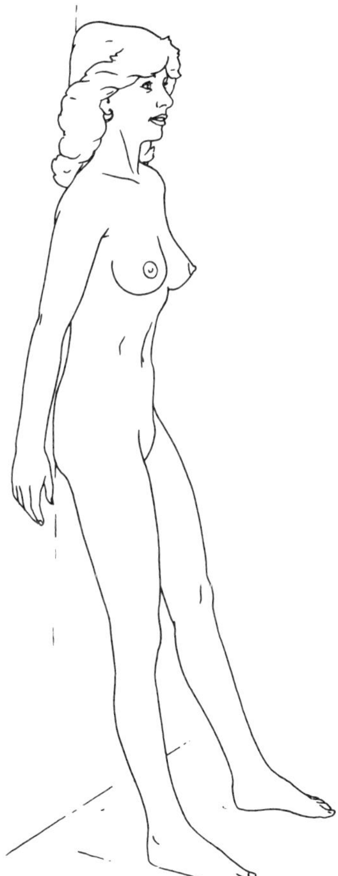

Übungsplanung

1. Die Vielseitigkeit der Bewegungen des Wohlbefindens

Die Bewegungen des Wohlbefindens unterstützen die Wiederherstellung und Entfaltung von Ruhe und Selbstbeherrschung, von innerer Bereitschaft und Dynamik, denn sie stärken sämtliche organischen Funktionen und fördern die persönliche, jeweils angemessene Entwicklung der Vitalität. Und zwar unabhängig von der augenblicklichen körperlichen und geistigen Verfassung. Die Kraft der in die richtige Richtung gelenkten Vitalität führt dazu, daß man bemerkt:

- daß ein kranker ein gesunder Mensch ist, der es nur nicht weiß (außer in Extremfällen);
- daß jeder Gesunde für die Pflege seiner körperlichen und geistigen Grundfunktionen verantwortlich ist, wenn er gesund bleiben will;
- daß die Entwicklung der eigenen Fähigkeiten ein Quell der Lebensfreude ist.

2. Die Kriterien der Wirksamkeit

Sie sind einfach, präzise, eindeutig und zuverlässig. Sie verlangen lediglich, daß man sich der ausgeführten Bewegungen *fühlbar bewußt wird*. Wirkung und Erleichterung äußern sich immer durch:

- eine Linderung der Beschwerden, der Erschöpfung oder des Schmerzes;
- dadurch, daß das Gefühl der Müdigkeit lokal oder regional verschwindet;
- die Leichtigkeit der Bewegung;
- dadurch, daß man lokal oder regional das

Gefühl hat, gestärkt zu sein, und durch eine wohlige Wärme auf Grund einer besseren Durchblutung.
Diese Anzeichen können innerhalb kürzester Zeit auftreten: schon nach zehn Sekunden (kürzeste Dauer einer Bewegungsfolge).
Danach kann man zu fortgeschritteneren Übungen übergehen.

3. Die Reihenfolge der Körperpositionen

Die Reihenfolge ist von erheblicher Wichtigkeit: Hält man die richtige Reihenfolge ein, macht die *Wirksamkeit* der Übungen sich *schneller* bemerkbar.
Wir müssen das Nervensystem darauf trainieren, all seine Funktionen unter den günstigsten Bedingungen zu erfüllen.
Um es klarer zu machen, erlauben Sie mir folgenden Vergleich: Ein Baby rechnet instinktiv mit der wachsenden Stärke und Präzision seines Nervensystems, um nach seiner liegenden Position zunächst auf allen vieren zu krabbeln und schließlich aufrecht zu gehen. Sein Körper entwickelt sich allmählich, ohne unnötigen Kraftaufwand, ohne Ermüdung, um letzten Endes eine maximale Effektivität zu erreichen.
Nehmen wir uns ein Beispiel daran, und erhalten wir unser Nervensystem, indem wir – soweit wie möglich – folgende progressive Reihenfolge einhalten:

- liegende Position,
- sitzende Position,
- hockende Position bzw. Position auf allen vieren,
- stehende Position.

Wenn man nicht zu Hause ist – die meiste Zeit also –, kann man nur die sitzende und die stehende Position ohne Schwierigkeiten anwenden.
Bei akuten Beschwerden sollte die stehende Position jedoch vermieden werden, darum

wird man sich wohl meistens für die *sitzende Position* entscheiden.
Ist man allerdings wieder zu Hause – oder in jedem Fall so bald wie möglich – sollte man sich an die angegebene Reihenfolge halten; beginnt man mit der liegenden Position, so ist dies die sicherste Grundlage für eine rasche und dauerhafte Wirkung.

4. Die Pause zwischen den Bewegungsfolgen

Zwischen den einzelnen Bewegungsfolgen sollte man eine Ruhepause einlegen. Ihre Dauer hängt davon ab, wie erschöpft man sich fühlt: im allgemeinen genügen ein paar Sekunden, manchmal braucht man ein oder zwei Minuten.

5. Rhythmus und Dauer der Übungen

Bei Beschwerden

- Bei gewöhnlichen, unmittelbaren Schmerzen oder Beschwerden führen Sie eine Bewegungsfolge von zehn Bewegungen von ein bis fünf Sekunden Dauer aus, das heißt, Sie benötigen dazu zwischen zehn Sekunden und einer Minute. Unter Umständen genügt das schon. Bei Bedarf wiederholen.
- Bei vor kurzer Zeit aufgetretenen oder andauernden Schmerzen:
  - eine aus zehn Bewegungen bestehende Folge, um die lokale Durchblutung zu fördern;
  - eine aus zehn Bewegungen bestehende Folge zur Stärkung des Nervensystems;
  - eine aus zehn Bewegungen bestehende Folge zur Verbesserung der Atmung.

Zwischen den einzelnen Bewegungsfolgen eine Pause von einigen (fünf bis zehn) Sekunden einlegen, das heißt insgesamt zwischen einer und drei Minuten.

- Bei älteren Symptomen kann nur eine wiederholte Anwendung der Übungen allmählich Erleichterung bringen und eine dauerhafte Wirkung erzielen:
  - Wiederholen Sie mehrmals täglich eine Bewegungsfolge, egal, wo Sie sich gerade befinden; das heißt mehrmals zwischen zehn Sekunden und einer Minute;
  - wenn Sie sich morgens fünf bis zehn Minuten regelmäßig für das Wohlbefinden durch Bewegungen reservieren, erzielen Sie einen um so größeren Erfolg.

Für die Gesunden und Sportlichen

Diese Methode, bei der die Übungen zur Kräftigung angewandt werden, bereitet den Körper auf eine Leichtigkeit, eine optimale Erholungsfähigkeit und sogar auf eine Entfaltung von Leistungen vor, wie ich sie bei Athleten in Wettkämpfen beobachten konnte: Die verschiedenen Arten von Beschwerden an Rükken, Nacken und Schultern, Verdauungsbeschwerden und nervöse Störungen sind bei ihnen ganz besonders häufig.

Auch bei den Schülern scheint es nötig zu sein, ihnen zu dem Körper zu verhelfen, den sie zum Lernen brauchen. Ihnen ist ein ganzes Kapitel des Buches gewidmet (S. 328f). Sie finden dort eine ganze Reihe von Übungen, die sie leicht im Pausenhof oder im Klassenzimmer machen können.

Um das Auftreten von unbedeutenden, aber manchmal lästigen Beschwerden zu vermeiden sowie zur Stärkung der Widerstandskraft rate ich jedem dringend, diejenigen Bewegungen auszuwählen, die jeweils geeignet sind.

Zur Vorbeugung oder zur Verbesserung des Gesundheitszustandes scheint mir eine Sitzung von zehn bis zwanzig Minuten alle zwei Tage am ratsamsten zu sein.

6. Die Flüssigkeitszufuhr

Nach einer Viertelstunde üben ist es sehr zu empfehlen, ein Glas Wasser (oder mehr) zu trinken. Die meisten Menschen haben die schlechte Angewohnheit, nicht genug zu trinken. Frucht- oder Gemüsesäfte sind auf Grund ihres Vitamingehaltes natürlich auch zu empfehlen.

7. Das «Ausdauertraining» ist die beste Grundlage für einen gesunden Körper

Die meisten Berufe verlangen keine intensiven körperlichen Anstrengungen. Unsere Muskeln müssen vielmehr mehrere Stunden am Tag dieselbe starre Haltung und immer wieder dieselben Bewegungen ertragen. *Nur ein «Ausdauertraining» kann hier physiologisch gesehen angemessen sein.* Es ermüdet den Körper nicht, bildet die nötigen physiologischen und metabolischen Reflexe heraus, die dem täglichen Leben angepaßt sind und verschafft rasch Erleichterung bei Erschöpfung, Beschwerden oder Beklemmungen; man schöpft neue Energie – ohne sich «wie ausgepumpt» zu fühlen und ohne Muskelkater, der bei intensiver Muskelarbeit oft auftritt. Das sogenannte «Krafttraining» ist also erst zu empfehlen, wenn man die nötige Ausdauer erlangt hat.

> DAS ZIEL IST EIN STARKES, DAUERHAFTES GEFÜHL VÖLLIGEN WOHLBEFINDENS DES KÖRPERS SOWIE EIN GEFÜHL VON KRAFT UND RUHE. GANZ ENTSPANNT, OHNE VERKRAMPFUNG.

Bei anhaltenden oder sich verschlimmernden Beschwerden, oder wenn Sie sich nicht ganz sicher sind, sollten Sie natürlich Ihren behandelnden Arzt aufsuchen.

Bewegungen für das Wohlbefinden: WA DO

Die in diesem dritten Teil vorgestellten Bewegungen stellen nur einen kleinen Teil derjenigen Bewegungen dar, die ein Körper auszuführen vermag. Sie wurden auf Grund ihrer Einfachheit ausgewählt.
Ich bin sicher, Sie werden in Rhythmus, Umfang und Kombination eine Vielzahl von Varianten entdecken: Ihre eigenen Bewegungen.
Jetzt sind Sie an der Reihe. Und denken Sie daran: Lassen Sie sich verführen. *Versuchen Sie es niemals mit Gewalt.*

Für alle Bewegungen gilt folgendes:

- Lassen Sie den Mund halb offen

⇨ der breite graue Pfeil zeigt die Bewegungsrichtung an

→ der schwarze Pfeil zeigt eine Kompression an

Kopfschmerzen

Migräne

Die Migräne ist eine weltweit verbreitete Krankheit. Man fühlt es, wenn sie im Anzug ist: Sie kündigt sich durch einen ‹leeren› Kopf, vor den Augen tanzende Punkte und Übelkeit an. Dann bricht das Gewitter los. Ein stechender Schmerz breitet sich einseitig von der Stirn zur Schläfe aus. Man muß sich erbrechen. Man kann weder Lärm noch Licht ertragen. Jegliche körperliche oder geistige Anstrengung erscheint unmöglich.
Um die Wahrheit zu sagen, hat man oft schon damit gerechnet. Man hätte diesen Wein nicht trinken oder diese Schokolade nicht essen sollen. Man hätte nicht so lange über seinen Akten grübeln sollen oder versuchen, ein Problem um jeden Preis zu lösen. Oder ist vielleicht wieder einmal Vollmond?

Erleichterung

1. Die Verdauungsorgane beruhigen

Direkt in der Gegend des Magens, der Leber und der Gallenblase sowie auf dem Sonnengeflecht, dem für diese Region zuständigen Nervengeflecht. Auf diese Weise werden die Verdauung und die Ausscheidung von Schadstoffen gefördert sowie der Blutandrang in der Leber herabgemindert, wo das venöse Blut durchfließt, bevor es zum Herzen zurückströmt.
Den Körper leicht nach vorn beugen, die Finger übereinander auf den Oberbauch legen:

- allmählich drücken: ausatmen;

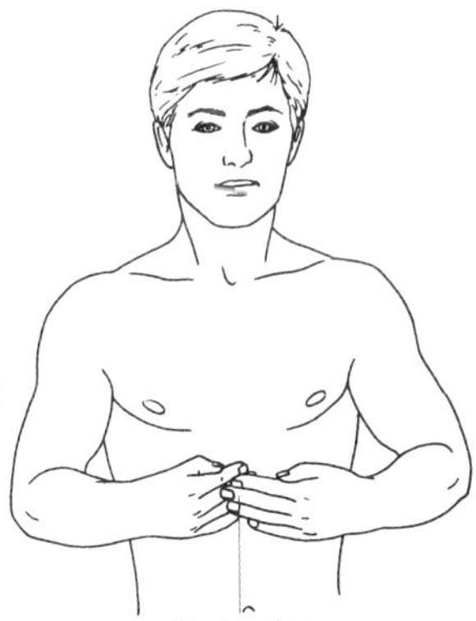

Region des Sonnengeflechts

• den Druck nicht mehr verstärken: oberflächlich atmen;
• den Druck allmählich verringern: einatmen;
• zehnmal wiederholen.

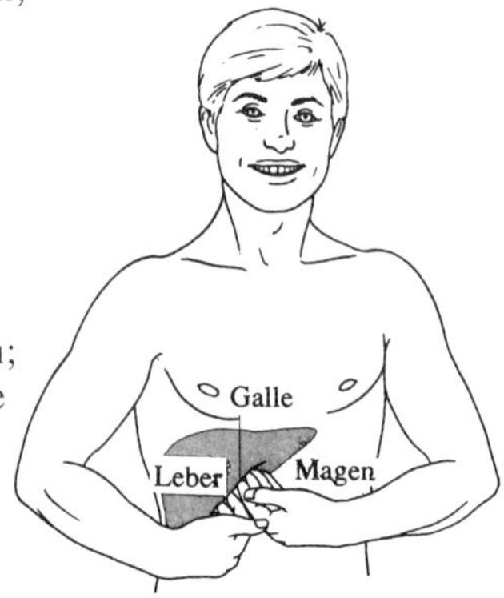

Hinsetzen; leicht nach vorn beugen; die gekrümmten Finger unter die rechten Rippen (Leber, Galle):
• allmählich drücken und dabei unter den Rippen eindringen: ausatmen;
• bei konstantem Druck oberflächlich atmen;
• den Druck allmählich verringern, dabei die Finger wieder wegnehmen: einatmen;
• zehnmal wiederholen;
• unter den linken Rippen ebenso vorgehen (Magen).

2. Das Atmen erleichtern

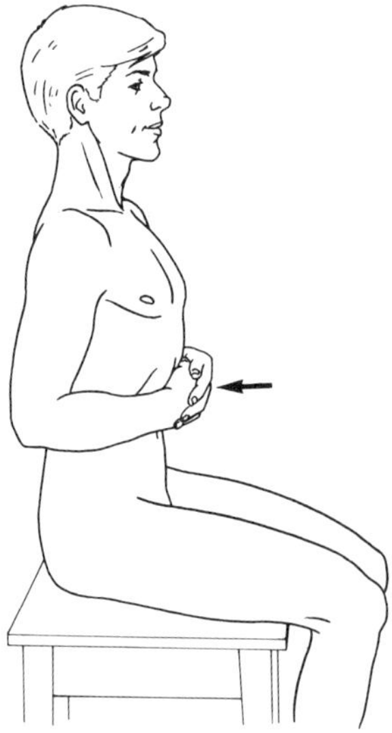

Die Hände auf das Sonnengeflecht legen; wiederholt einatmen und kurz die Luft anhalten, dabei die Halsmuskeln spannen, um eine bessere Versorgung von Kopf und Gesicht mit sauerstoffangereichertem Blut zu erzielen.

Die Hände in einer der oben beschriebenen Positionen auf den Bauch legen:
• unter Anspannung der Halsmuskeln stoßweise einatmen; beim Ausatmen den Hals entspannen;
• zehnmal wiederholen.

3. Die Durchblutung des Kopfes fördern

Üben Sie kurze Druckbewegungen auf die vegetativen Nervenstränge aus, die an den beiden Halsseiten liegen und für die Durchblutung des Gehirns zuständig sind.

Die Hände übereinander um die obere Nakkenpartie legen; die Arme locker lassen; der fleischigste Teil der Handflächen hat Kontakt mit den seitlichen Halsmuskeln:

- Handflächen und Ellbogen näher zusammenbringen, dabei die Halsseiten zusammendrücken: ausatmen;
- den Druck verringern, indem man die Ellbogen spreizt: einatmen;
- zehnmal wiederholen.

Variante: Ellbogen auf den Tisch; Position der Hände wie oben; Kopf heben:

- den Hals auf die Handflächen zurückfallen lassen: ausatmen;
- wieder aufrichten: einatmen.

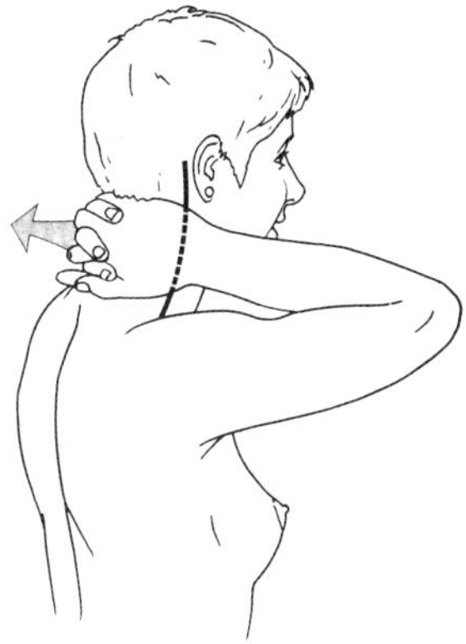

4. Den Nacken entspannen und lockern

Hierzu benötigen wir vor allem die kleinen Muskeln an der Schädelbasis.

Die Sehnen entspannen

Den Kopf nach rechts drehen, mit der linken Hand die obere Nackenpartie umfassen; den Arm locker lassen; die andere Hand flach auf den Kopf legen; mit den drei mittleren Fingern den Ansatz der Wirbelsäule umspannen:

- den linken Ellbogen senken, wodurch der Nacken sich streckt und der Kopf sich etwas mehr dreht: ausatmen;
- den Ellbogen wieder anheben, wodurch der Kopf in seine Ausgangsposition zurückkehrt: einatmen;
- nach einer Folge von zehn Bewegungen die Seite wechseln.

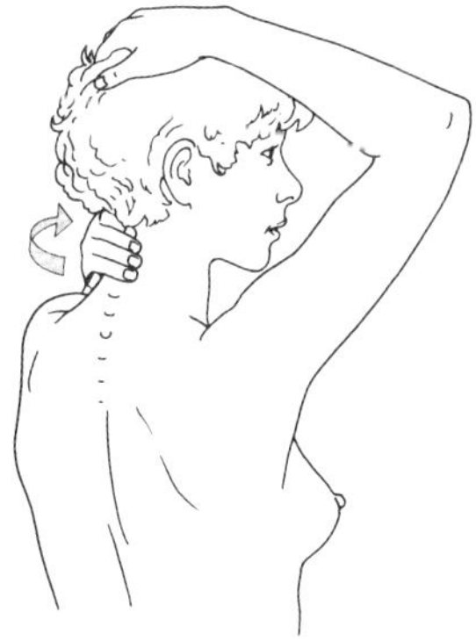

Die Muskeln lockern

Den Kopf in neutraler Position halten; die Hände fassen wie oben beschrieben:

- Kopf und Nacken nach rechts drehen:
- ausatmen;
- den Kopf in die Ausgangsposition zurückbringen: einatmen;
- nach einer Folge von zehn Bewegungen die Seite wechseln.

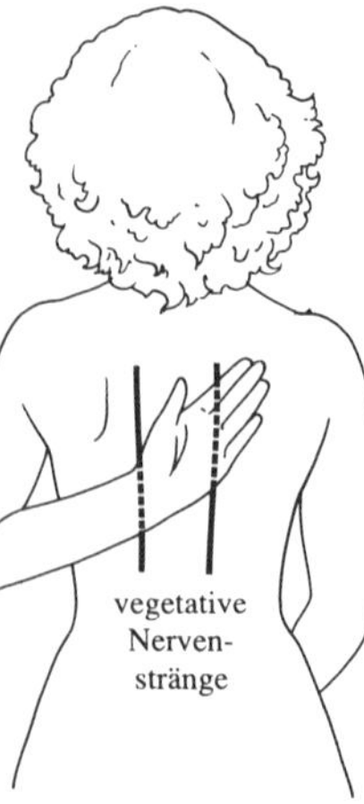

5. Kopfschmerzen während der Monatsregel
(siehe auch Prämenstruelles Syndrom,
S. 279f)

Stärkung

1. Die Verdauung fördern

Förderung der Durchblutung der für die Verdauung zuständigen vegetativen Nervenstränge in der oberen Rückenpartie.
Linke Hand flach zwischen Rücken und Stuhllehne:
- nach hinten beugen oder stärker anlehnen: einatmen;
- bei konstantem Druck oberflächlich atmen;
- den Druck leicht verringern, indem man sich etwas nach vorn neigt: ausatmen; auf diese Weise auf die oberflächlichen Muskeln der mittleren Rückenpartie einwirken;
- nach einer Folge von zehn Bewegungen die Seite wechseln.

Variante: Um einen stärkeren Druck ausüben zu können, die – mehr oder weniger geschlossene – Faust benutzen.

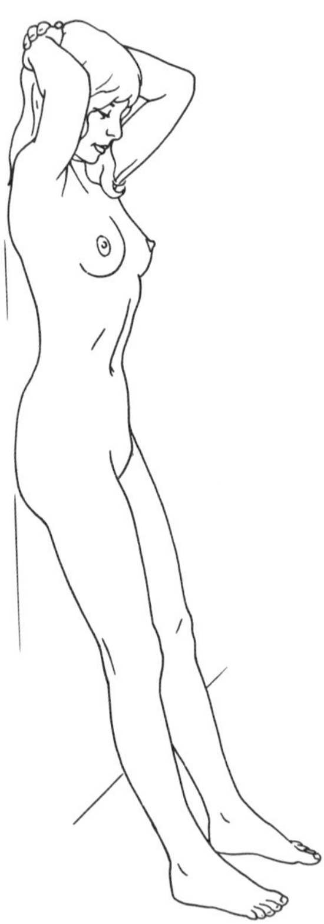

2. Die Atmung aktivieren

Die Bewegungen des Zwerchfells übertreiben, um nicht das Gefühl zu haben, die Brust sei einem zusammengeschnürt.
Die Hände liegen ziemlich weit hinten auf dem Kopf:
- einatmen, indem man das Kinn an die Brust drückt und die Halsmuskeln anspannt;
- einige Sekunden die Luft anhalten;
- die Spannung am Hals lockern: ausatmen;
- zehnmal wiederholen.

3. Den Kreislauf anregen

«Druck» auf die für die Durchblutung des Gehirns zuständigen vegetativen Nervenstränge ausüben, und zwar indem man den Kopf nach links und nach rechts bewegt.
Hände übereinander auf den Nacken legen; Arme locker lassen; die Handballen haben Kontakt mit den seitlichen Halsmuskeln:
- indem man mit der linken Hand zudrückt, den linken Ellbogen nach unten und nach rechts bewegen: ausatmen; der rechte Ellbogen folgt der Bewegung und hebt sich, der Kopf dreht sich nach rechts;
- den linken Ellbogen in seine Ausgangsposition zurückbringen, den Kopf gerade richten, den Druck verringern: einatmen;
- nach einer Folge von zehn Bewegungen die Seite wechseln.

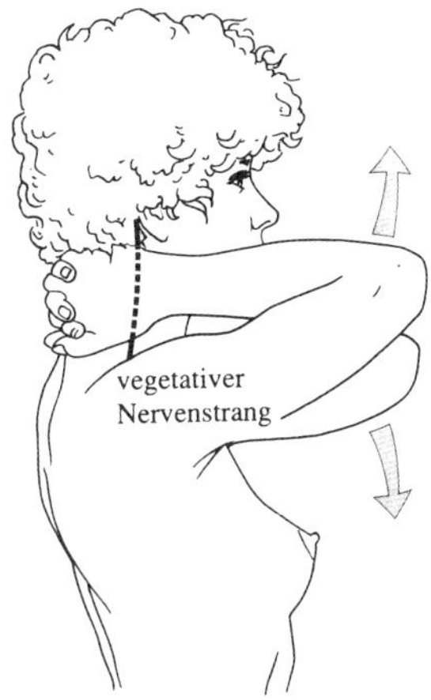

4. Den Nacken lockern, entspannen und Versteifungen beseitigen

Lockern und entspannen
Mit der linken Hand die rechte Halsseite umfassen; die rechte Hand auf den Scheitel legen:
- den Kopf nach rechts neigen, wenn man die äußerste Position erreicht hat, mit der linken Hand etwas mehr ziehen: ausatmen;
- in dieser Position entspannen: einatmen;
- nach einer Folge von zehn Bewegungen die Seite wechseln.

Die Hände auf den Kopf legen, das Kinn einziehen:
- die Bewegung des Kinns verstärken, indem man mit beiden Händen auf den Kopf drückt: ausatmen;
- in dieser Position entspannen: einatmen;
- zehnmal wiederholen.

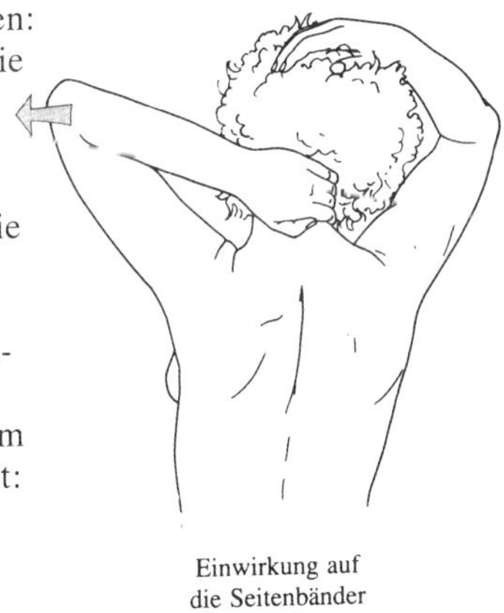

Einwirkung auf die Seitenbänder

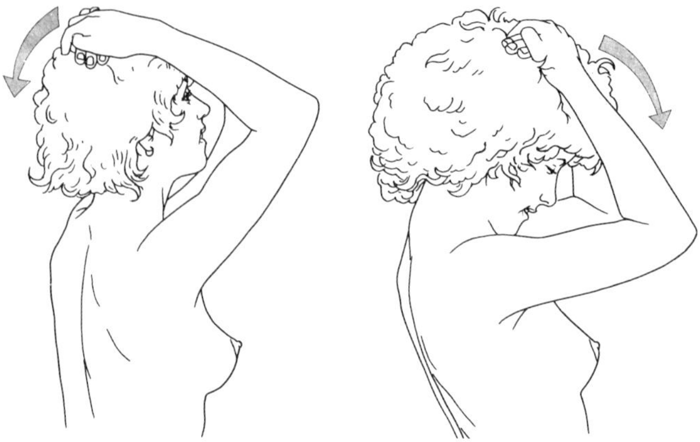

Einwirkung auf die vorderen und hinteren Längsbänder

Die Hände auf den Kopf legen, den Kopf nach hinten neigen:

- Die Bewegung des Kopfes verstärken, indem man mit beiden Händen drückt: einatmen;
- in dieser Stellung entspannen: ausatmen;
- zehnmal wiederholen.

Arthrose der Nackenwirbel

Wenn man über vierzig Jahre alt ist, bekommt man es oft mit dieser fast schon physiologischen Erkrankung zu tun. Man kann dabei lange frei von Beschwerden bleiben, bis zu dem Tag, an dem manche ganz alltäglichen Bewegungen, oder einfach wenn man mit dem Auto zurücksetzt, Schmerzen im Nacken (die bis zum Kopf ausstrahlen können) oder in den Schultern auslösen.
Auf Grund ihrer strategischen Position in bezug auf die Gehirndurchblutung kann die Arthrose eine ganze Reihe äußerst unangenehmer Symptome zur Folge haben: häufige

Kopfschmerzen, Schwindelgefühle oder Gleichgewichtsstörungen, Ohrensausen, Sehstörungen (Flimmern vor den Augen, Nachlassen der Sehschärfe) und das Gefühl, einem versagten plötzlich die Beine, wenn man den Nacken nach hinten beugt.
Wenn sie die Armnerven angreift, klagt man über Schmerzen, die vom Nacken bis in die Hand strahlen oder über Kribbeln in den Fingern usw. Schließlich kann sie durch die Verbindung der Nackenmuskeln mit der oberen Rückenpartie in dieser Region stechende Schmerzen verursachen, die eine Erkrankung des Herzens befürchten lassen, die sie noch verschlimmern würde.
All unser Unglück rührt daher, daß das Gewicht unseres Kopfes vor der Achse der Wirbelsäule liegt, was zu einer kontinuierlichen Anspannung der Nackenmuskeln führt, die die Wirbel dadurch zusammendrücken. Ja, ja, der Mensch ist zwar ein wohldurchdachtes Wesen, aber perfekt ist er noch lange nicht!

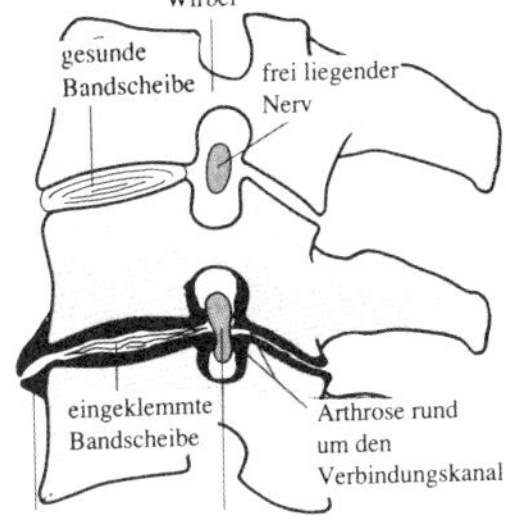

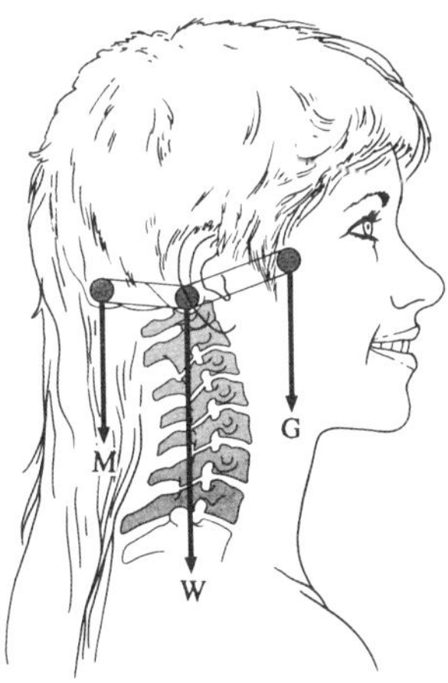

Hebelsystem des Kopfes

G: Gewicht des Kopfes mit Angriffspunkt
W: Wirbelsäulenachse mit ihrem dem Atlas (erster Halswirbel, der den Kopf trägt) entsprechenden Angriffspunkt
M: Richtung der Muskelkräfte des Nackens, die verhindern sollen, daß der Kopf nach vorn fällt (wie es der Fall ist, wenn man im Sitzen schläft)

Erleichterung

1. Entspannen und lockern

Die oberflächlichen Muskeln, die vom Kopf bis zum Rücken reichen, z. B. der Trapezmuskel und der kleine Rautenmuskel, sind auf Grund ihrer langen Hebelarme äußerst wirkungsvoll: Sie verhindern, daß die tiefen Muskeln unnötig beansprucht werden.
Sie zu entspannen und zu lockern bringt – vor allem anderen – unmittelbar Erleichterung.
- Eine stützende Hand dämpft eventuelle Stöße.
- Bitte beachten Sie, daß die untersten Halswirbel direkt am Rücken – die weniger beweglich sind – am meisten betroffen sind.

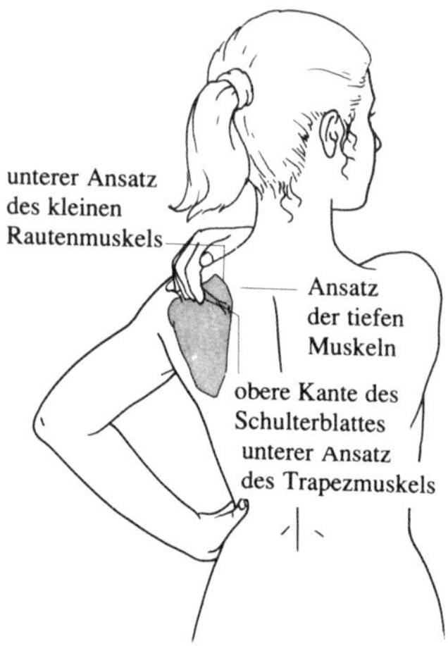

Die Sehnen entspannen

Kopf in neutraler Position; linken Arm anwinkeln; die linke Hand in die linke Seite stützen; mit der rechten Hand über die linke Schulter greifen, mit den Fingern den knochigen oberen Rand des Schulterblattes fassen, wo der Trapezmuskel ansetzt:
- den rechten Ellbogen leicht senken, wodurch der Ansatz des Muskels gestreckt und der Kopf ein wenig gedreht wird: ausatmen;
- den Ellbogen wieder heben: einatmen;
- zehnmal wiederholen;
- am gesamten Rand des Schulterblattes so verfahren, aber auch an der inneren Kante des Schulterblattes, wo ein weiterer oberflächlicher Muskel befestigt ist, der normalerweise angespannt ist: der kleine Rautenmuskel;
- um die tiefen Muskeln zu erreichen, auch die Region zwischen Schulterblatt und Wirbelsäule einbeziehen;
- wechseln Sie die Seite, und wiederholen Sie den Vorgang mit der anderen Hand.

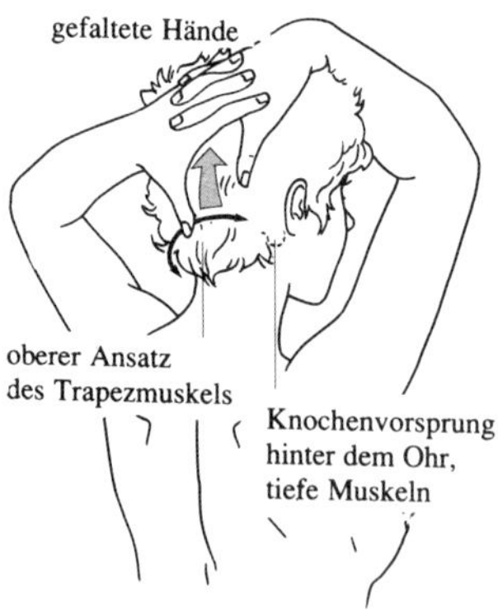

Kopf in neutraler Position; die Hände auf dem Kopf falten; den Daumen der linken Hand in die knochige Furche über der Schädelbasis legen, wo u. a. der Trapezmuskel befestigt ist.

- mit dem linken Daumen Druck auf die Furche ausüben und den rechten Ellbogen senken, um die Kopfhaut und den Muskelansatz auf den Knochen hin- und herzuschieben: ausatmen; fühlen, wie die Haut auf dem Knochen hin- und hergleitet;
- den Ellbogen wieder heben: einatmen;
- zehnmal wiederholen;
- über die gesamte Länge der Furche so verfahren und beim Knochenvorsprung hinter dem Ohr aufhören, wo weitere Muskeln ansetzen;
- die Seite wechseln.

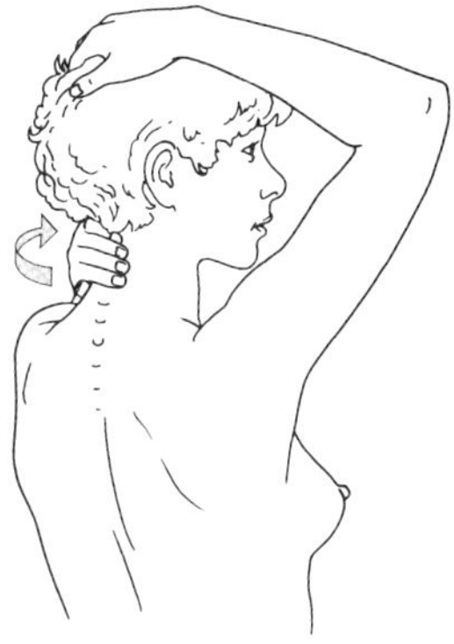

Den Kopf nach rechts drehen; mit den drei mittleren Fingern der linken Hand die unteren Nackenwirbel umfassen; die andere Hand flach auf den Kopf legen:

- den linken Ellbogen senken und dabei leicht nach rechts drehen, wodurch die Ansätze der Sehnen sich spannen und der Kopf sich etwas dreht: ausatmen;
- den Ellbogen wieder heben, wodurch die Sehnen sich wieder entspannen und der Kopf in die Ausgangsposition zurückkehrt: einatmen;
- nach einer Folge von zehn Bewegungen die Seite wechseln.

Die Muskeln entspannen

Den Kopf in neutraler Position; die linke Hand auf den Kopf legen, mit der rechten Hand die obere rechte Schulterpartie umfassen:

- den rechten Ellbogen senken, um den Kopf nach links zu bewegen; dabei das Kinn heben, um nicht gegen die linke Schulter zu stoßen: ausatmen;
- den rechten Ellbogen wieder heben, dadurch kehrt der Kopf in die neutrale Position zurück: einatmen;
- nach einer Folge von zehn Bewegungen die Seite wechseln;

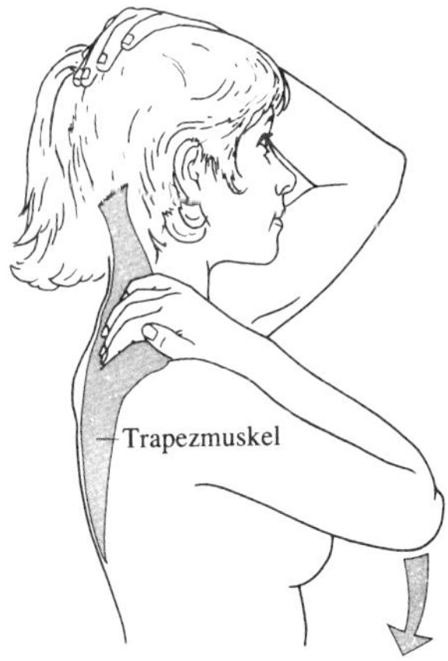

• ebenso beim Nacken vorgehen, wobei die Hand den gesamten Nacken umfaßt.

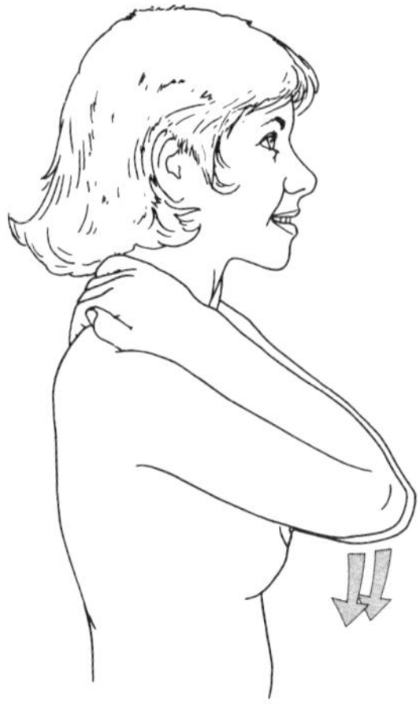

Den Kopf in neutraler Position; mit beiden Händen die obere Rückenpartie von beiden Seiten umspannen, zwischen Schulterblätter und Wirbelsäule fassen:

- beide Ellbogen gleichzeitig senken, den Kopf dabei gerade halten: ausatmen; fühlen, wie der Trapezmuskel und die tiefen Muskeln sich strecken;
- die Ellbogen wieder heben: einatmen;
- zehnmal wiederholen.

2. Die Atmung verbessern

Man sollte so atmen, daß die untere Nackenpartie beansprucht wird. Das erreicht man, indem man die Bewegungen des oberen Brustkorbes verstärkt.
Beide Arme über den Kopf heben, mit der linken Hand das rechte Handgelenk umfassen; der leicht nach links gedrehte Kopf ruht in der rechten Armbeuge;

- mit der linken Hand das rechte Handgelenk nach links ziehen, dabei einatmen;
- entspannen: ausatmen;
- nach einer Folge von zehn Bewegungen die Seite wechseln.

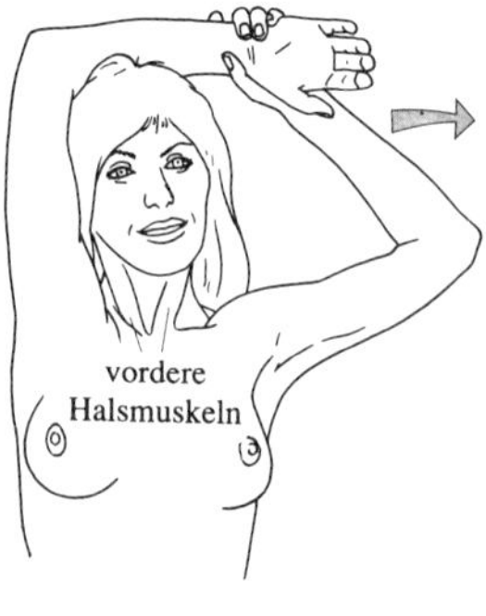

Bitte beachten Sie, daß die vorderen Halsmuskeln der Atmung mit dem oberen Brustkorb dienen.

3. Die Durchblutung verbessern

Je nachdem, ob eher der Kopf oder die Arme Beschwerden verursachen, entweder auf die obere oder auf die untere Nackenpartie einwirken.

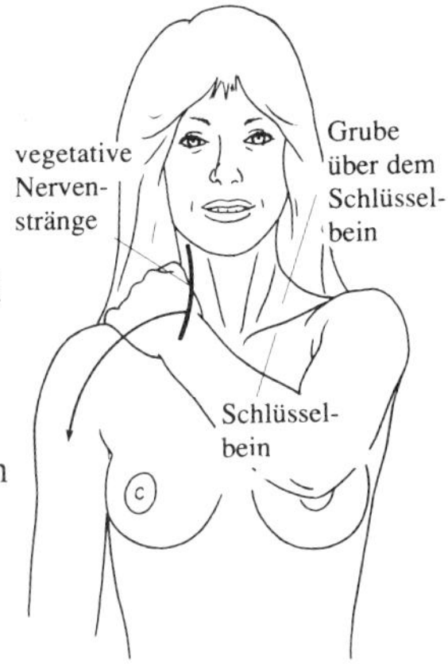

Durch kurze Druckbewegungen auf die seitlich am Hals verlaufenden vegetativen Nervenstränge erzielt man eine Wirkung auf die Durchblutung des Gehirns oder der Arme und der dort verlaufenden Nerven (siehe *Kreislauf*).
Wenn die Beschwerden sich auf den Kopf konzentrieren: Auf die obere Halspartie einwirken (siehe *Migräne* S. 65f).
Wenn die Beschwerden sich auf die Arme konzentrieren: Mit der linken Hand den rechten Schultermuskel umfassen:

- die Grube über dem Schlüsselbein gegen den Schultermuskel drücken: ausatmen;
- bei konstantem Druck oberflächlich atmen;
- loslassen: einatmen;
- nach einer Folge von zehn Bewegungen die Seite wechseln.

Stärkung

1. Entspannen, lockern, Versteifungen beseitigen

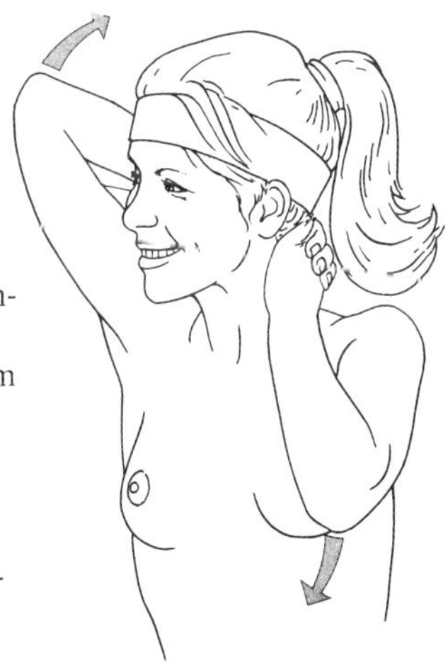

Entspannen
Mit den übereinanderliegenden Händen den Nacken umfassen, den Kopf nach rechts drehen, das Kinn heben, den linken Ellbogen senken, den rechten heben:

- die Drehbewegung leicht verstärken, indem man den rechten Ellbogen etwas mehr hebt und den linken etwas mehr senkt: ausatmen;
- entspannen: einatmen;
- zehnmal wiederholen;
- auf die gesamte Länge des Nackens anwenden;
- die Seite wechseln.

Lockern

Gleiche Position wie oben, den Kopf jedoch in neutraler Position, Hände am Nacken und Ellbogen vor der Brust:

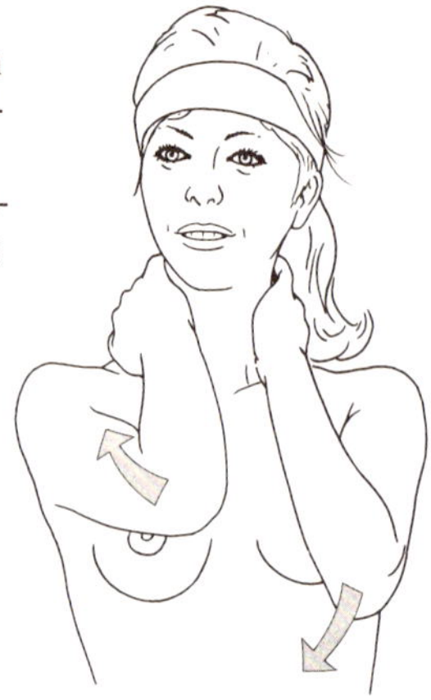

- den linken Ellbogen senken, den rechten heben, das Kinn hebt sich nach rechts: einatmen;
- in die mittlere Position zurückkehren, die Ellbogen auf gleiche Höhe vor der Brust bringen: ausatmen;
- zehnmal wiederholen;
- auf die gesamte Länge des Nackens anwenden;
- die Seite wechseln.

Die Gelenke geschmeidig machen

Die Ellbogen auf den Tisch stützen (oder auf den Boden, wenn man auf dem Bauch liegt), das Kinn in die Hände stützen, das Gesäß nach hinten strecken, um den Nacken zu recken:

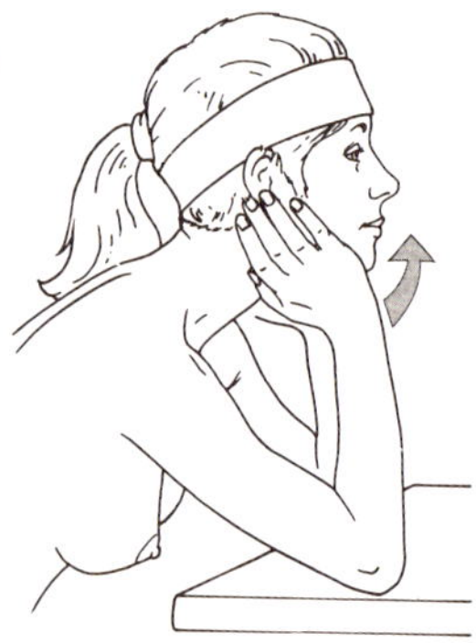

- gehobenes Kinn, Nacken nach hinten: das Kinn mit beiden Händen leicht nach vorn schieben: ausatmen;
- nicht mehr schieben: einatmen;
- zehnmal wiederholen.

Position wie eben, das Kinn jedoch nicht vorstrecken, sondern mit der linken Hand nach rechts drehen, so daß man nach rechts und nach oben blickt:

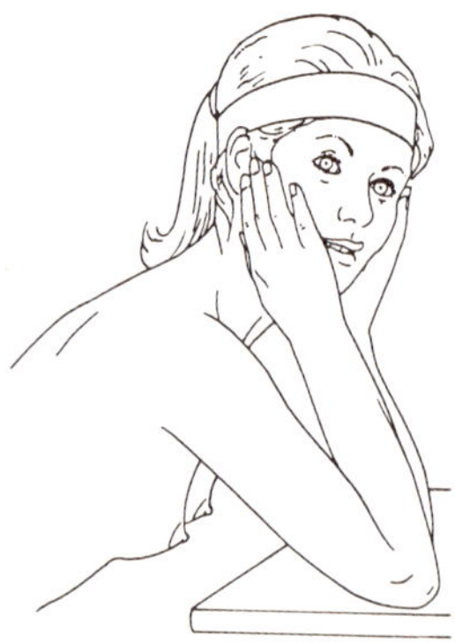

- die Position des Kinns leicht betonen, indem man es mit der linken Hand nach rechts drückt: ausatmen;
- nicht mehr drücken: einatmen;
- nach einer Folge von zehn Bewegungen die Seite wechseln.

2. Die Atmung verbessern

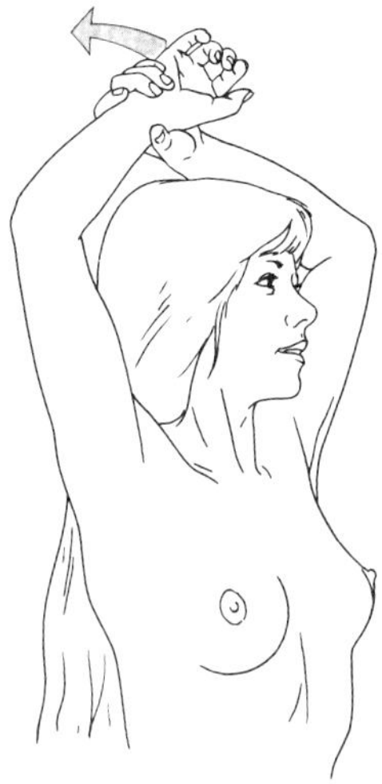

Bei diesen Bewegungen geht es um die tiefen Muskeln der oberen Rückenpartie; sie sollen dabei vom Gewicht der Arme und des Kopfes wenn möglich weitestgehend befreit werden.

Beide Arme über den Kopf heben, mit der linken Hand das rechte Handgelenk umfassen, den Kopf leicht nach links drehen:
- mit der linken Hand das rechte Handgelenk nach hinten ziehen: einatmen;
- entspannen: ausatmen;
- nach einer Folge von zehn Bewegungen die Seite wechseln.

Legen Sie sich auf ein Bett, schieben Sie sich ein Kissen unter den Nacken, die obere Nakkenpartie soll auf der Bettkante ruhen; die Arme locker nach hinten aus dem Bett hängen lassen; die Beine anwinkeln:
- die Arme etwas mehr fallen lassen: einatmen;
- sie federnd wieder nach oben bewegen: ausatmen;
- zehnmal wiederholen.

Variante: Um die Bewegung zu verstärken, ein Gewicht von ein oder zwei Kilo in die Hände nehmen.

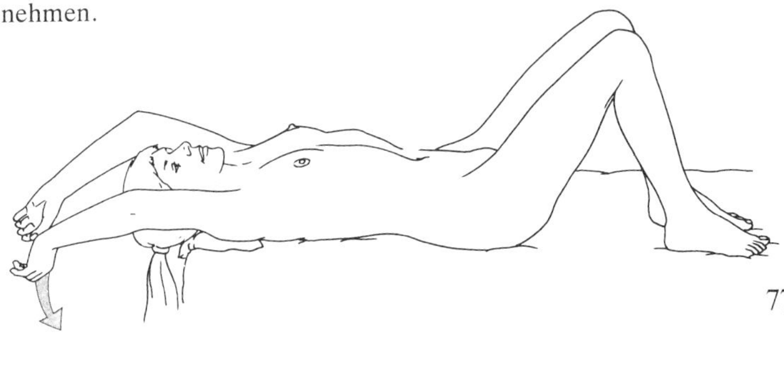

Stellen Sie sich vor eine Tür, und legen Sie die Unterarme auf den Türrahmen; einen Fuß vor den anderen stellen:

- das vordere Bein etwas anwinkeln, wodurch der Brustkorb sich weitet: einatmen;
- gehen Sie den Schritt wieder zurück, indem Sie das vordere Knie durchdrücken: ausatmen;
- nach einer Folge von zehn Bewegungen die Seite wechseln.

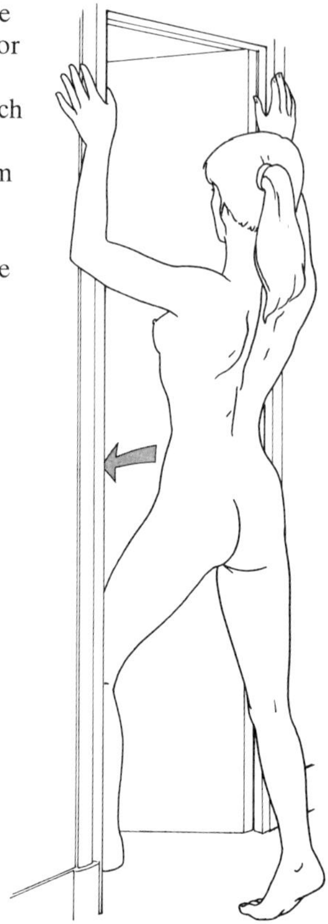

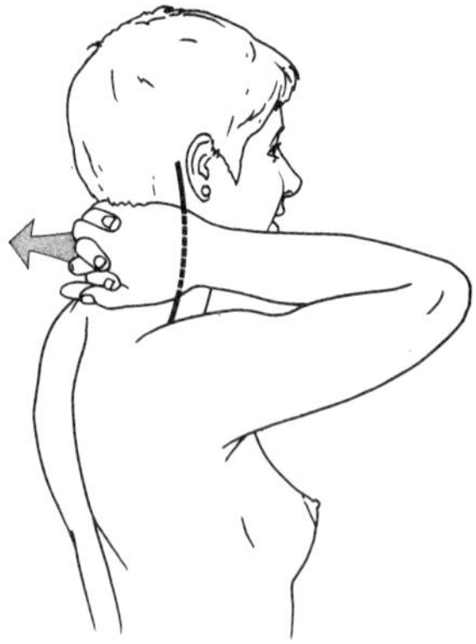

3. Den Kreislauf anregen

Üben Sie Druckbewegungen auf sämtliche Nackenmuskeln aus. Die Hände über dem Nacken falten, die Arme locker lassen:

- die Haut und die hinteren Nackenmuskeln anheben, indem man die Handflächen zusammenpreßt: ausatmen;
- bei konstantem Druck oberflächlich atmen;
- entspannen: einatmen;
- zehnmal wiederholen.

Verspannungen in Nacken und Schultern

Weil wir bei der Arbeit oft eine starre Haltung einnehmen, die Arme über lange Zeit in derselben Position halten oder immer wieder dieselben Bewegungen ausführen, verspüren wir oft starke Schmerzen an Nacken und Schultern. Sie verursachen ein Gefühl der Schwere oder ein Brennen, so als ob diese Region unseres Körpers «zerfressen» würde. Da sie ganz besonders lästig sind, machen sie uns ungeheuer reizbar und ‹unterhöhlen› uns auf lange Sicht sowohl physisch als auch moralisch. Oft werden sie von einem Schweregefühl im Hinterkopf begleitet.
Schreibkräfte, Näherinnen, Zahnärzte und Arbeiter, bei deren Arbeit es vor allem auf Genauigkeit ankommt, kennen diese Schmerzen gut und fürchten sie. Sie sind die Folge einer Muskel- und Bänderschwäche, der abgeholfen werden kann.

Erleichterung

1. Die Atmung verbessern

Jedes Ausdauertraining verlangt eine gute Versorgung der Muskeln mit Sauerstoff. Machen Sie Atembewegungen, bei denen Sie Arme und Kopf so leicht wie möglich machen. Siehe auch *Arthrose der Nackenwirbel*, S. 65 f.

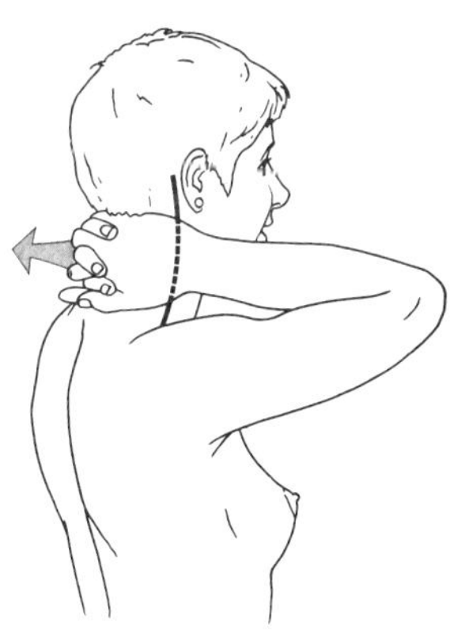

2. Die Durchblutung verbessern

Üben Sie Druckbewegungen auf die gesamten Nacken- und Schultermuskeln aus.
Hände über dem Nacken falten, Arme locker lassen:

- die hinteren Nackenmuskeln zusammendrücken, indem man die Handflächen zusammenpreßt: ausatmen;

• bei konstantem Druck oberflächlich atmen;
• loslassen: einatmen;
• zehnmal wiederholen.

Mit jeder Hand den Trapezmuskel umfassen:
• auf jeder Seite die Grube über dem Schlüsselbein gegen den Trapezmuskel drücken: ausatmen;
• loslassen: einatmen;
• zehnmal wiederholen.

Variante: den rechten Arm locker lassen, mit der rechten Hand den linken Trapezmuskel umfassen.

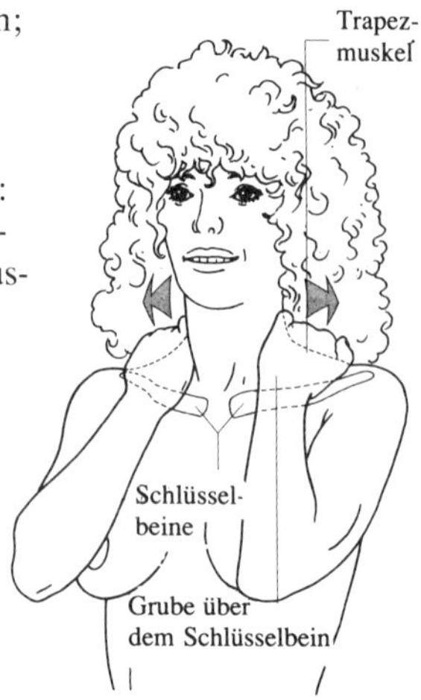

Stärkung

1. Entspannen

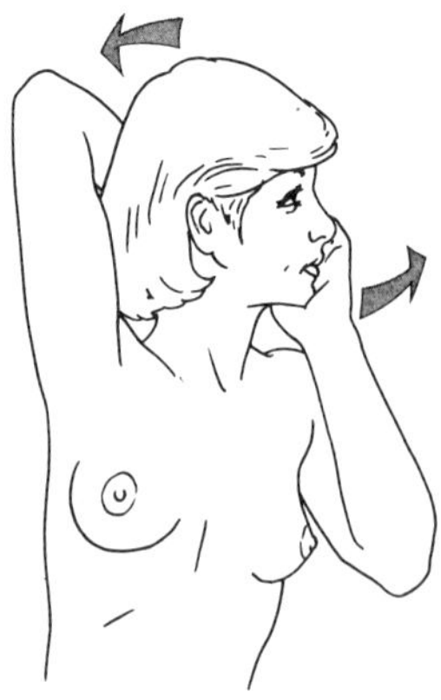

Den Kopf nach links drehen, das Kinn heben, die bequemste Position einnehmen; linke Hand unter das Kinn, rechte Hand an die linke Schläfe:
• die Bewegung des Kopfes leicht übertreiben, wobei die Hand unter dem Kinn nach links drückt und die rechte Hand die Schläfe nach rechts: ausatmen;
• in dieser Position entspannen: einatmen;
• nach einer Folge von zehn Bewegungen die Seite wechseln.

In bequemer Position den Kopf nach links drehen, das Kinn senken und den Nacken anspannen; linke Hand unter das Kinn, rechte Hand an die linke Schläfe:

- die Bewegung des Kopfes leicht verstärken, wobei die Hand unter dem Kinn nach links und die rechte Hand die Schläfe nach rechts drückt: ausatmen;
- in dieser Position entspannen: einatmen;
- nach einer Folge von zehn Bewegungen die Seite wechseln.

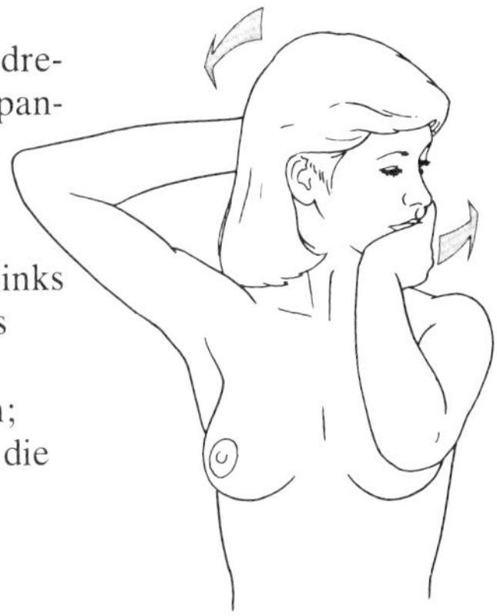

Aus der neutralen Position heraus den Kopf nach links zur Seite neigen; die linke Hand über den Kopf hinweg auf das rechte Ohr legen:

- die Bewegung des Kopfes leicht verstärken, indem man ihn mit Hilfe der linken Hand auf die linke Schulter drückt: ausatmen;
- entspannen: einatmen;
- nach einer Folge von zehn Bewegungen die Seite wechseln.

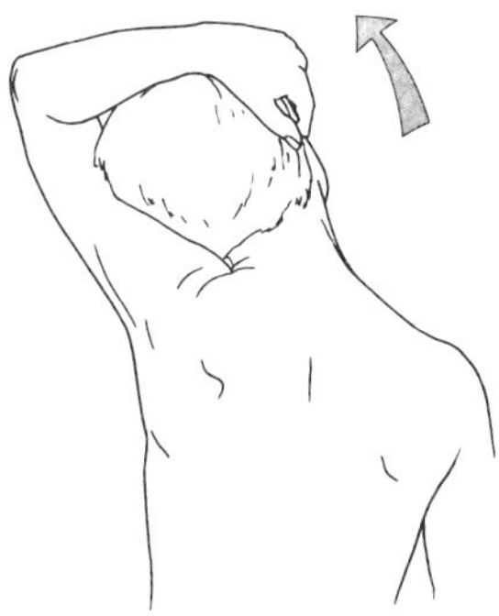

Mit der rechten Hand die linke Schulter, mit der linken den rechten Ellbogen umfassen; den Rumpf nach rechts drehen, dabei das Becken nicht mitdrehen:

- die Bewegung verstärken, indem man mit der linken Hand gegen den rechten Ellbogen drückt; dabei dreht sich die ganze linke Schulter nach rechts: ausatmen;
- entspannen: einatmen;
- nach einer Folge von zehn Bewegungen die Seite wechseln.

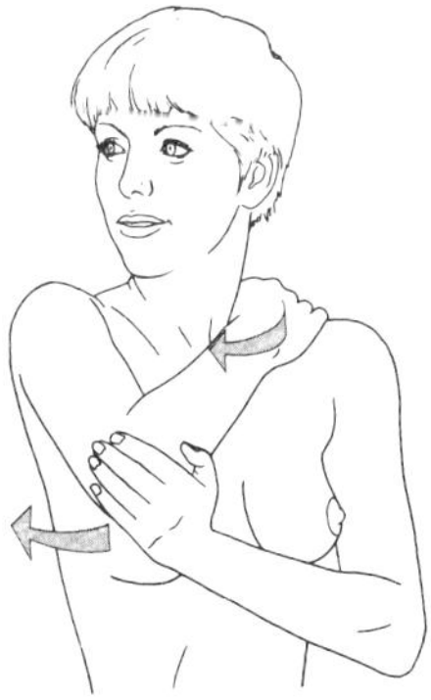

2. Lockern

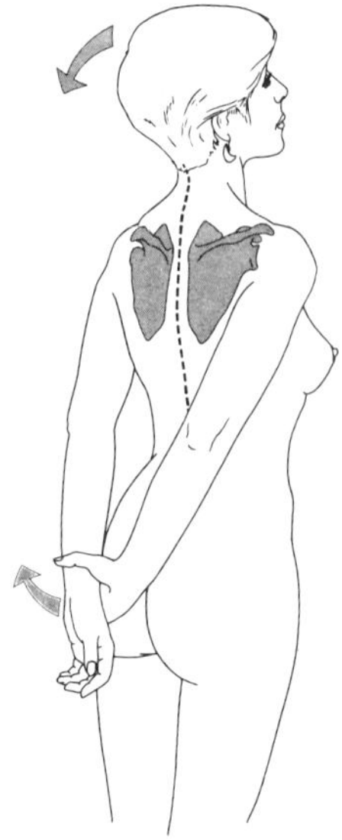

Hände auf den Rücken, mit der rechten Hand das linke Handgelenk umfassen; den Kopf leicht nach hinten neigen:

- die Schulterblätter zusammendrücken, indem man mit der rechten Hand am linken Handgelenk zieht, dabei neigt sich der Kopf ganz von selbst weiter nach hinten: einatmen;
- Arme wieder locker lassen: ausatmen;
- nach einer Folge von zehn Bewegungen die Seite wechseln.

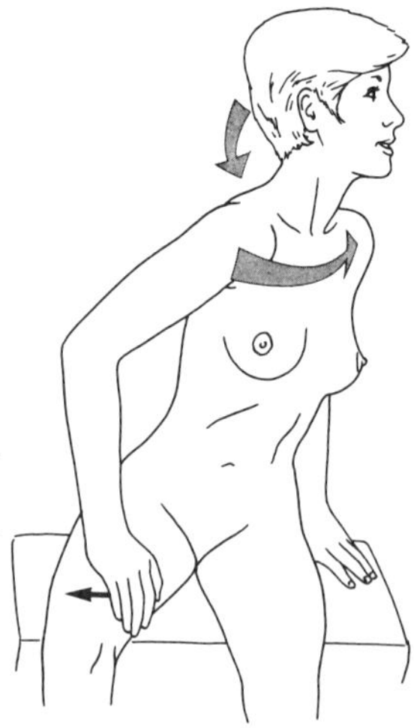

Hinsetzen; die linke Hand auf den Sitz, die rechte auf die Innenseite des rechten Schenkels legen, den Rumpf nach links drehen, dabei das Kinn heben:

- die rechte Hand auf den Schenkel stützen, um die Drehung nach links zu verstärken, dabei nähert der Kopf sich der rechten Schulter, und die Muskeln der oberen Rückenpartie entspannen sich: ausatmen;
- den Druck verringern, wobei Kopf, Schulter und Rumpf in die Ausgangsposition zurückkehren: einatmen;
- nach einer Folge von zehn Bewegungen die Seite wechseln.

Mit den flachen Händen auf die Tischkante stützen, nach vorn beugen, die Arme anwinkeln, so daß die Schulterblätter zusammengedrückt werden:

- mit den Armen den Oberkörper hochstemmen: ausatmen;
- den Oberkörper wieder über den Tisch senken, wodurch die Muskeln zwischen den Schulterblättern sich spannen: einatmen;
- zehnmal wiederholen.

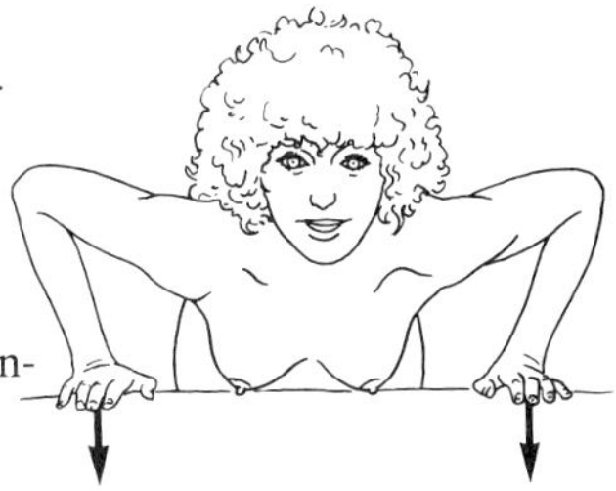

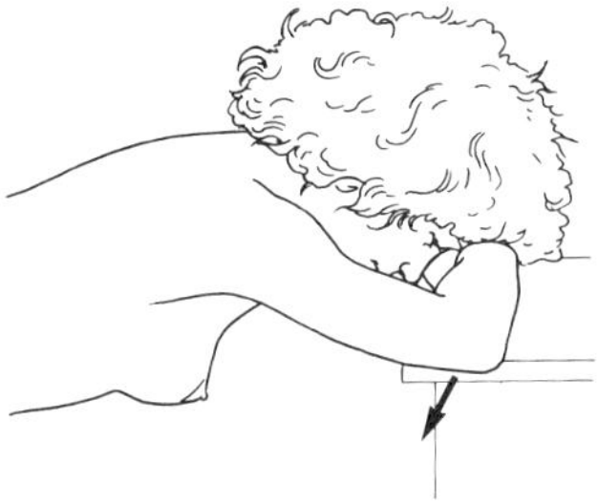

Die angewinkelten Unterarme auf die Tischkante legen, die Hände übereinander; die Stirn auf die Hände legen; sich so weit nach hinten setzen, daß der Rücken gestreckt ist:

- die Ellbogen nach unten und nach hinten stemmen, ohne den Kopf zu bewegen, wodurch die Rückenmuskeln sich spannen: ausatmen;
- entspannen: einatmen; fühlen, wie die Muskeln sich entspannen;
- zehnmal wiederholen.

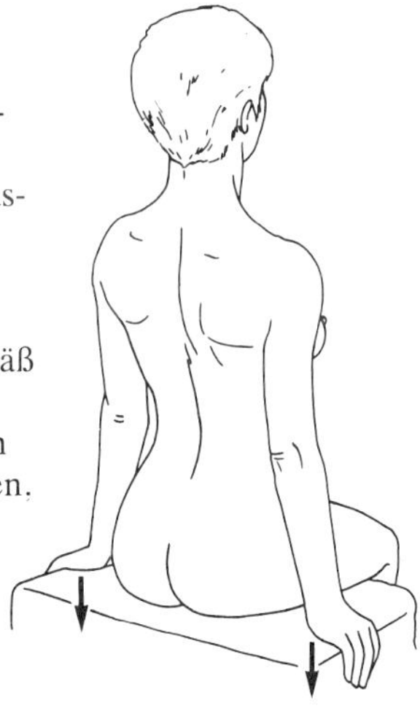

Hinsetzen; die Hände seitlich neben das Gesäß auf den Sitz legen:

- mit den Armen hochstemmen, wie um sich größer zu machen, dabei die Schultern senken, wobei die gesamte Rückenmuskulatur sich spannt: einatmen;
- entspannen: ausatmen; fühlen, wie die Muskeln sich entspannen;
- zehnmal wiederholen.

3. Die Atmung

Die Arme leicht angewinkelt über den Kopf heben, mit der linken Hand das rechte Handgelenk umfassen:

- mit beiden Händen die Arme nach oben ziehen, sie dabei so weit hinten wie möglich halten, wodurch der Kopf etwas nach hinten gezogen wird: einatmen;
- die Hände und die angewinkelten Arme wieder hinter den Kopf bringen: ausatmen;
- zehnmal wiederholen.

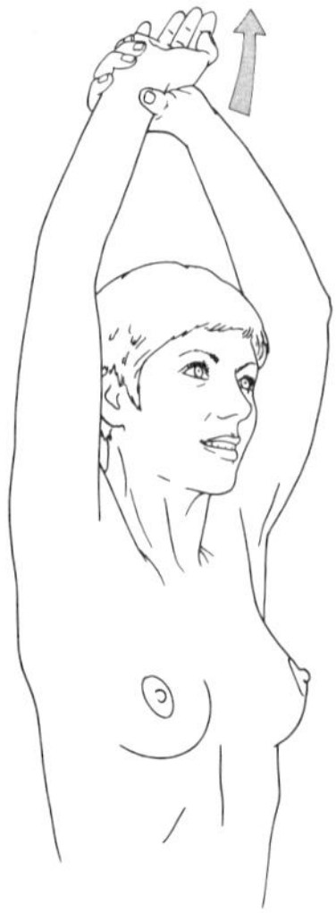

Rückenschmerzen

Bereich der Lendenwirbelsäule (untere Rückenpartie)

Wir heben einen schweren Gegenstand hoch oder erheben uns abrupt aus langer sitzender oder hockender Stellung, und plötzlich können wir uns nicht mehr rühren: Wir haben uns das Kreuz «verrenkt», Hexenschuß. Nachdem wir uns ein paar Tage lang kaum bewegen konnten, werden wir die Schmerzen oft wochenlang nicht los, obwohl wir uns dann wieder einigermaßen bewegen können. Mit der Zeit nehmen die Anfälle an Häufigkeit zu und werden chronisch, was uns immer wieder zu ‹Invaliden› macht.

Manchmal ist es noch schlimmer. Nach manchen ungewohnten, schweren Arbeiten oder nach einer langen Autofahrt durchfährt uns ein intensiver, stechender, bohrender Schmerz im Rücken. Bei der kleinsten Bewegung verschlimmert er sich noch. Er strahlt bis ins Gesäß oder bis in die Füße aus. Wir haben Ischias. Da hilft nur lange Bettruhe. Die Furcht vor einem Rückfall stellt sich ein.

In beiden Fällen ist der Schmerz auf eine eingeklemmte Bandscheibe zurückzuführen, wodurch Nerven gequetscht werden.

Wir leiden auch noch unter harmloseren, gewöhnlicheren Schmerzen: Menstruationsbeschwerden, die sich auf die untere Rückenpartie auswirken, Verspannungen im Kreuz bei Darmkrämpfen oder Blähungen. Kurz, wir haben «die Nase voll» von dieser Körperregion, vor allem, wenn wir sowieso Depressionen ha-

ben. Aber wir finden uns damit ab. «Man gewöhnt sich daran, das ist alles...»
Bei akuten Anfällen brauchen wir natürlich absolute Ruhe. Sobald sie jedoch abklingen, sollten wir etwas zur Kräftigung dieser empfindlichen Region tun. Immerhin trägt sie einen großen Teil des Gewichtes des Zweibeiners Mensch.

Fettleibigkeit, schlechte Haltung und schlechte Gewohnheiten, Muskel- und Bänderschwächen an Rücken und Bauch, aber auch an Beinen und Füßen machen uns anfällig für diese Art von Kreuzschmerzen. In den letzten Jahrzehnten wurde den Rückenschmerzen der Titel «Übel des Jahrhunderts» verliehen. Zu Recht! Aber verbergen sich dahinter nicht meistens «Beschwerden der Beine» oder sogar «Bauchschmerzen»?
Unser Gleichgewicht hängt nämlich von der Kraft und der guten Koordination der Bewegungen unserer Beine ab, denen wir seit unserer Kindheit instinktiv eine wesentliche Rolle zusprechen: aufstehen, laufen, springen, rennen, klettern... Abgesehen vom ästhetischen Aspekt ist der große Gesäßmuskel in der Architektur unseres Körpers ein Eckpfeiler, der darüber hinaus gleich drei Medaillen verliehen bekommen müßte: Er ist der größte, dickste und kräftigste Muskel unseres Körpers. Von der sitzenden Lebensweise mißhandelt und steif geworden, erfüllt er seine Funktion nur noch unzureichend und tritt seine Rolle an andere Muskeln ab, die ihn nur schlecht und unter schwierigen Bedingungen ersetzen. So kommt es dann zu den bekannten Versteifungen und Kreuzschmerzen.
Die Menschen auf dem Lande wissen, daß ein Baum solide Wurzeln braucht, um sich zu entfalten. Für unseren Körper gilt dasselbe: Seine Wurzeln sind die Beine. Geben wir acht auf sie, unser Rücken wird es uns danken.
Jeder wird zugeben, daß mehr oder weniger

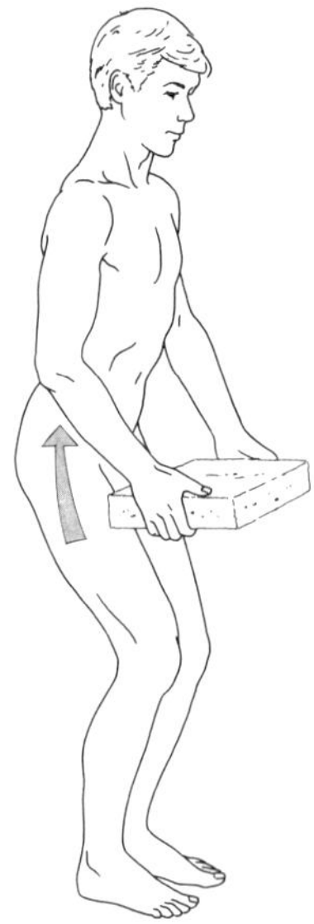

hinderliche chronische Bauchschmerzen dazu führen, daß wir uns zusammenkrümmen, was das Auftreten oder Andauern von Kreuzschmerzen begünstigt. Achten wir also auch darauf, daß die Organe des Bauches gut funktionieren.

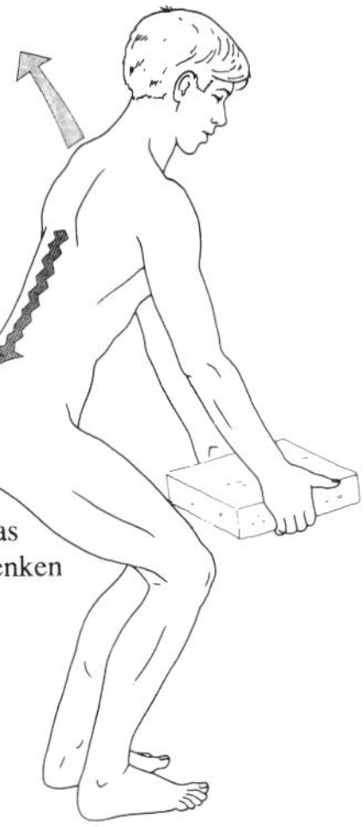

Wirkungslose Arbeit der Bein-, insbesondere der Gesäßmuskeln; die Rückenmuskeln springen ein und krümmen den Rücken – es stellt sich heraus, daß es verhängnisvoll ist, sie zu benutzen, um sich aufzurichten.
Wirksame Arbeit der nicht steifgewordenen Gesäßmuskeln. Verwendung der Muskeln und Gelenke der Beine, um sich aufzurichten – physiologische Bewegung, die keine Gefahren für das Kreuz birgt.

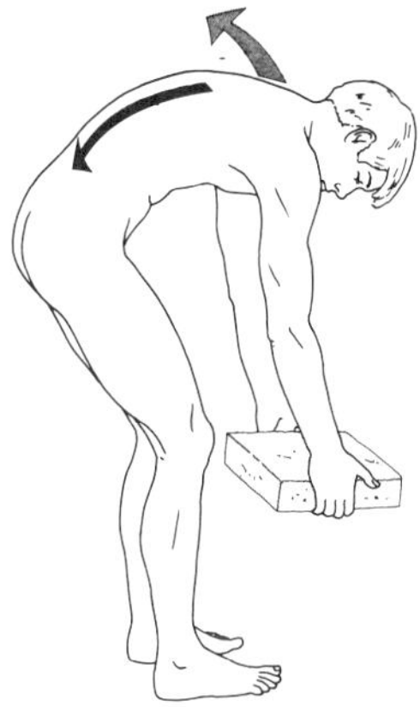

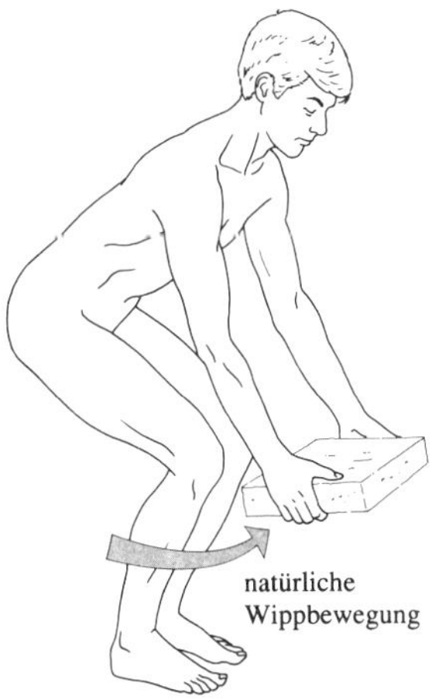

Erleichterung

Während der Anfälle vermeiden Sie bitte möglichst, stehen zu bleiben.

1. Linderung der Bauchschmerzen

Die Organe des Bauches werden oft plötzlich schmerzempfindlich oder reagieren auf Druck. Ein großer Teil unserer Nervenleitung wird dort unnötig verschwendet, was zu einem Ungleichgewicht des Nervensystems führt, das ausreicht, um eine gute Koordination der Muskeln der Lendengegend zu verhindern.

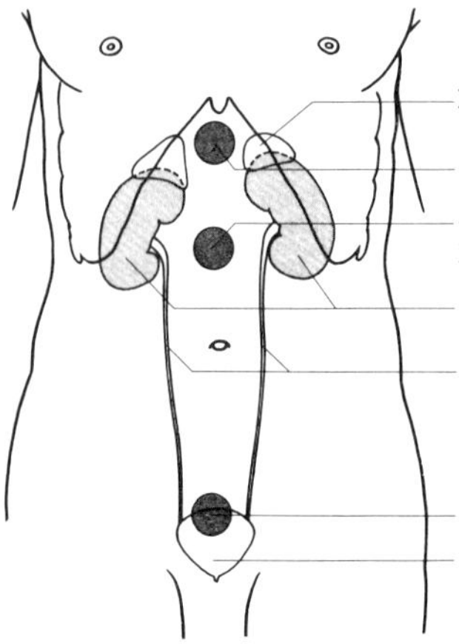

Finger zusammen, übereinander unter der Spitze des Brustbeins auf den Oberbauch legen; Oberkörper in sitzender oder stehender Position leicht nach vorn neigen:

- drücken: ausatmen;
- bei konstantem Druck oberflächlich atmen;
- den Druck allmählich verringern: einatmen;
- zehnmal wiederholen;
- bei allen anderen Nervengeflechten bzw. bei jeder empfindlichen Stelle des Bauches genauso verfahren.

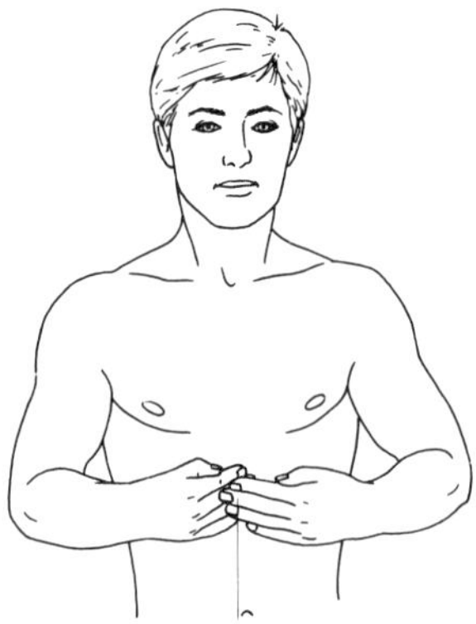

2. Die Atmung verbessern

Dadurch wird eine bessere Versorgung der Nervenstränge und Muskeln mit Sauerstoff erreicht.
In einer für den Rücken geeigneten Position benutzt man die Atemmuskeln, um eine Entspannung des Lendenbereiches zu bewirken.

Atmen mit Hilfe der Beine
Mit den Händen die angezogenen Beine auf dem Bauch festhalten:
- den Bauch leicht zusammenpressen, indem man die Knie etwas mehr zum Kopf hin zieht, dabei streckt sich der Rücken: ausatmen;
- in dieser Position verharren: oberflächlich atmen;
- den Druck langsam verringern, dabei die Beine weiter festhalten, um jede ruckartige Bewegung zu vermeiden: einatmen;
- zehnmal wiederholen.

Achten Sie darauf, daß die Beine ständig über dem Bauch angezogen sind. Wenn Sie sie ausstrecken, verstärkt das die Schmerzen.
Variante: Ein angewinkeltes Bein mit einem Kissen stützen, mit dem anderen die Übungen machen.

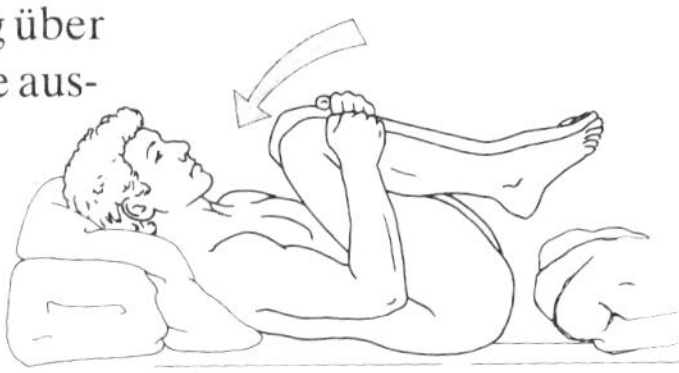

Atmen unter Zuhilfenahme der Arme
Die angewinkelten Beine mit einem Kissen stützen, den Oberkörper wenn möglich höher legen; Hände auf den Bauch:
- die Arme treffen sich über dem Kopf, nachdem sie jeweils einen Kreisbogen über die Seiten des Körpers beschrieben haben: einatmen;
- die Hände berühren sich über dem Kopf; strecken und die Lungen mit Luft vollpumpen: tief einatmen;
- die Ellbogen anwinkeln und die Hände über das Gesicht hinweg auf den Bauch senken: ausatmen;
- zehnmal wiederholen.

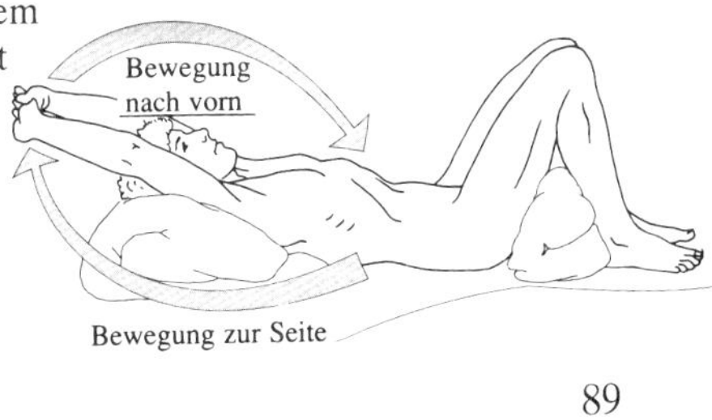

Atmen unter Zuhilfenahme des Kinns
Hinsetzen und einen runden Rücken machen; die angewinkelten Ellbogen ruhen auf den Knien:

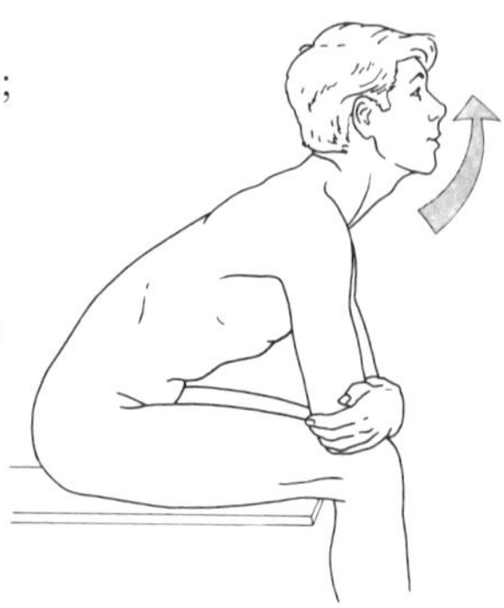

- das Kinn heben, dabei den Rücken strekken: einatmen;
- fühlen, wie der ganze Rücken gestreckt ist;
- das Kinn in die neutrale Position zurückbewegen: ausatmen;
- zehnmal wiederholen.

3. Die Durchblutung verbessern

Eine bessere Durchblutung der unteren Rükkenpartie macht die Rezeptoren der Muskeln und Gelenke weniger empfindlich und macht verspannte Muskeln geschmeidiger. Außerdem verringert sich der Druck zwischen den Wirbeln.

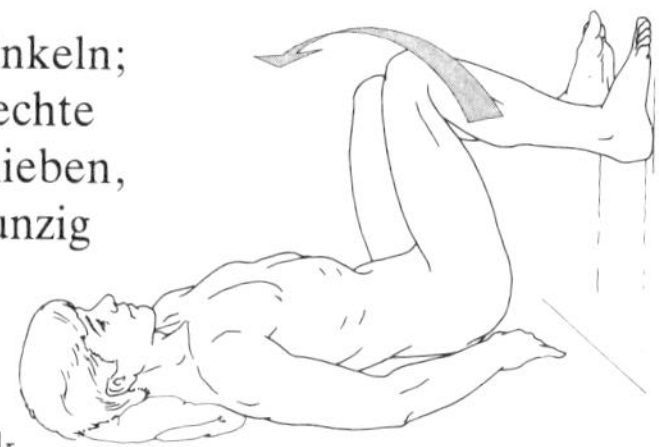

Flach auf den Rücken legen; Beine anwinkeln; die Füße gegen eine Wand stützen; die rechte Hand unter die untere Rückenpartie schieben, die andere liegt in einem Winkel von neunzig Grad auf dem Boden:

- die Beine leicht nach links kippen, ohne die Füße zu bewegen: einatmen;
- sich wieder auf die rechte Hand zurückdrehen, wodurch diese Region des Rückens zusammengepreßt wird: ausatmen;
- nach einer Folge von zehn Bewegungen die Seite wechseln.

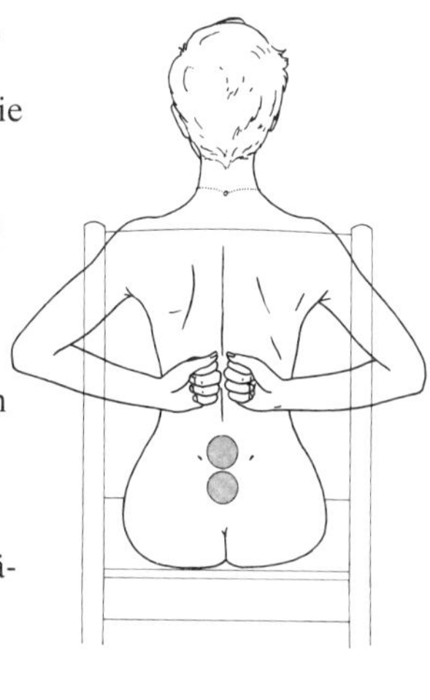

Die Fäuste zwischen Rücken und Lehne auf die untere Rückenpartie legen:

- sich nach hinten gegen die Fäuste lehnen: einatmen;
- in dieser Haltung verweilen: oberflächlich atmen;
- wieder nach vorn neigen: ausatmen;
- zehnmal wiederholen.

Manchmal genügt es schon, mit den Handflächen Druck auszuüben.

4. Entspannen und lockern

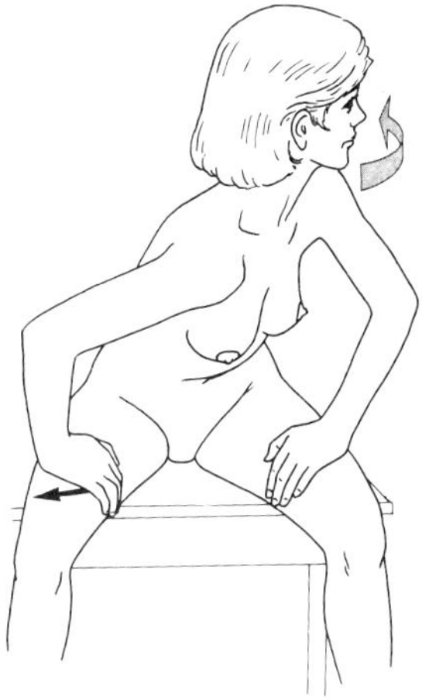

Die meisten Bewegungen sind hier Drehbewegungen.

Entspannen
Stark nach vorn und nach links beugen; Hände nahe den Knien auf die Innenseiten der Schenkel legen; Beine breit auseinander; die rechte Hand drückt die Innenseite des rechten Schenkels zur Seite; der Rumpf dreht sich nach links:
- die Drehung leicht verstärken: ausatmen;
- in dieser Position entspannen: einatmen;
- nach einer Folge von zehn Bewegungen die Seite wechseln.

Lockern
Die Bewegung ist mit der vorigen identisch, jedoch während der Drehung zur Seite ausatmen; einatmen, während man sich in die Ausgangsposition zurückdreht.

Entspannen
Arme nach vorn strecken; Stirn auf den Boden legen; Gesäß nach hinten strecken:
- die Bewegung des Gesäßes betonen, indem man es den Fersen etwas mehr nähert: ausatmen;
- entspannen: einatmen;
- zehnmal wiederholen.

Lockern
Die Bewegung ist mit der vorigen identisch, das Gesäß hebt und senkt sich jedoch stärker. Die Stirn wird in die Bewegung einbezogen und gleitet auf dem Boden entlang.

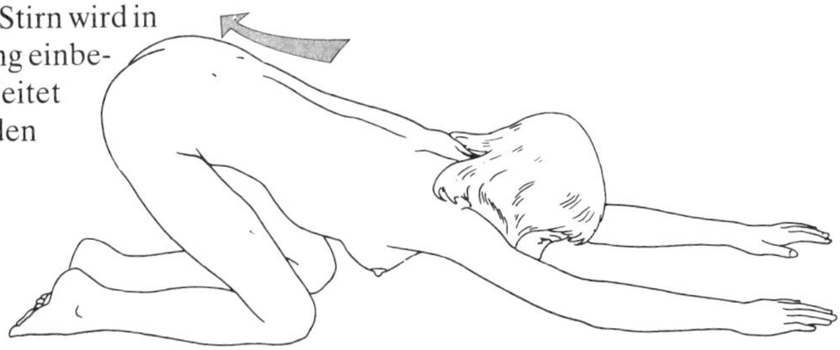

Entspannen
Das angewinkelte linke Bein wird über das angewinkelt auf dem Boden liegende rechte Bein gehoben; der linke Arm liegt unter dem Kopf; der rechte Arm liegt am Körper; Blick nach oben richten:
- den linken Fuß nach vorn stoßen, um das Bein zu strecken: einatmen;
- den Fuß in die Ausgangsposition zurückbringen: ausatmen;
- nach einer Folge von zehn Bewegungen die Seite wechseln.

Lockern
Diese Bewegung kann auch der Kräftigung dienen. Die Bewegung gleicht der vorigen. Man atmet ein, wenn man das Bein streckt, und aus, wenn es in die neutrale Position zurückkehrt.

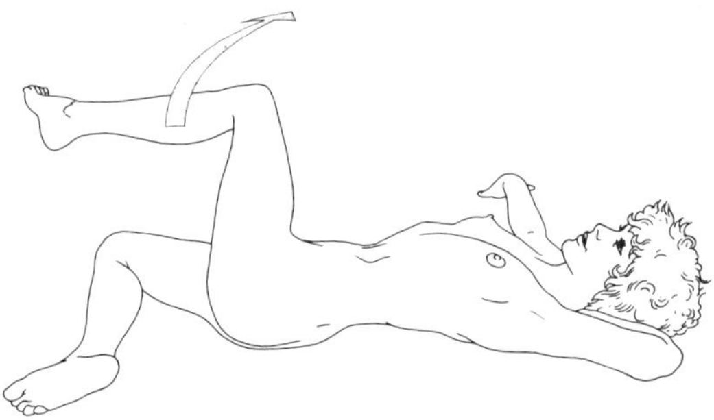

Stärkung

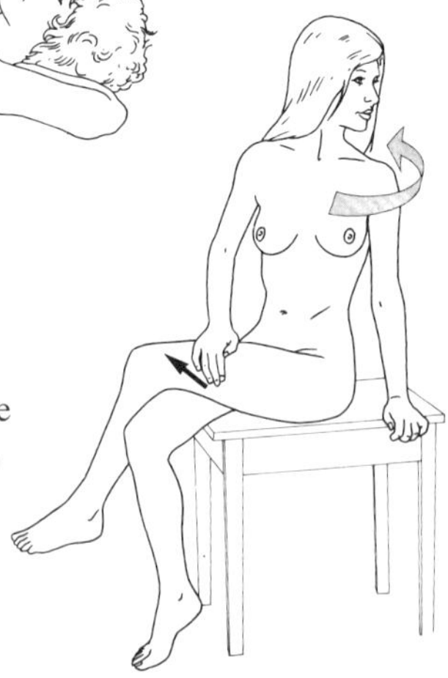

1. Die Rückenmuskeln stärken

Das linke über das rechte Bein schlagen; die rechte Hand ruht auf dem linken Schenkel, dadurch dreht der Rumpf sich nach links:
- während der Drehung ausatmen;
- lockern und zurückdrehen: einatmen;
- zehnmal wiederholen;
- danach die Bewegung verstärken.

Hinknien; die Arme vor sich lang auf den Boden legen:
- einen Arm ausstrecken: einatmen;
- den anderen ausstrecken: ausatmen;
- zehnmal wiederholen.

Gesäß und Knie bewegen sich nicht (so, als ob man mit den Händen auf der Stelle läuft).

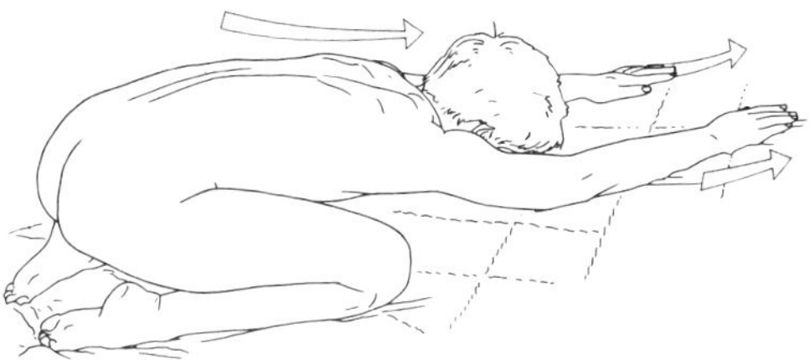

2. Die Bauchmuskeln stärken

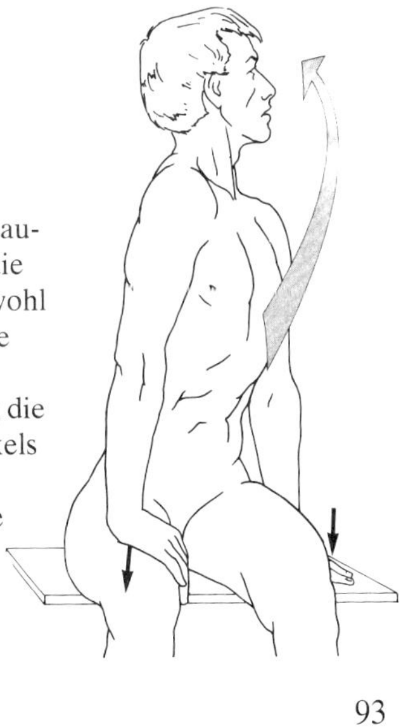

Diese Bewegungen betreffen die quer verlaufenden und die schrägen Bauchmuskeln, die sonst meistens vernachlässigt werden, obwohl sie es sind, die uns zu einer schlanken Taille verhelfen können.
Hinsetzen und Drehbewegungen machen; die rechte Hand auf die Innenseite des Schenkels stützen, die linke auf den Sitz legen:
- drehen, indem man sich reckt, als wollte man sich größer machen: einatmen;
- entspannen: ausatmen;
- nach einer Folge von zehn Bewegungen die Seite wechseln.

Neutrale, liegende Position; Hände über dem Kopf falten:

- die angewinkelten Beine nach rechts neigen, dabei die Füße auf dem Boden lassen und gleichzeitig die Arme nach links oben strekken: einatmen;
- in die Ausgangsposition zurückkehren: ausatmen;
- nach einer Folge von zehn Bewegungen die Seite wechseln.

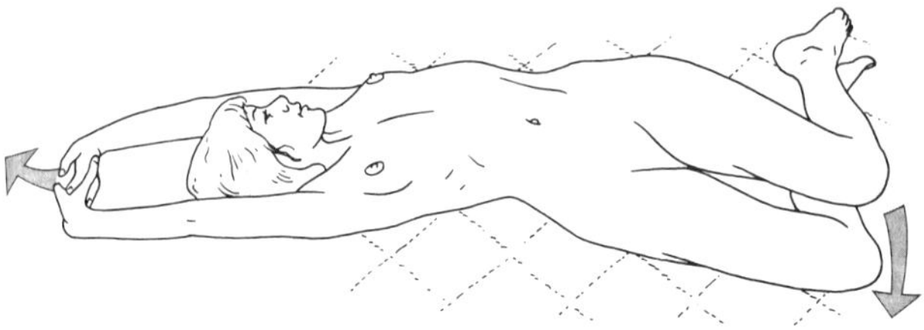

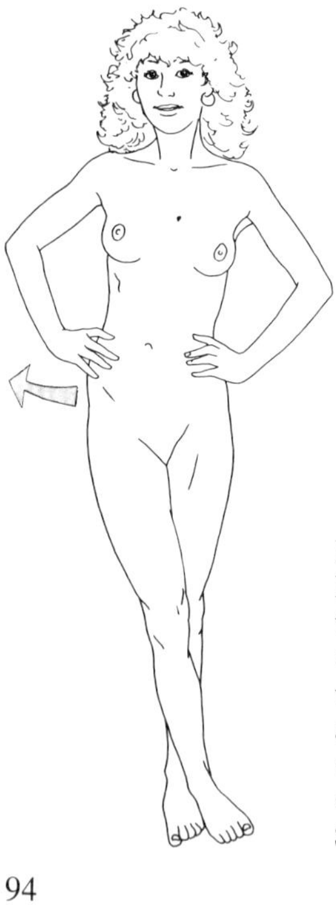

Hinstellen, an eine Wand anlehnen; das rechte Bein vor das linke stellen, Hände auf die Hüften:

- das Gewicht auf das linke Bein verlagern und die Hüften nach rechts schwingen: einatmen;
- wieder zurück: ausatmen;
- nach einer Folge von zehn Bewegungen die Seite wechseln.

3. Die Beinmuskeln stärken

Diese Übungen dienen vor allem zur Kräftigung des großen Gesäßmuskels, der meistens untätig und steif ist.

Hinsetzen; den linken Fuß auf das rechte Knie, die Hände auf das linke Bein legen:

- nach vorn und nach links beugen: ausatmen;
- in die Ausgangsposition zurückkehren: einatmen;
- nach einer Folge von zehn Bewegungen die Seite wechseln.

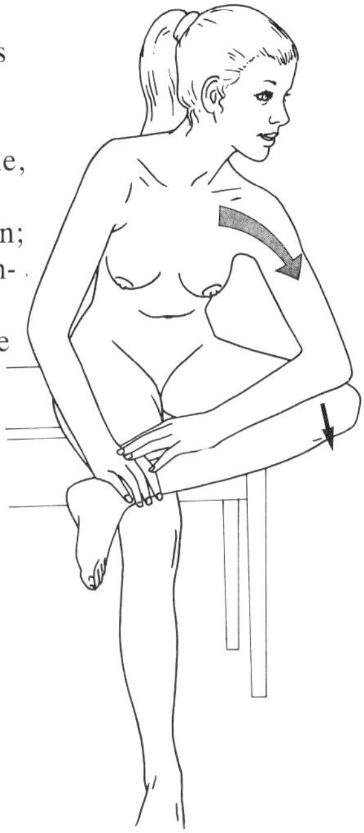

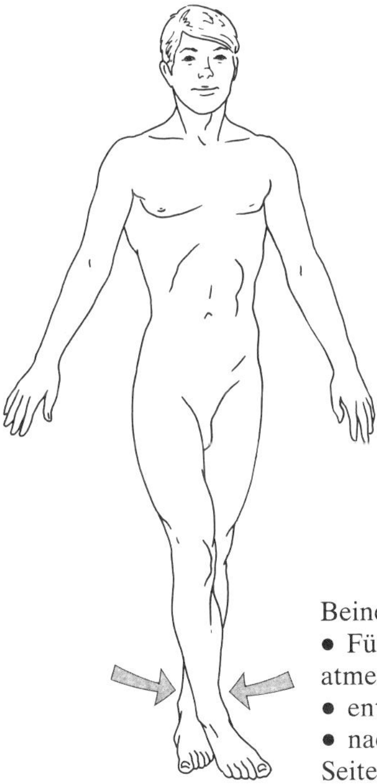

Beine über Kreuz, Füße zusammen:

- Füße und Knie zusammenpressen: einatmen;
- entspannen: ausatmen;
- nach einer Folge von zehn Bewegungen die Seite wechseln.

Das rechte Bein über das linke schlagen; Hände auf die Knie:

- die Beine über dem Bauch anziehen: ausatmen; fühlen, wie die rechte Gesäßhälfte sich spannt;
- entspannen: einatmen;
- nach einer Folge von zehn Bewegungen die Seite wechseln.

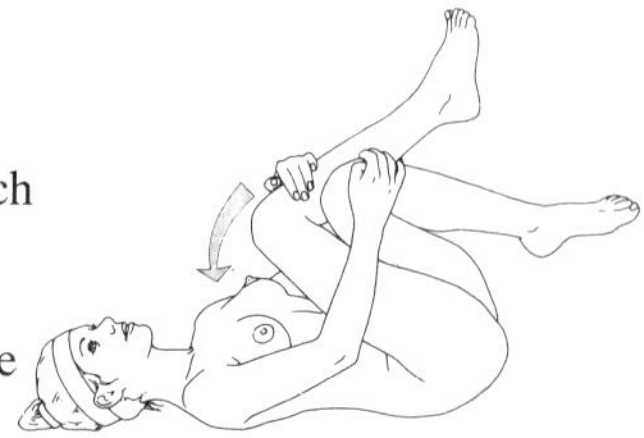

Aus der neutralen, stehenden Position heraus die Hände langsam bis zu den Knien gleiten lassen, bis man mit hängenden Armen vornübergebeugt steht:

- das linke Knie leicht anwinkeln; den Oberkörper nach links neigen: ausatmen; fühlen, wie die rechte Rückenpartie und die rechte Gesäßhälfte sich spannen;
- den Oberkörper wieder in die mittlere Position bringen: einatmen; fühlen, wie Rücken und Gesäß sich entspannen und lockern;
- nach einer Folge von zehn Bewegungen die Seite wechseln.

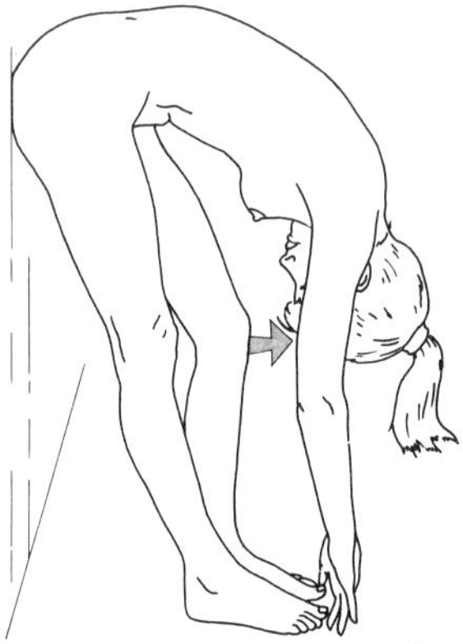

In Brusthöhe mit den Händen gegen einen Türrahmen stützen; die Füße ca. einen Meter weiter hinten:

- das Gesäß nach hinten strecken, sich dabei mit den Händen festhalten;
- das linke Knie leicht anwinkeln; fühlen, wie die rechte Seite sich streckt: ausatmen;
- das Knie wieder durchdrücken: einatmen;
- nach einer Folge von zehn Bewegungen die Seite wechseln.

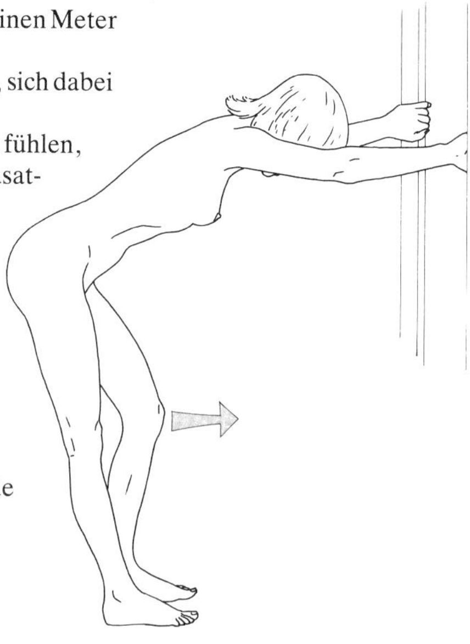

Achtung

Seien Sie vorsichtig, wenn Sie sich aufrichten: Nach diesen beiden Bewegungen hinhocken, die Hände auf die Knie stützen und sich aufrichten.

4. *Eine unfehlbare Bewegung zur Erleichterung und Kräftigung der Lendengegend: Eine Seite (Lende, Bauch, Bein) wird gelockert, während die andere (Lende, Bauch, Bein) arbeitet*

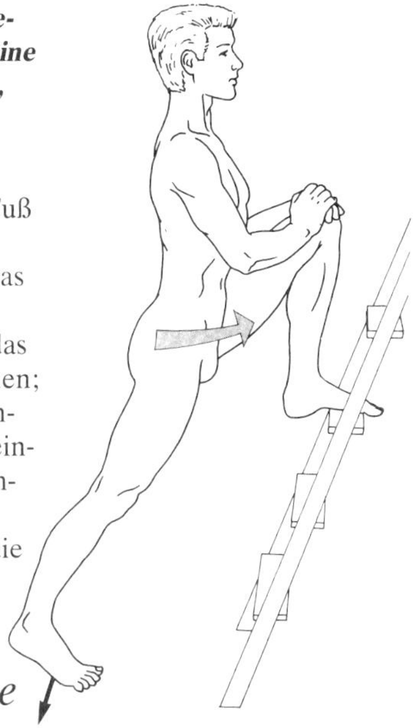

Hinstellen, das linke Bein anwinkeln, den Fuß auf eine Trittleiter, einen Tisch oder einen Stuhl stellen, die Hände übereinander auf das linke Knie legen:

- auf die rechte Zehenspitze stellen, dabei das Körpergewicht nach vorn verlagern: ausatmen;
- in die Ausgangsposition zurückkehren, indem man sich mit dem linken Fuß abstößt: einatmen; man wippt von einem Fuß auf den anderen;
- nach einer Folge von zehn Bewegungen die Seite wechseln.

Bereich der Brustwirbelsäule (mittlere Rückenpartie)

Ebenso häufig und lästig wie Schmerzen in der unteren Rückenpartie wird man von Schulter- und Nackenschmerzen begleitet. All jene, die ihre Arbeit zu einer gebeugten Haltung zwingt, können ein Lied davon singen. Die Schmerzen wandern ständig vom Kopf zum Rücken und zurück, verschwinden plötzlich an einer Stelle, um an einer anderen wieder aufzutauchen. Manchmal erreichen sie auf ihrem Weg über die Rückenmuskeln sogar die Lendengegend. Jede größere Aufregung sowie Streß tragen zu ihrer Verschlimmerung bei. Diese Rückenschmerzen sind im allgemeinen auf eine Muskel- und Bänderschwäche zurückzuführen, die manchmal von einer Arthrose des Rückens begleitet wird.
Abgesehen davon, daß sie bestimmte Organerkrankungen ans Licht bringen, können sie durch eine Kyphoskoliose hervorgerufen werden, die bei jungen Leuten häufig vorkommt.

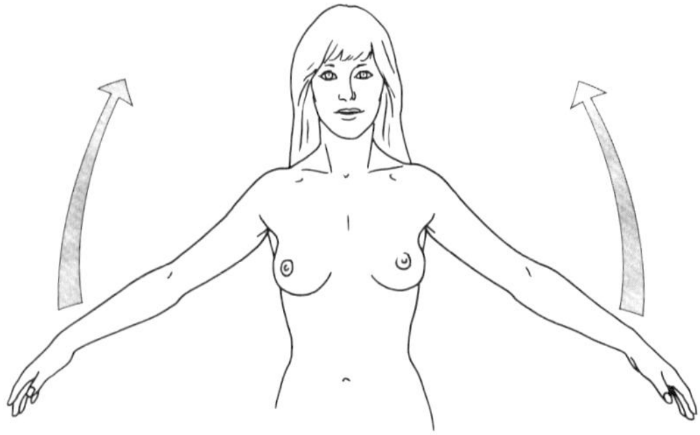

Erleichterung

1. Die Atmung verbessern

Arme seitlich am Körper:
- die gestreckten Arme heben, bis die Hände sich über dem Kopf treffen: einatmen;
- weiter einatmen, dabei strecken, die Hände gefaltet;
- wenn man nicht mehr einatmen kann, ausatmen, dabei die halb angewinkelten Arme nach vorn senken;
- zehnmal wiederholen.

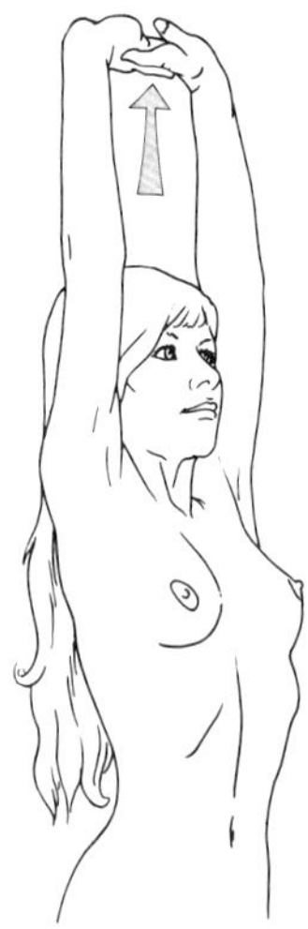

Mit gestreckten Armen hinstellen, die Hände auf einen Türrahmen legen:
- das vordere Bein leicht anwinkeln, wodurch der Rücken sich aufrichtet und der Brustkorb sich weitet: einatmen;
- wieder in die Ausgangsposition zurückkehren, indem man das vordere Knie durchdrückt: ausatmen;
- nach einer Folge von zehn Bewegungen die Seite wechseln.

Variante: Gleiche Position in einer Zimmerecke.

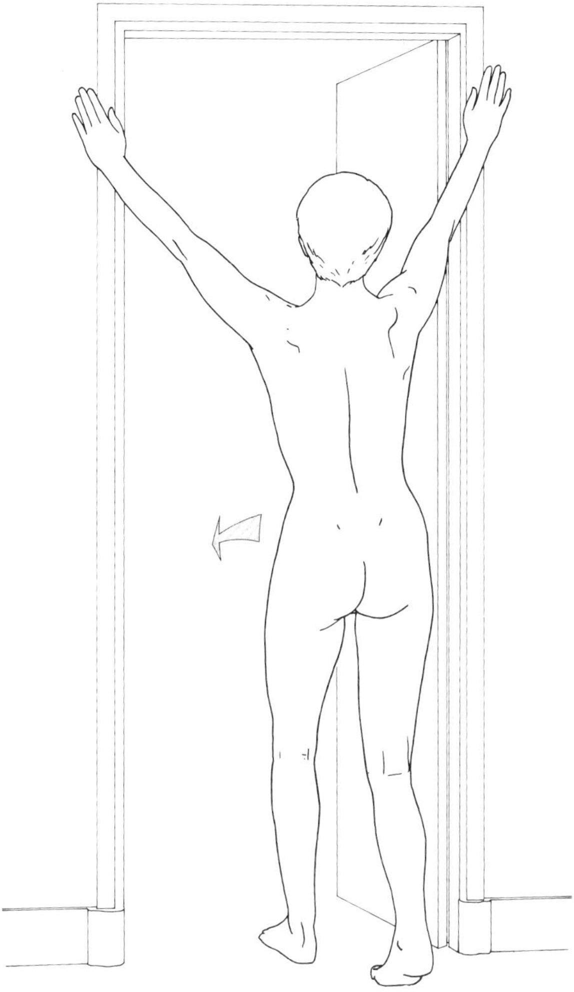

2. Die Durchblutung fördern

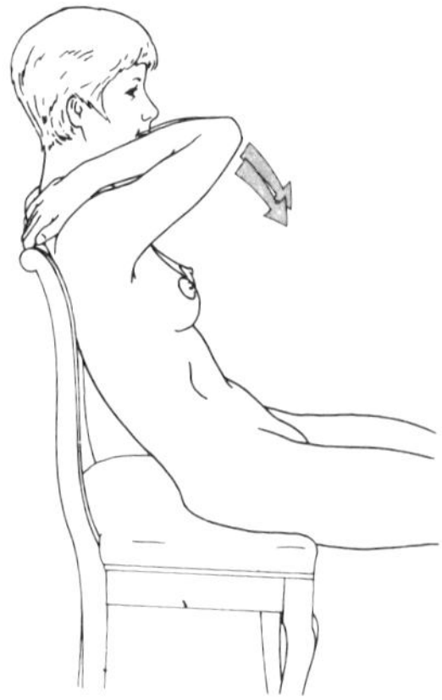

Hinsetzen, den Nacken auf die Rückenlehne legen, mit den Händen die Lehne zu beiden Seiten des Kopfes umfassen:

- die Ellbogen nach vorn und nach unten drücken, wodurch die obere Rückenpartie zusammengedrückt wird: ausatmen;
- entspannen und die Ellbogen wieder heben: einatmen;
- zehnmal wiederholen.

Gesäß zur Wand; Füße an die Wand, Hände auf die Knie:

- gleichzeitig mit den Füßen gegen die Wand stemmen und mit den Händen gegen die Knie drücken, um durch das Körpergewicht die mittlere Rückenpartie zusammenzupressen: einatmen;
- ein paar Sekunden auf den empfindlichen Regionen liegenbleiben;
- das Gesäß wieder auf den Boden herunterlassen: ausatmen;
- zehnmal wiederholen.

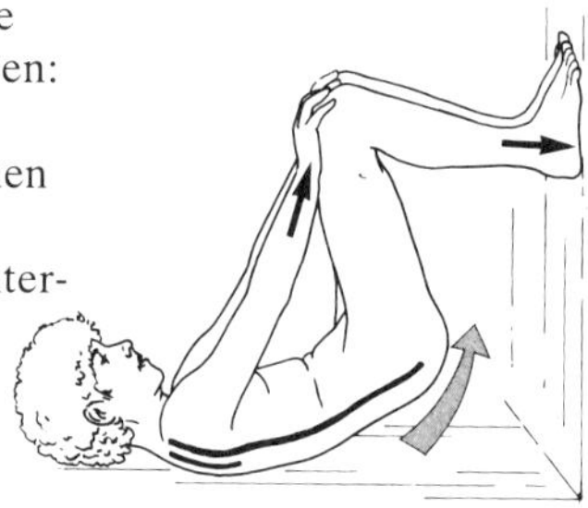

3. Entspannen und lockern

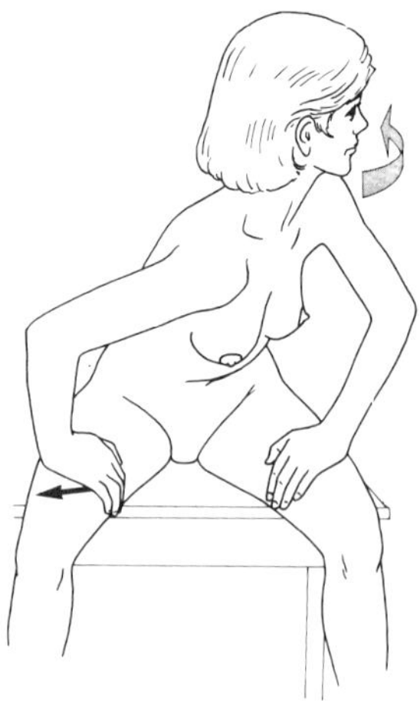

Hände auf die Schenkel; die Finger zeigen nach innen; Oberkörper halb nach vorn beugen; die Arme halb anwinkeln.

Zum Entspannen
Ziemlich weit nach vorn und nach links neigen:

- mit der rechten Hand drücken, um die Drehbewegung zu verstärken: ausatmen; fühlen, wie die rechte Seite sich streckt;
- entspannen: einatmen;
- nach einer Folge von zehn Bewegungen die Seite wechseln.

Zum Lockern
Gleiche Bewegung wie vorher, jedoch stark nach vorn beugen:
- mit der rechten Hand gegen den Schenkel drücken, um den Rumpf nach links zu drehen: ausatmen;
- entspannen und in die Ausgangsposition zurückkehren: einatmen;
- nach einer Folge von zehn Bewegungen die Seite wechseln.

Diese Bewegung betrifft die Region zwischen den Schulterblättern und den Schulterblattmuskeln: mit der rechten Hand den Halsansatz, mit der linken den rechten Ellbogen umfassen.

Zum Entspannen
Den rechten Ellbogen mit Hilfe der linken Hand nach links bewegen:
- die Bewegung des rechten Ellbogens nach links verstärken: ausatmen;
- entspannen: einatmen;
- nach einer Folge von zehn Bewegungen die Seite wechseln.

Zum Lockern
Den rechten Ellbogen locker lassen:
- den rechten Ellbogen in einer weiten Bewegung mit Hilfe der linken Hand nach links bewegen: ausatmen;
- entspannen und den rechten Ellbogen in seine Ausgangsposition zurückkehren lassen: einatmen;
- nach einer Folge von zehn Bewegungen die Seite wechseln.

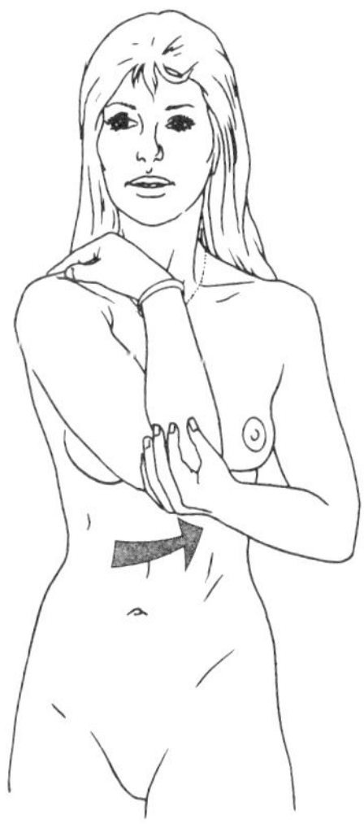

Stärkung

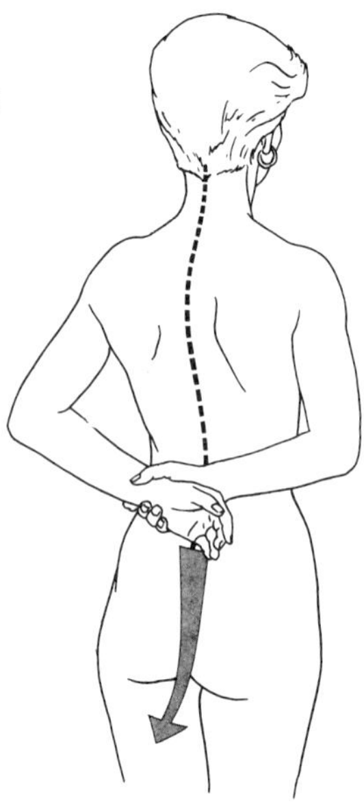

Hände auf den Rücken, mit der rechten Hand das linke Handgelenk umfassen:

- die Arme strecken, indem man das linke Handgelenk so weit wie möglich nach unten zieht; das streckt den Rücken und weitet den Brustkorb: einatmen;
- entspannen: ausatmen;
- nach einer Folge von zehn Bewegungen die Seite wechseln.

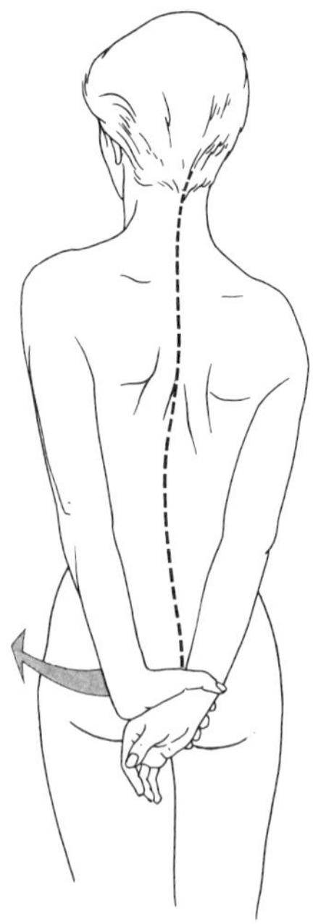

Hände auf den Rücken, mit der linken Hand das rechte Handgelenk umfassen:

- mit der linken Hand das rechte Handgelenk nach links ziehen: einatmen;
- entspannen und das rechte Handgelenk in die Ausgangsposition zurückbringen: ausatmen;
- nach einer Folge von zehn Bewegungen die Seite wechseln.

Gegen einen Tisch lehnen, die Beine halb anwinkeln, die Handflächen auf die Tischkante legen, die Arme leicht anwinkeln und die Schultern heben:

- mit den Händen gegen den Tisch drücken, um die Schultern zu senken, wodurch der Oberkörper sich nach hinten wölbt und der Brustkorb sich weitet: einatmen;
- entspannen und in die Ausgangsposition zurückkehren: ausatmen;
- zehnmal wiederholen.

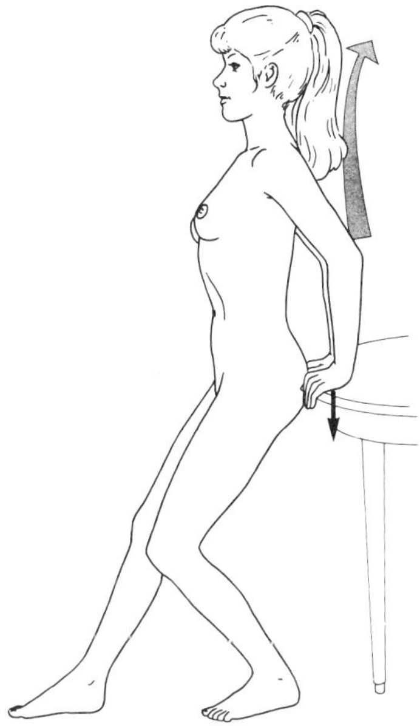

Schlaflosigkeit und Zerschlagenheit nach dem Erwachen

Man will ruhig bleiben. Man schließt die Augen. Und wartet.

Man dreht sich auf die Seite, auf den Bauch, auf den Rücken. Auf die Seite ... unmöglich. Und dabei ist man todmüde. Man wird zusehends nervöser, manchmal packt einen sogar die Angst. Schließlich verfällt man völlig erschöpft in einen unruhigen Schlaf. Manchmal ist man auch ohne Schwierigkeiten eingeschlafen. Plötzlich wacht man jedoch aus unerklärlichen Gründen mitten in der Nacht auf. Man kann gar nicht mehr oder erst nach längerer Zeit wieder einschlafen.

Es kommt auch vor, daß man abends ohne große Schwierigkeiten einschläft, jedoch im Morgengrauen aufwacht und keinen Schlaf mehr findet. Man hat dann das Gefühl, den Schlaf nachholen zu müssen, nicht richtig ausgeruht zu sein.

Diese Art der Schlaflosigkeit ist nicht weiter schlimm, sofern sie nur gelegentlich auftritt. Treten diese Zustände jedoch wiederholt auf oder werden gar zur Regel, haben sie starke Müdigkeit zur Folge sowie Schläfrigkeit und ein Nachlassen der Konzentrationsfähigkeit während des Tages.

Übrigens klagen viele Menschen – ohne unter Schlaflosigkeit zu leiden – darüber, nicht genug geschlafen zu haben und morgens trotz des fast schon rituellen Kaffees nicht in Gang zu kommen.

Der Schlaf stellt eine Periode physiologischer Erholung dar. Er ist ebenso unverzichtbar wie Wasser und Luft. Wenn man nicht genug schläft,

kommt es zu lästigen Funktionsstörungen.
Manchmal liegt die Ursache auf der Hand: Man leidet unter akuten Schmerzen (Zahnweh, Ischias), unter einer Erkrankung der Atemwege oder des Herzens; oder man übertreibt den Konsum bestimmter Genußmittel (Kaffee, Tee, Alkohol, Tabak); man klagt über «kalte Füße und einen glühenden Kopf» (Kreislaufstörungen).
Manche kleinen Ursachen lassen sich vermeiden: zu schweres Essen am Abend, ein zu kaltes oder zu warmes Zimmer, körperliche oder geistige Überanstrengung, schlecht verkraftete Nachtarbeit.
Oft jedoch ist die Schlaflosigkeit auf eine Störung des vegetativen Nervensystems zurückzuführen, die wiederum von mehr oder weniger großen Sorgen hervorgerufen wird, die unbewußt größer gemacht werden, als sie sind und uns gegen unseren Willen in der Realität zurückhalten. Daraus wird ein Teufelskreis.
Schlafmittel helfen. Sie führen jedoch zu einem Ungleichgewicht zwischen dem NREM-Schlaf (*N*on-*R*apid-*E*ye-*M*ovement) und dem REM-Schlaf (*R*apid-*E*ye-*M*ovement, Traumphase), die für eine wirkliche Erholung unerläßlich sind.
Um unseren Aktivitäten im Wachzustand nachgehen zu können, muß ein Drittel unseres Lebens sich im Ruhezustand abspielen.
Es ist ebenso wichtig, sich darauf vorzubereiten, gut zu schlafen, wie ein Vorhaben im Wachzustand zu planen. Die Aufmerksamkeit, die wir unserem Körper dabei widmen, strahlt auf unser ganzes Leben zurück.

Erleichterung

1. Übermäßige Hirntätigkeit abbauen

Die übermäßige Hirntätigkeit geht meistens Hand in Hand mit einer starken, anhaltenden Verkrampfung der Gesichtsmuskeln und der

feinen Muskulatur der Kopfhaut. Wir haben uns so sehr daran gewöhnt, daß wir dies schon gar nicht mehr wahrnehmen.
Die auf Kopf und Gesicht übertragene «Gehirnkarthographie» ist jedoch – zusammen mit jener der Hände – die bedeutendste unseres Körpers. Anders ausgedrückt hat jede stärkere Aktivität des Gesichts, der Kopfhaut oder der Hände eine entsprechende Hirntätigkeit zur Folge.
Wir müssen also versuchen, Gesicht, Kopfhaut und Hände zu entspannen, um die Erregtheit des Gehirns abzubauen und Schlaf zu finden.

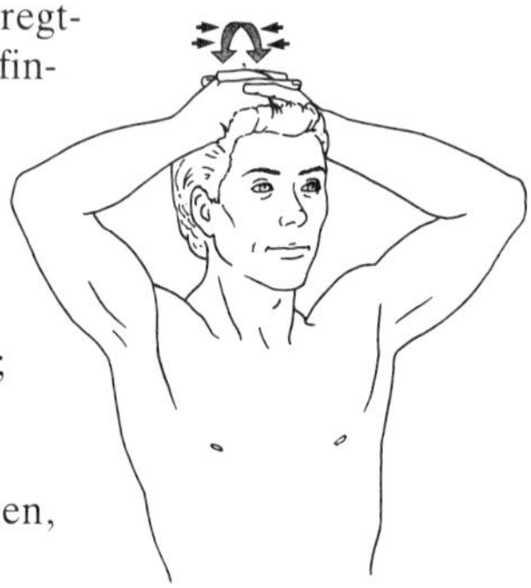

Gesicht und Kopfhaut entspannen
Hände gefaltet auf den Kopf legen:
- die Kopfhaut anheben, indem man die Handflächen nach oben drückt: einatmen;
- entspannen: ausatmen;
- zehnmal wiederholen;
- zunächst in der Mitte des Kopfes beginnen, dann die gesamte Kopfhaut einbeziehen.

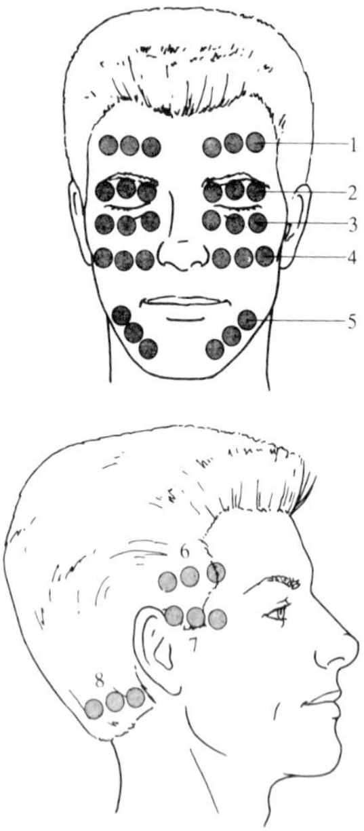

Mit den drei mittleren Fingern beider Hände führt man kurze Bewegungen aus, die Haut und Muskeln auf dem Schädelknochen vertikal hin- und hergleiten lassen:
- zehnmal wiederholen:
  1. auf der Stirn;
  2. dicht unter den Augenbrauen;
  3. unter den Augenhöhlen;
  4. unter den Backenknochen;
  5. am Kinn;
  6. an den Schläfen;
  7. über dem Kieferknochen, vor dem Ohr;
  8. unter dem Hinterhauptsbein am Nacken.

Die Lärmempfindlichkeit herabsetzen

Handflächen auf die Ohren legen und zusammenpressen; Augen geschlossen halten:

- leichte, regelmäßige Auf- und Abbewegungen machen, bis die Ohren sich erwärmen.

Die Hände auf die Ohren drücken, die Finger zeigen dabei nach hinten:

- den Druck auf die Ohren verstärken: ausatmen;
- loslassen: einatmen;
- zehnmal wiederholen.

Auf diese Art erreicht man eine wohltuende Beruhigung.

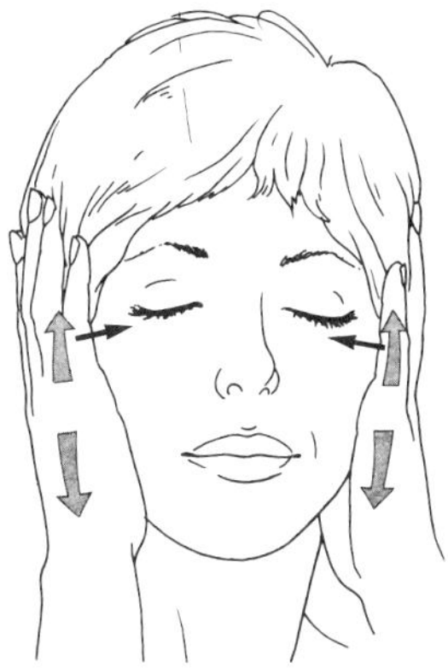

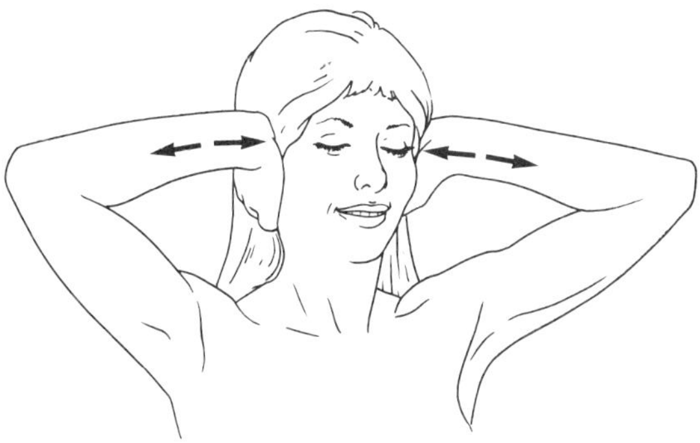

Die Verkrampfung der Arme und vor allem der Hände lösen

Die Hände vor der Brust falten, die Arme anwinkeln:

- die Arme nach vorn strecken, dabei die Handflächen nach außen drehen: ausatmen; fühlen, wie es in Fingern, Händen, Handgelenken und Armen zieht;
- die Arme wieder anwinkeln, die Hände erneut vor der Brust falten: einatmen;
- zehnmal wiederholen.

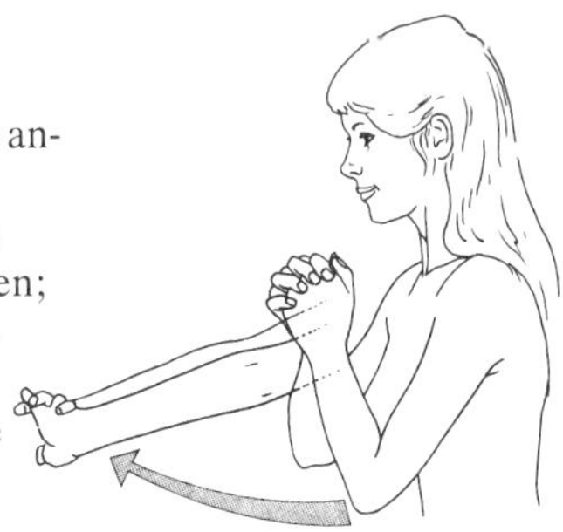

2. Die Überaktivität des Herzens beruhigen

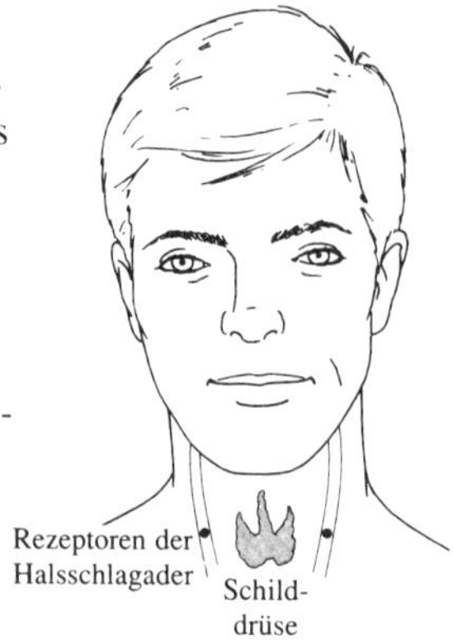

Oft ist ein schnellerer oder sogar beschleunigter Herzrhythmus festzustellen (Puls), der das Einschlafen verhindert.
Parallel dazu kann auch der Blutdruck leicht erhöht sein, wenn auch noch in normalen Grenzen.
Dagegen kann man auf zwei Arten vorgehen. Durch Zusammenpressen der vegetativen Rezeptoren der Halsschlagader und der Schilddrüse erzielt man eine Verlangsamung des Herzschlages und eine Senkung des Blutdrucks. Durch Zusammendrücken der Augäpfel erzielt man dasselbe Resultat.

Die vordere Halspartie umfassen:
• ganz leicht mit der Handfläche drücken: ausatmen;
• den Druck beibehalten: oberflächlich atmen;
• allmählich den Druck verringern: einatmen;

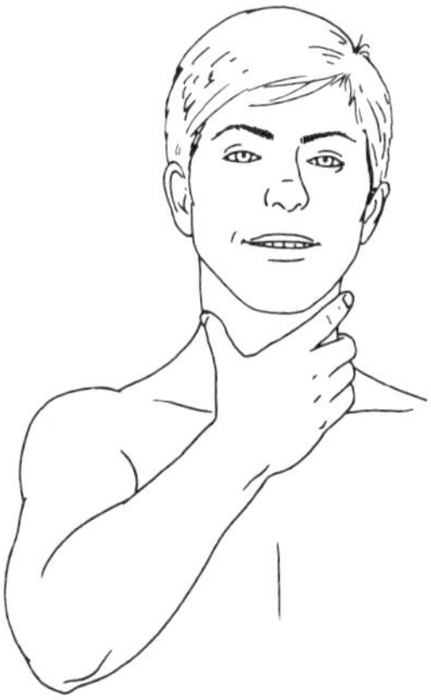

Diese Bewegung ausschließlich im Liegen machen; Fingerspitzen auf den unteren Teil der geschlossenen Augen legen: normal atmen;
• leicht und vorsichtig drücken;
• den Druck beibehalten;
• loslassen;
• zehnmal wiederholen;
• wiederholen, die Fingerspitzen diesmal auf den oberen Teil der geschlossenen Augen legen.

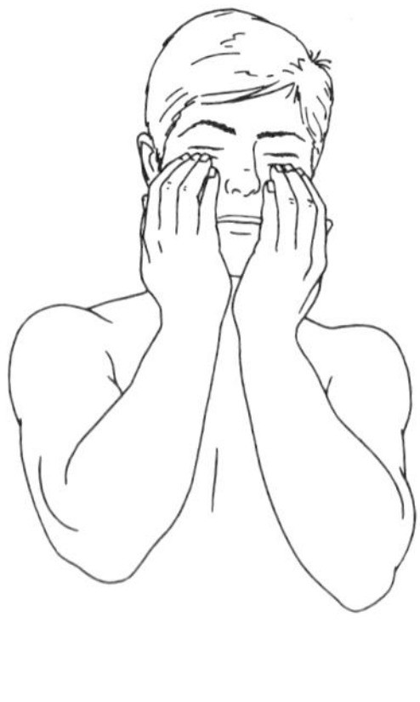

3. Spannungen an Nacken und Schultern abbauen

Die drei mittleren Finger beider Hände unter der Schädelbasis auf den Nacken legen, auf die verspannten, empfindlichen Muskelstränge; mit den Fingern drücken:

- mit den Fingern die Haut und das darunterliegende Fleisch nach unten ziehen: einatmen; fühlen, wie der Kopf sich nach hinten neigt;
- mit Hilfe der Finger die Muskeln in die Ausgangsposition zurückbringen: ausatmen;
- zehnmal wiederholen.

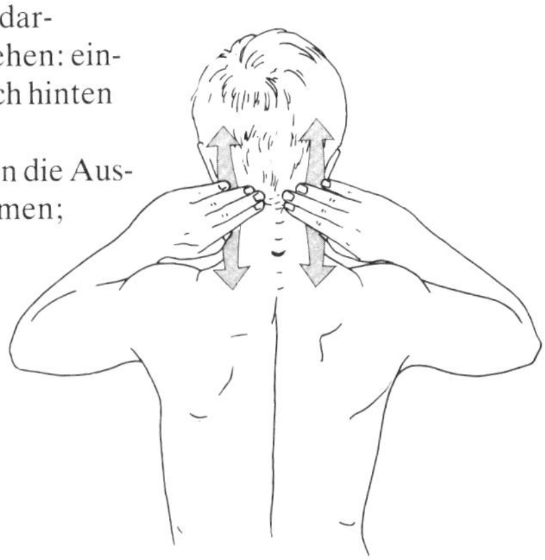

Kopf in neutraler Position, den linken Arm anwinkeln; die linke Hand in die linke Seite stützen; mit der rechten Hand über die linke Schulter fassen, die Finger auf die obere Kante des Schulterblattes legen, dort, wo der Trapezmuskel ansetzt:

- den rechten Ellbogen leicht senken, wodurch der Muskel sich streckt und der Kopf sich dreht: ausatmen;
- den Ellbogen in die Ausgangsposition zurückbringen: einatmen;
- zehnmal wiederholen;
- an der gesamten Kante des Schulterblattes ebenso vorgehen, auch an der inneren Kante, wo der im allgemeinen gespannte kleine Rautenmuskel ansetzt;
- ebenso bei der Region zwischen Schulterblatt und Wirbelsäule vorgehen, um die tiefen Muskeln zu erreichen;
- danach die Seite wechseln.

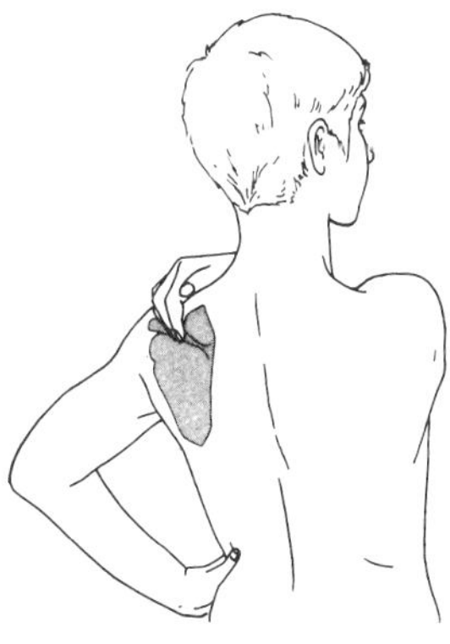

4. Die Verspannungen am Rücken mildern

Oft stören verspannte und schmerzende Muskeln den Schlaf und halten unseren Körper im Wachzustand.

Rechte Faust unter das Kreuz legen:

- die angewinkelten Beine (Füße auf dem Boden) leicht nach links kippen, dann nach rechts, um mit der rechten Faust einen Druck auf das Kreuz auszuüben: ausatmen;
- wiederholen, dabei die Faust immer weiter nach oben schieben: einatmen, jedesmal, wenn die Beine zur Seite gekippt werden;
- ausatmen, jedesmal wenn man einen Druck im Rücken spürt.

Variante: Hinsetzen, Faust zwischen Rücken und Lehne.

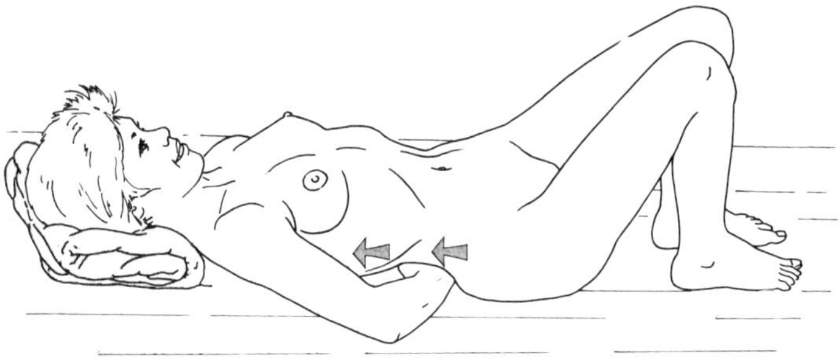

5. Eventuelle Verdauungsstörungen beseitigen

Ein Schweregefühl nach einem zu reichhaltigen Essen kann schon zu Schwierigkeiten beim Einschlafen führen.

Man wirkt zunächst auf die Nervengeflechte des Bauches ein, dann auf die Regionen, wo man Beschwerden hat.

Siehe *Verdauungsstörungen*, S. 199f.

6. Den Atemrhythmus verlangsamen

Man kann nur einschlafen, wenn man ruhig, unverkrampft und ohne Widerstand atmet.

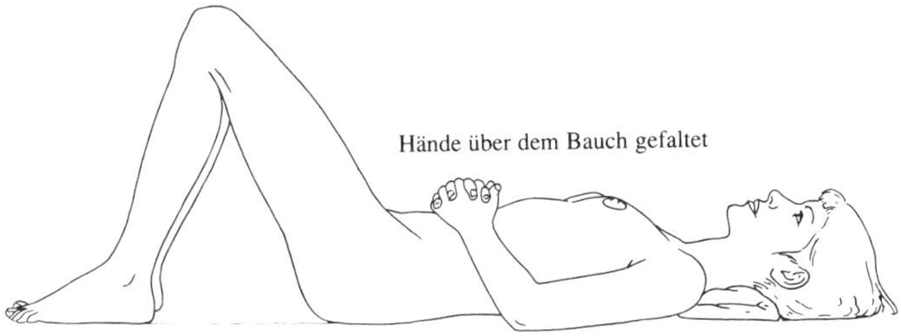

Hände auf dem Bauch falten:
- langsam den Bauch aufblähen: so tief wie möglich einatmen;
- einige Sekunden den Atem anhalten;
- die Luft herauslassen: ausatmen.

Ellbogen anwinkeln und heben; Handrücken gegen die Wangen; Mund weit öffnen; gähnen:
- die Bewegung der Ellbogen nach oben und nach hinten verstärken: einatmen;
- in dieser Position leicht entspannen: oberflächlich ausatmen;
- zehnmal wiederholen;
- die Ellbogen nach unten in eine neutrale Position bringen: langsam ausatmen.

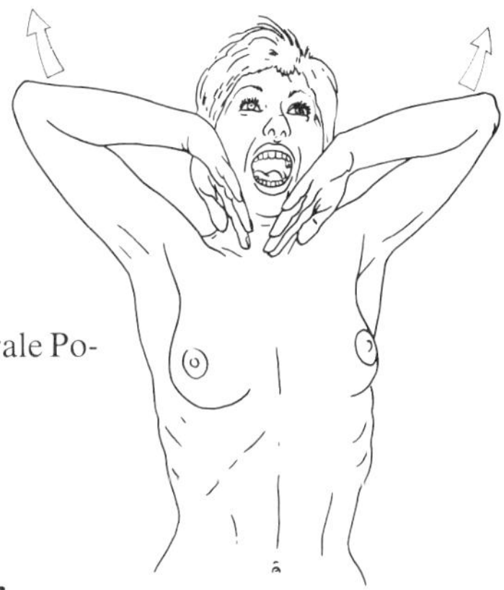

Stärkung

1. Verspannungen am Nacken abbauen

Siehe S. 79f.

2. Verspannungen und Schmerzen im Rücken lindern
Siehe S. 85f.

3. Beklemmungen mildern
Siehe S. 229f.

Atembeschwerden

Chronische Bronchitis (Kurzatmigkeit)

Sie zeichnet sich durch einen Husten aus, der vom täglichen Auswurf von Sekreten der Bronchien begleitet ist. Im allgemeinen dauert sie jedes Jahr ca. drei Monate. Die hauptsächlichen Ursachen sind Rauchen sowie die allgemeine Luftverschmutzung oder schlechte Luft am Arbeitsplatz. Den Erkrankungen der Atemwege bietet sie ein ideales Angriffsfeld. Diese ständige Angegriffenheit der kleinen Bronchien verursacht bei jeder Anstrengung zunehmende Atembeschwerden, was sich wiederum auf die Durchblutung von Herz und Lungen auswirkt.
Die normale physiologische Atmung ist ein passives Phänomen. Im Fall einer chronischen Bronchitis sind die Bronchien verengt und von einer übermäßigen Sekretion verstopft. Deshalb kommt es zu Atembeschwerden, die durch den Auswurf gelindert werden.
Außerdem wird es den Lungen im Brustkorb zu eng, da dieser sich nicht mehr genügend weitet. Oft geht man mit gebeugtem Rücken und eingezogenem Kopf und Schultern.
Die folgenden Übungen dienen ebenfalls der Erleichterung bei Kurzatmigkeit, die auf eine sitzende Lebensweise zurückzuführen ist:

- ein Atemtraining, vor allem ein Ausatmungstraining;
- Bewegungen, die der Weitung und der Verbesserung der Beweglichkeit des Brustkorbs dienen.

Erleichterung

1. Die Ausatmung verbessern

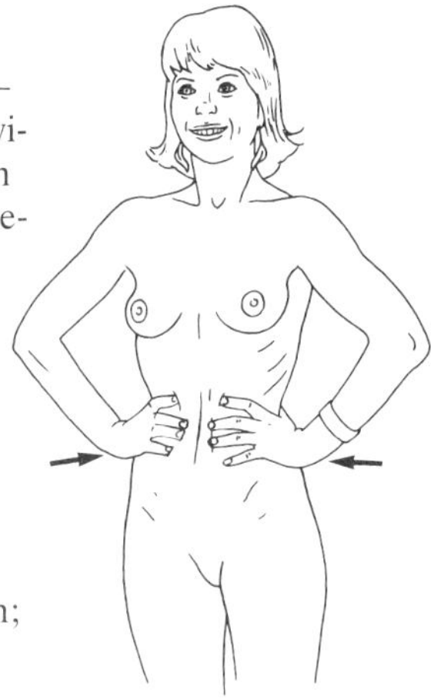

Auf die der Ausatmung dienenden Muskeln – vor allem Bauchmuskeln, Zwerchfell und Zwischenrippenmuskeln – einwirken, indem man tief ausatmet. Den Mund dabei nie ganz schließen und zwischen den Lippen ausatmen (wie um zu pfeifen).

Bauchmuskeln
Hände zwischen dem Becken und den untersten Rippen auf die Hüften legen;
- die Seiten zusammenpressen, dabei ausatmen;
- bei konstantem Druck oberflächlich atmen;
- entspannen: einatmen;
- zehnmal wiederholen.

Zwerchfell
Hände auf die untersten Rippen legen:
- vorsichtig drücken (um die Rippen nicht zu verletzen), dabei ausatmen;
- bei konstantem Druck oberflächlich atmen;
- entspannen: einatmen;
- zehnmal wiederholen.

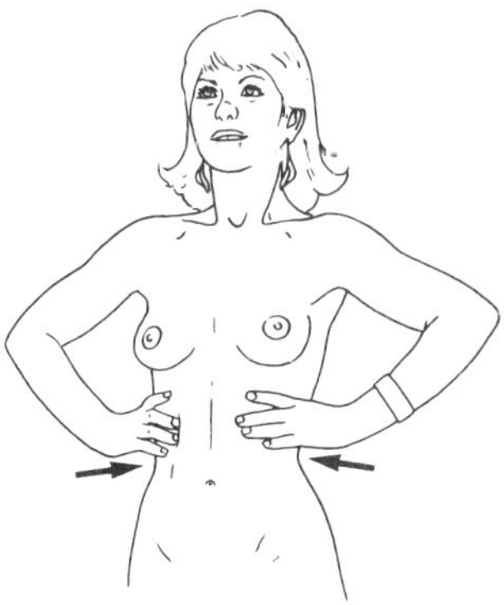

Zwischenrippenmuskeln
Mit beiden Händen ein Stück unter den Achselhöhlen die Seiten umfassen:
- vorsichtig drücken, dabei ausatmen;
- bei konstantem Druck oberflächlich atmen;
- entspannen: einatmen;
- zehnmal wiederholen.

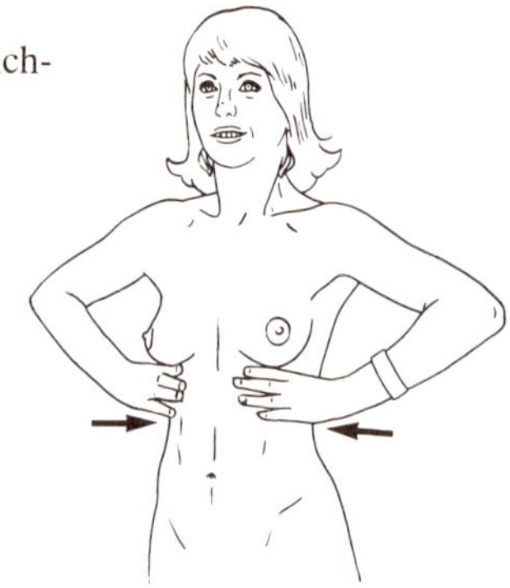

Komplexe Ausatmungsübung
Hände auf die Knie; Beine spreizen:
- nach vorn neigen, den Kopf zwischen die Beine: ausatmen, um alle Luft aus den Lungen zu drücken;
- den Atem anhalten (Atemstillstand);
- wieder aufrichten: einatmen;
- zehnmal wiederholen.

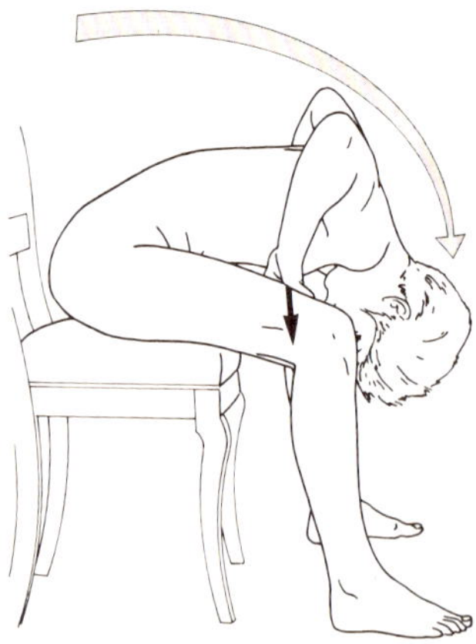

2. Den Brustkorb weiten und seine Beweglichkeit verbessern

Diese Übung dient dazu, die Wirbelsäule aufzurichten und die Lungen sowie die Schultern zu entfalten.

Hinknien, Gesäß nach hinten über die Fersen strecken;
Kinn oder Stirn auf den Boden; Arme nach vorn strecken:

- einen Arm ausstrecken, sich dabei nicht von der Stelle bewegen: einatmen;
- den anderen Arm ausstrecken: ausatmen;
- zehnmal wiederholen.

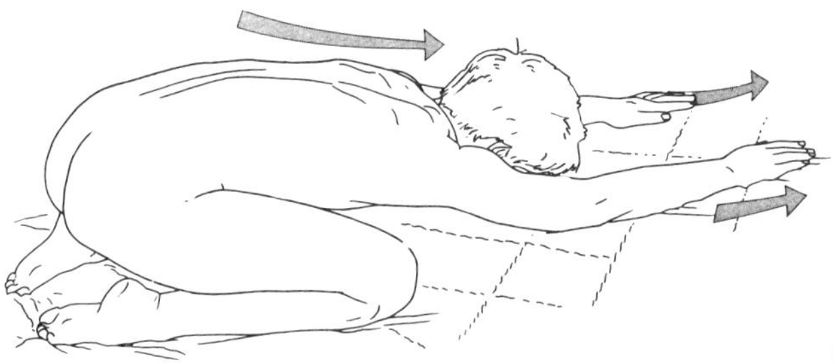

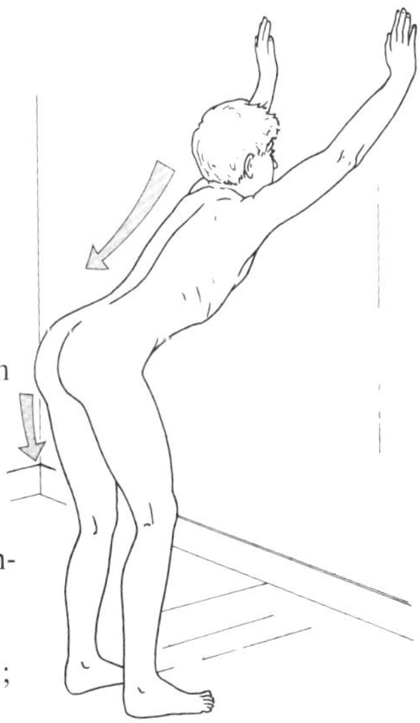

Die Hände in Augenhöhe gegen eine Wand stützen; Füße leicht spreizen, ungefähr einen Meter von der Wand entfernt hinstellen:

- die Knie beugen und fühlen, wie Arme, Schultern und Rücken sich strecken: einatmen;
- gleichzeitig das Kinn heben, um besser einatmen zu können;
- die Knie wieder durchdrücken und dabei den Rücken wieder rund machen: ausatmen;
- zehnmal wiederholen.

Gegen einen Tisch lehnen; Beine halb anwinkeln; Handflächen auf die Tischkante stützen; Arme halb anwinkeln und Schultern heben:

- mit den Händen gegen den Tisch drücken, um die Arme zu strecken, wodurch der Rükken sich aufrichtet und die Lungen sich entfalten: einatmen;
- entspannen und in die Ausgangsposition zurückkehren: ausatmen;
- zehnmal wiederholen.

(*Anmerkung:* Bei der Ausgangsposition können die Arme auch stärker angewinkelt sein.)
Variante: Gleiche Position, Hände auf einen Stuhl.

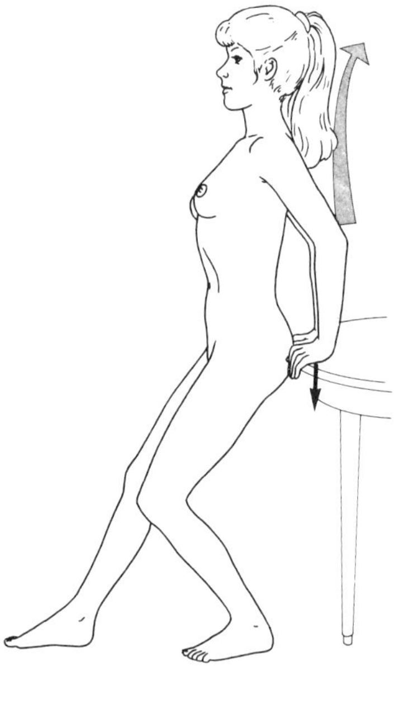

Arme strecken, Hände auf einen Türrahmen legen oder auf zwei Wände in einer Zimmerecke; den linken Fuß vor den rechten stellen:

- das linke Knie leicht beugen, wodurch der Rücken sich aufrichtet und die Lungen sich entfalten: einatmen;
- das linke Knie wieder durchdrücken, um in die Ausgangsposition zurückzukehren: ausatmen;
- nach einer Folge von zehn Bewegungen die Seite wechseln;
- wiederholen, dabei jedoch die Hände mehr oder weniger hoch plazieren, um eine umfassende Entfaltung der Lungen zu erreichen.

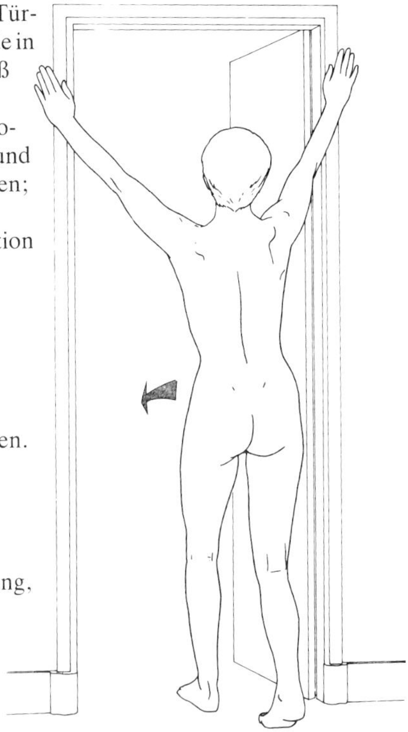

Stärkung

Siehe die Bewegungen zur Stärkung, die im Kapitel *Asthma*, S. 118f, beschrieben werden.

Asthma

Asthma äußert sich durch Anfälle von Atemnot (Dyspnoe), hauptsächlich beim Ausatmen, die oft nachts auftreten.
Diese Krankheit ist die Äußerung einer Funktionsstörung der Luftröhre und der Bronchien, die auf verschiedene Reizstoffe sowie auf psychische, infektiöse und endokrine Faktoren zurückzuführen ist.
Eine Verkrampfung der Bronchialmuskeln geht Hand in Hand mit einer Hypersekretion der Bronchien. Diese verstopfen, was «pfeifendes» Atmen zur Folge hat, das schließlich mit Auswurf endet. Zwischen den Anfällen atmet der Asthmakranke normal. Der Zustand kann sich jedoch verschlimmern, und es kann zu ständigen Atembeschwerden kommen.

Erleichterung

Während der Anfälle ist zwar ärztliche Behandlung vonnöten, man kann jedoch dazu beitragen, die Dauer der Atemnot zu verkürzen und die Krise weniger unangenehm verlaufen zu lassen. Dabei helfen bestimmte Bewegungen.

1. Spannungen im Bauch abbauen

Die normale physiologische Ausatmung ist ein passives Phänomen, das sich der Elastizität des Brustkorbes bedient. Während der Asthmaanfälle atmet man tief aus unter Beanspruchung sämtlicher zum Ausatmen benötigter Muskeln, um die verbrauchte Luft aus den Lungen zu drücken.
Die Beseitigung der permanent vorhandenen Spannungen des Bauches ermöglicht eine bessere Nutzung der Bauchmuskeln und des Zwerchfells, die beim Ausatmen eine vorherrschende Rolle spielen.

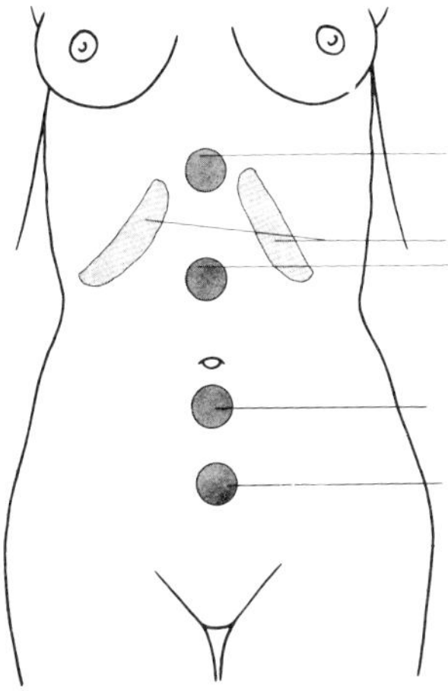

Auf das Sonnengeflecht einwirken

Finger zusammen, übereinander unter der Spitze des Brustbeins auf den Bauch legen:

- sanft und zunehmend drücken: ausatmen;
- bei konstantem Druck oberflächlich atmen;
- allmählich loslassen: einatmen;
- zehnmal wiederholen.

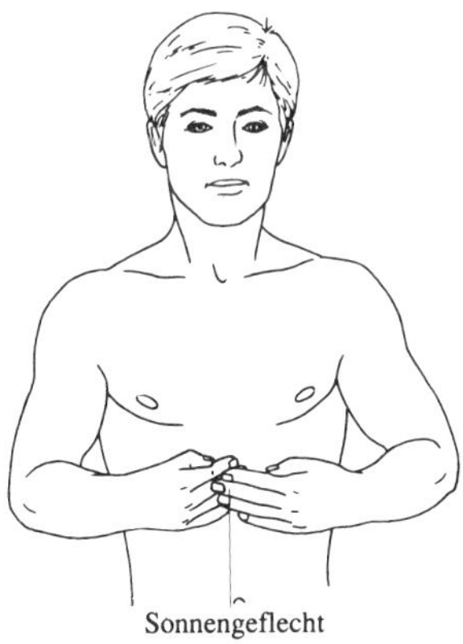

Unter den rechten Rippen einwirken
Finger krümmen und mit den Fingerspitzen unter den rechten Rippen ‹eindringen›:
- sanft und zunehmend drücken: ausatmen;
- bei konstantem Druck oberflächlich atmen;
- allmählich den Druck verringern: einatmen;
- zehnmal wiederholen;
- unter den linken Rippen ebenso verfahren.

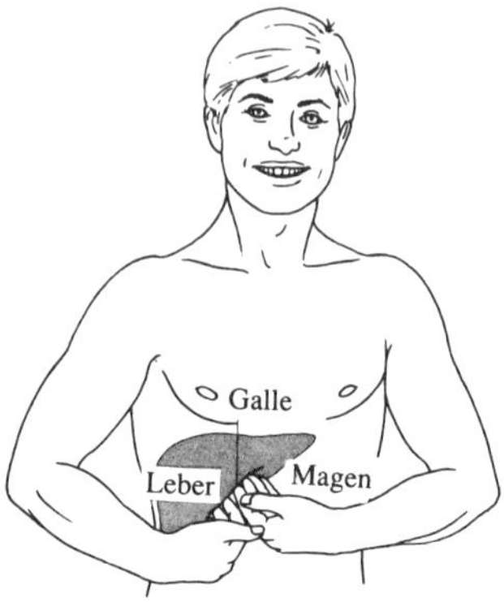

2. Die Ausatmung verbessern (Muskeln, die zur Bewegung des Brustkorbs dienen)

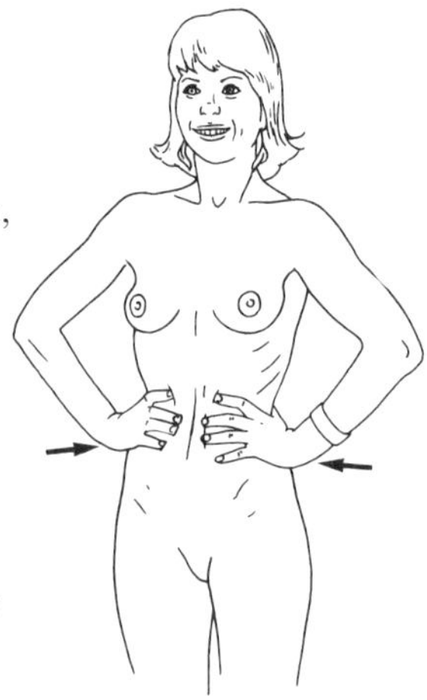

Dabei werden diejenigen Muskeln mobilisiert, die für die Ausatmung wichtig sind: Bauchmuskeln, Zwerchfell und Zwischenrippenmuskeln.

Bauchmuskeln
Hände auf die Hüften:
- beim Ausatmen die Seiten zusammendrükken;
- bei konstantem Druck oberflächlich atmen;
- loslassen: einatmen;
- zehnmal wiederholen.

Zwerchfell
Hände auf die untersten Rippen:
• vorsichtig drücken (um die Rippen nicht zu verletzen), dabei ausatmen;
• bei konstantem Druck oberflächlich atmen;
• allmählich den Druck verringern: einatmen;
• zehnmal wiederholen.

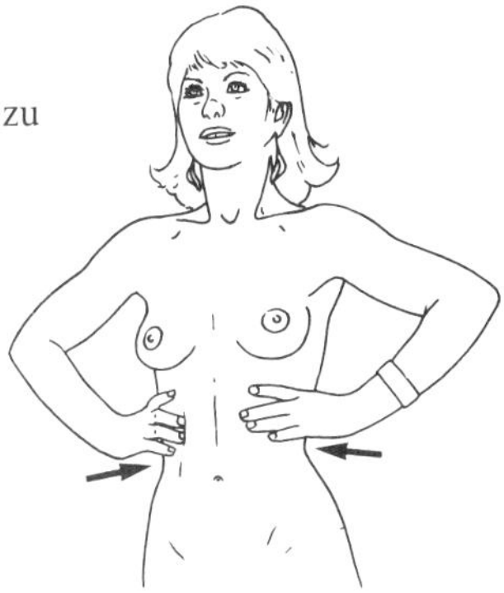

Zwischenrippenmuskeln
Die Rippen unter den Achselhöhlen mit den Händen umfassen:
• beim Ausatmen vorsichtig drücken;
• bei konstantem Druck oberflächlich atmen;
• allmählich loslassen: einatmen;
• zehnmal wiederholen (für Leute, die beweglich in den Schultern sind).

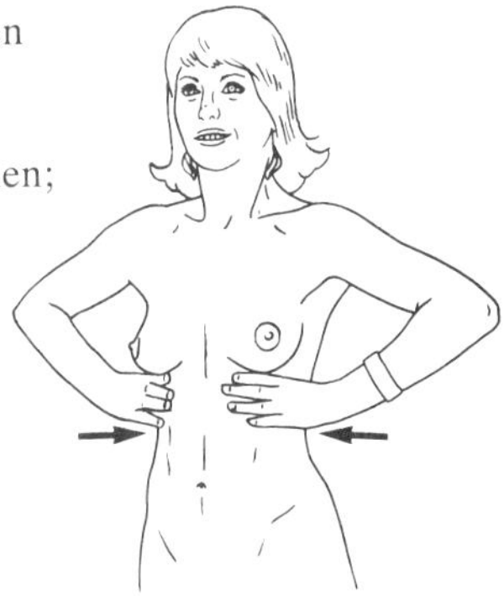

3. Die Einatmung verbessern (Muskeln, die den Brustkorb beweglich machen)

Die normalerweise zum Einatmen benutzten Muskeln (Zwischenrippenmuskeln und vor allem das Zwerchfell) sind verspannt. Während eines Anfalls benutzt man zusätzlich andere Muskeln, z. B. Brustmuskeln, Rückenmuskeln und Halsmuskeln. Sie sollen hier geschult werden.

Muskeln der oberen Rückenpartie

Hände auf den Rücken; mit der rechten Hand das linke Handgelenk umfassen:

- beide Arme gleichzeitig strecken, dadurch werden die Schulterblätter zusammengedrückt: einatmen;
- entspannen: ausatmen;
- zehnmal wiederholen.

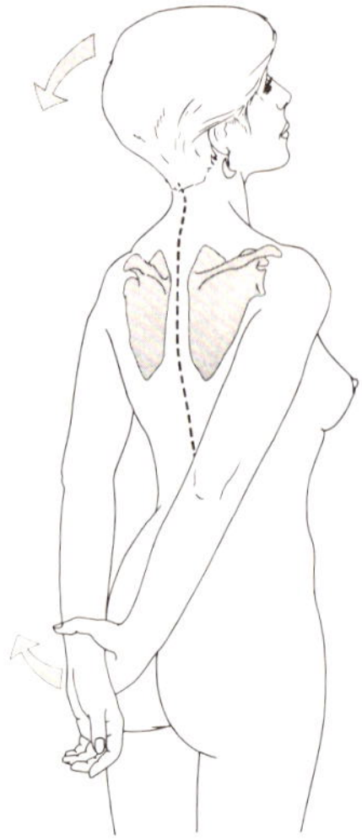

Vordere Halsmuskeln

Hände gefaltet auf den Kopf legen:

- beide Ellbogen gleichzeitig nach hinten drücken und den oberen Teil des Brustkorbes mit Hilfe der zur Einatmung dienenden Halsmuskeln heben: einatmen;
- entspannen: ausatmen;
- zehnmal wiederholen.

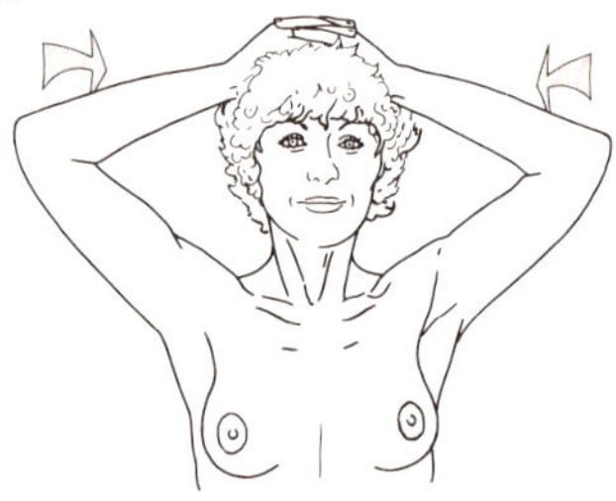

Brustmuskeln

Hände flach auf einen Tisch legen, etwa schulterbreit voneinander entfernt; das Gesäß auf dem Sitz weit nach hinten strecken:

- die Brust über den Tisch senken: ausatmen;
- auf die Hände stützen und gleichzeitig den oberen Teil des Brustkorbes mit Hilfe der Brustmuskeln anschwellen lassen: einatmen;
- zehnmal wiederholen.

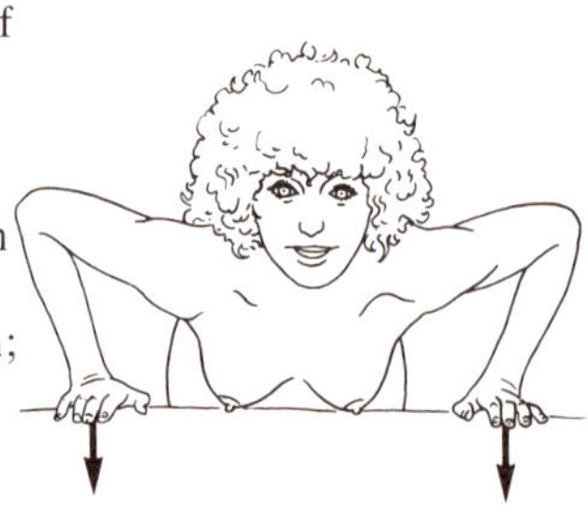

Stärkung

Die folgenden Bewegungen niemals während eines Anfalls anwenden!

1. Bronchialmuskeln ‹spielen› lassen, um die Ausatmung zu verbessern

1. Tief einatmen, dabei den Mund nicht ganz schließen, zwischen den Lippen ausatmen (wie um zu pfeifen)

Hände flach auf die Knie legen:

- nachdem man etwas tiefer als gewöhnlich eingeatmet hat, langsam ausatmen, dabei nach vorn beugen, ohne wieder einzuatmen;
- wenn man mit dem Kopf zwischen den Knien angelangt ist, sämtliche Luft aus den Lungen drücken; übertrieben ausatmen;
- wieder aufrichten, dabei einatmen;
- mehrmals wiederholen.

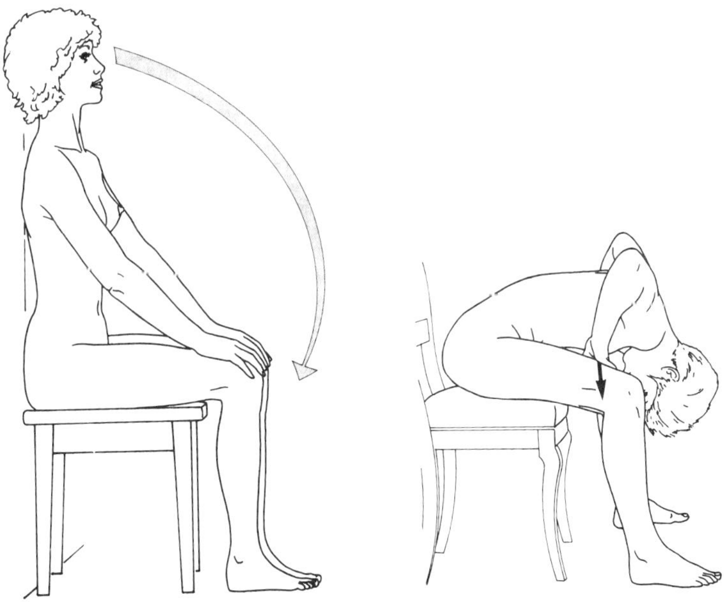

2. Neuerlich tief einatmen. Diesmal abgehackt, mit Unterbrechungen. Mund und Nase hermetisch verschließen, um während der Unterbrechungen keine Luft entweichen zu lassen.

Gleiche Position wie oben:

- nachdem man etwas tiefer als gewöhnlich eingeatmet hat, in kurzen Stößen von einer Sekunde ausatmen, dabei nach jedem Atemstoß Mund und Nase eine Sekunde lang hermetisch verschließen;
- ist man mit dem Kopf zwischen den Knien angelangt, alle Luft aus den Lungen drücken: übertrieben ausatmen;
- wieder aufrichten: einatmen;
- mehrmals wiederholen.

3. Schnelle Ausatmungsbewegungen (zuletzt ausführen)

Sie vergrößern die Kraft der Bronchialmuskeln beim Ausstoßen der Luft. Gleiche Position wie oben:

- nachdem man etwas tiefer eingeatmet hat, die Luft anhalten, indem man Mund und Kehle (Stimmritze) verschließt; dann die Bauchmuskeln und andere der Ausatmung dienende Muskeln anspannen, um den Druck in Bauch und Lungen zu verstärken (wie beim Stuhlgang), dabei die Luft noch nicht aus den Lungen lassen;
- sobald der Druck stark genug ist, mit einem Ruck den Mund öffnen und die Luft explosionsartig entweichen lassen: Nach vorn beugen, bis der Kopf sich zwischen den Knien befindet, um alle Luft aus den Lungen zu drükken: übertrieben ausatmen;
- wieder aufrichten, dabei einatmen;
- mehrmals wiederholen.

(*Anmerkung:* Diese Bewegungen können zu Hustenanfällen und vorübergehenden Beschwerden führen: in diesem Fall die vorhergehenden Bewegungen wiederholen.)

2. Bronchialmuskeln ‹spielen› lassen, um die Einatmung zu verbessern

1. Tief einatmen, dabei den Mund nicht ganz schließen und die Luft zwischen den Lippen ansaugen (als ob man an einem Strohhalm zöge)

Den Körper weit nach vorn beugen, Kopf zwischen die Knie; Hände auf die Knie:

- nachdem man etwas tiefer als gewöhnlich ausgeatmet hat, langsam zwischen den Lippen einatmen, dabei mit Hilfe der Hände aufrichten; erst ausatmen, wenn man die neutrale sitzende Position erreicht hat;
- hat man diese Position erreicht, so lange wie möglich weiter einatmen, bis die Lungen ganz mit Luft gefüllt sind: übertrieben einatmen;
- dann ausatmen;
- mehrmals wiederholen.

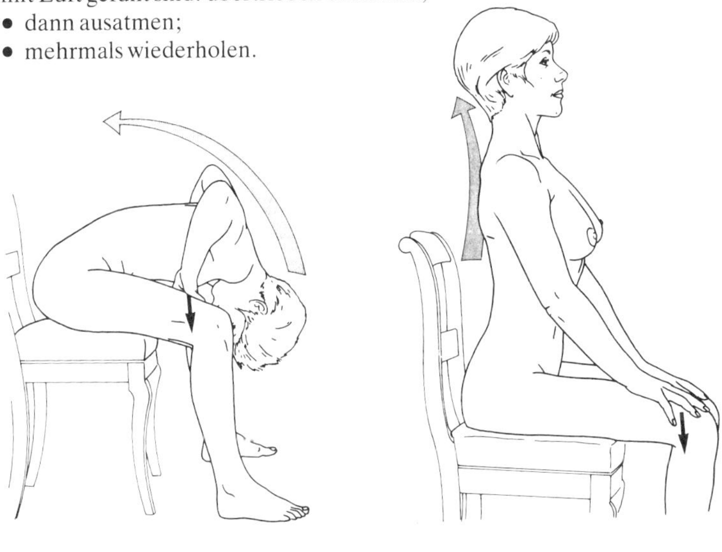

2. Tief einatmen, diesmal jedoch mit Unterbrechungen. Stoßweise einatmen, zwischen den Atemstößen Mund und Nase hermetisch verschließen.

Gleiche Position wie oben:

- nachdem man etwas tiefer als normalerweise ausgeatmet hat, in Stößen von einer Sekunde Dauer einatmen; zwischen den Atemstößen Mund und Nase eine Sekunde lang hermetisch verschließen;

- hat man die neutrale sitzende Position erreicht, so tief einatmen, wie es geht;
- danach ausatmen;
- mehrmals wiederholen.

3. Schnelle Einatmungsbewegungen (zuletzt ausführen)

Zur Verbesserung der Fähigkeit der Bronchien, sich beim Einatmen zu erweitern.
Gleiche Position wie oben:

- nachdem man etwas tiefer als gewöhnlich ausgeatmet hat, Mund und Kehle (Stimmritze) hermetisch verschließen; nicht einatmen; aufrichten und Luft anhalten (Apnoe);
- um das Gefühl zu verstärken, keine Luft in den Lungen zu haben, den oberen Teil des Brustkorbes mit Hilfe der Halsmuskeln anheben; dabei mit den Händen auf den Knien aufstützen, Arme anspannen;
- sobald das Gefühl, keine Luft zu bekommen, ausreichend spürbar ist, Mund und Kehle schlagartig öffnen und explosionsartig einatmen; Kopf und Rumpf leicht nach hinten neigen, indem man sich auf die Hände stützt, um so tief wie möglich einatmen zu können: übertrieben einatmen;
- danach ausatmen;
- mehrmals wiederholen.

(*Anmerkung:* Diese Übung kann zu Hustenanfällen oder vorübergehenden Beschwerden führen: in diesem Fall die vorige Übung wiederholen.)

3. Die Koordination der Muskeln verbessern

Die Muskeln, die den Brustkorb beim Atmen weiten und zusammenziehen, sind zu oft gespannt, was zu einem asynchronen Funktionieren der Bronchialmuskeln führt, deren Auf-

gabe es ist, die Bronchien zu erweitern und zu verengen. Aus diesem Grund kommt es häufig zu Bronchialkrämpfen.
Bei dieser Übung werden Techniken angewandt, die weiter oben schon beschrieben wurden: Übungen zur Kräftigung der Brustkorbmuskulatur in Verbindung mit Übungen zur Kräftigung der Bronchialmuskeln.

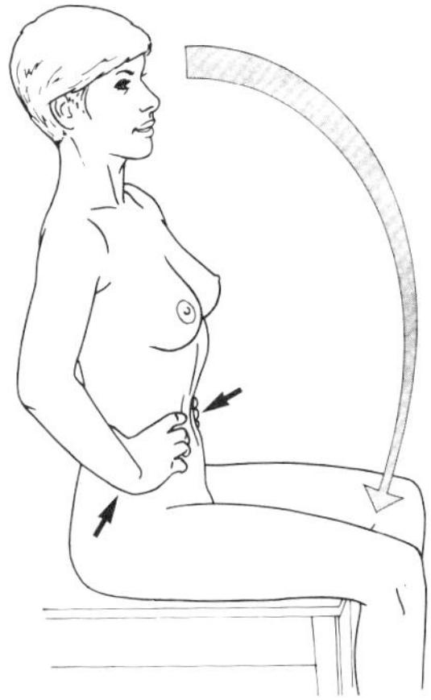

Beispiel für eine kombinierte Ausatmungsübung

Hände auf die Hüften:

- nachdem man etwas tiefer als gewöhnlich eingeatmet hat, langsam ausatmen, dabei nach vorn beugen und die Seiten zusammenpressen, nicht einatmen;
- ist man mit dem Kopf zwischen den Knien angelangt, weiter ausatmen, zur Unterstützung mit den Händen die Seiten zusammenpressen: übertrieben ausatmen;
- aufrichten, dabei einatmen;
- mehrmals wiederholen.

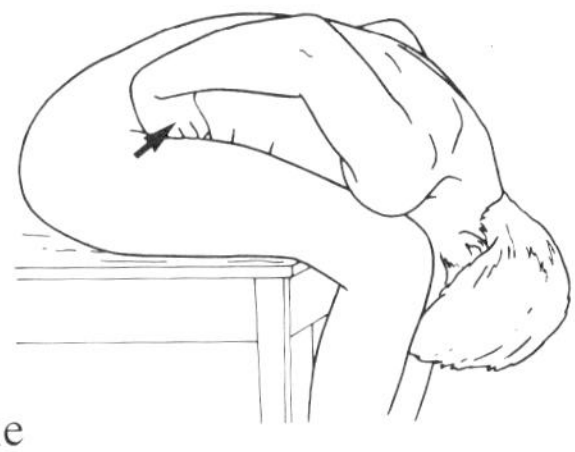

Hände auf die untersten Rippen legen: gleiche Übung.

Mit den Händen die Rippen unter den Achselhöhlen umfassen: gleiche Übung.

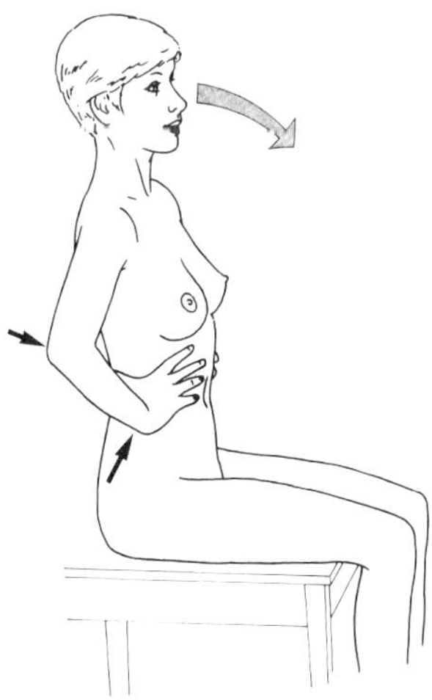

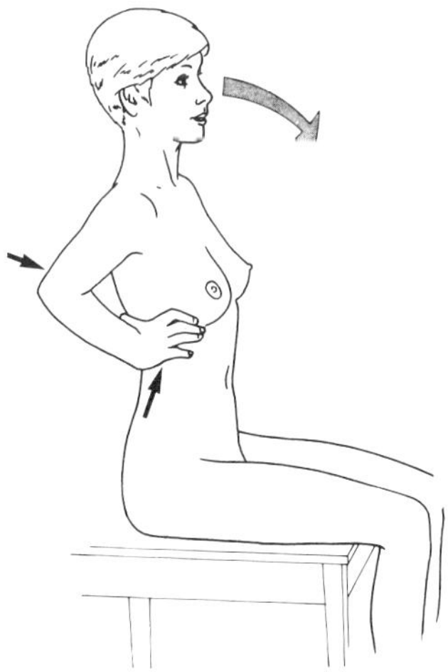

Beispiel für eine kombinierte Einatmungsübung

Hände auf den Rücken, mit der rechten Hand das linke Handgelenk umfassen; Rumpf nach vorn beugen, Kopf zwischen die Beine:

- nachdem man etwas tiefer als gewöhnlich ausgeatmet hat, langsam einatmen, dabei aufrichten und beide Arme gleichzeitig strecken;
- in neutraler, sitzender Position weiter einatmen, dabei zur Unterstützung die Arme nach hinten strecken, wobei sich die Schulterblätter einander nähern: übertrieben einatmen;
- danach ausatmen;
- mehrmals wiederholen.

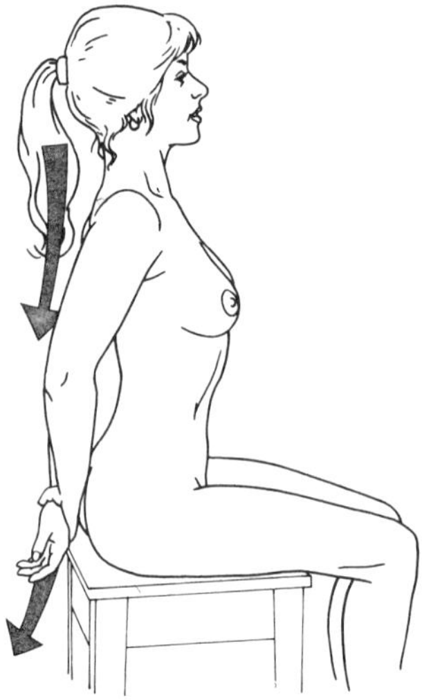

Aus den hier gezeigten Atemübungen kann man weitere zusammenstellen.

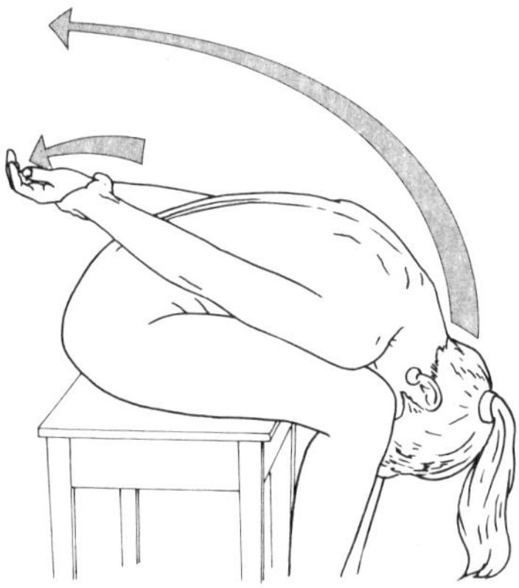

4. Die Durchblutung der für die Atmung zuständigen Nervenstränge verbessern

Vegetative Nervenstränge des Rückens aktivieren

Gesäß zur Wand; Füße an die Wand; Hände auf die Knie:

- gleichzeitig mit den Füßen gegen die Wand und mit den Händen gegen die Knie stemmen, um auf diese Weise die obere Rückenpartie durch das eigene Körpergewicht zusammenzupressen: einatmen;
- einige Sekunden so verharren: normal atmen;
- das Gesäß wieder herunterlassen: ausatmen;
- mehrmals wiederholen.

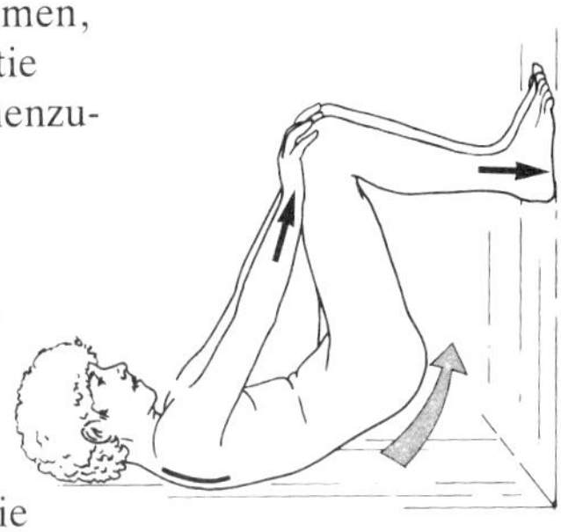

Den Nacken auf eine Stuhllehne legen; die Lehne zu beiden Seiten des Kopfes mit den Händen fassen:

- Ellbogen gleichzeitig nach vorn und nach unten drücken, ohne die Lehne loszulassen, wodurch die oberste Rückenpartie zusammengepreßt wird: ausatmen;
- in dieser Position verharren: oberflächlich atmen;
- den Druck verringern und die Ellbogen in die Ausgangsposition zurückbewegen: einatmen;
- zehnmal wiederholen.

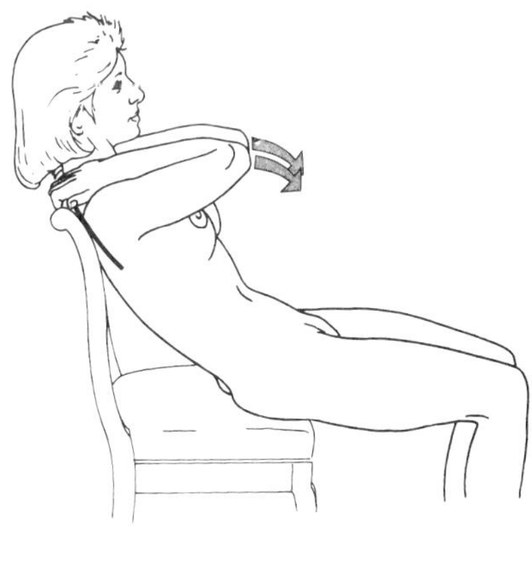

Vordere vegetative Nervenstränge aktivieren

Neutrale liegende Position einnehmen (auf dem Boden); Arme auf der Ebene des Kopfes anwinkeln; Kinn auf den Boden:

- das Kinn heben und mit den Händen aufstützen, um den Körper durchzubiegen und den Brustkorb zu weiten: einatmen;
- sich auf den Boden zurückfallen lassen, um die untere Brustpartie zu stimulieren: ausatmen;
- einige Sekunden auf dem Boden liegenbleiben: normal atmen;
- mehrmals wiederholen.

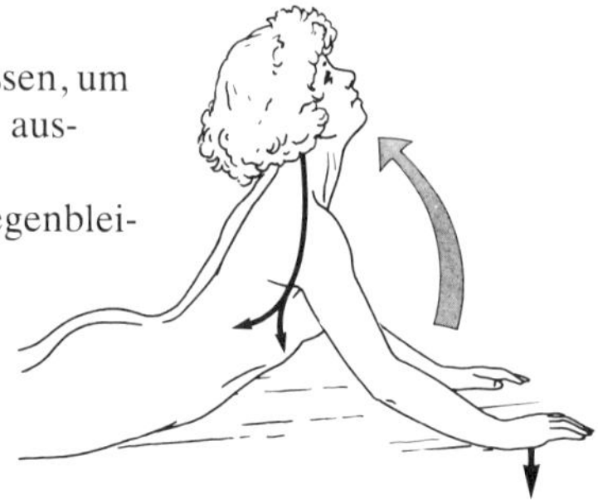

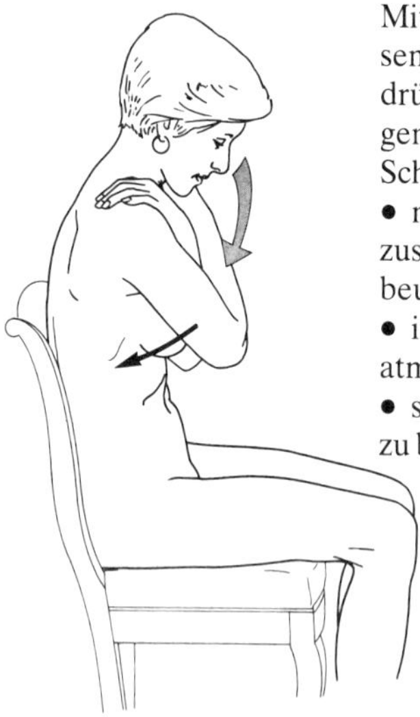

Mit der rechten Hand an die linke Schulter fassen und den rechten Ellbogen gegen die Brust drücken; den linken Arm über den rechten legen und mit der linken Hand an die rechte Schulter fassen; Beine zusammen:

- mit den Ellbogen nach und nach die Brust zusammendrücken, dabei leicht nach vorn beugen: ausatmen;
- in dieser Position verharren: oberflächlich atmen;
- sobald man das Gefühl hat, keine Luft mehr zu bekommen, den Druck allmählich verringern: einatmen;
- zehnmal wiederholen.

Halsnerven, die für das Zwerchfell zuständig sind, aktivieren
Die Zwerchfellnerven sind Halsnerven, die auf der Höhe der mittleren (3. und 4.) Wirbel aus dem Rückenmark austreten: Ein verspannter Nacken reizt diese Nerven und kann eine gute Durchblutung nicht mehr gewährleisten.

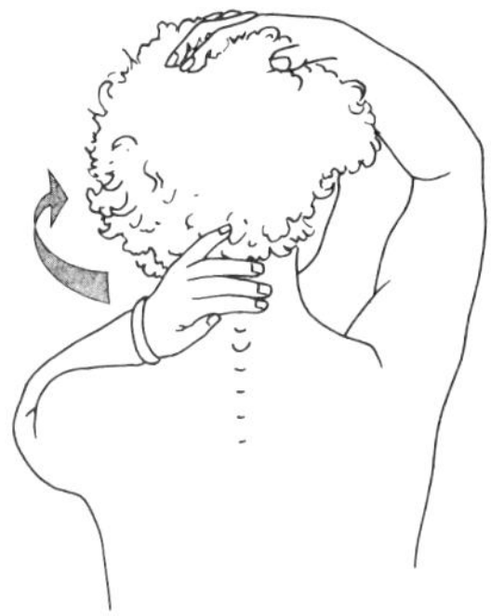

Die rechte Hand flach auf den Kopf legen, mit der linken Hand die Vorsprünge der mittleren Wirbel umfassen:
- den linken Ellbogen senken, wodurch der Nacken sich streckt und der Kopf sich nach rechts dreht: ausatmen;
- den linken Ellbogen wieder heben, um den Kopf in die Ausgangsposition zurückzubringen: einatmen;
- nach einer Folge von zehn Bewegungen die Seite wechseln.

Raucherbeschwerden

Sie beginnen mit den ersten Zügen, die uns zum Husten reizen (Atemreflex). Oft im Schulalter. Wir möchten die Erwachsenen nachahmen, und der «Glimmstengel» hebt unser Ansehen im Freundeskreis. Irgendwann hat man dann auch immer sein Päckchen bei sich, sonst fehlt einem etwas. Es wird zum ständig verfügbaren «Freund». Zur Entspannung und um uns abzureagieren, wenn wir down sind oder uns vor etwas fürchten. Eine zu «schmöken» ist das beste Mittel, um für einige Augenblicke unsere Sorgen zu vergessen.
Ist man zwar Raucher, aber es geht einem gut dabei, so verfolgt man die Kampagnen gegen das Rauchen mit Abstand und nicht ohne eine gewisse Belustigung. Chronische Bronchitis, Herz-Kreislauf-Erkrankungen, Raucherbeine, Bronchial-, Lungen- oder Darmkrebs:

Das trifft sowieso nur die anderen! Tabak? Das muntert auf, entspannt und hilft uns durchzuhalten! Wie übrigens auch Kaffee. Wir denken an Winston Churchill, der auch in fortgeschrittenem Alter noch rauchte, an Gottvalès, der, bevor er an einem Schwimmwettkampf teilnahm, erst einmal seine Zigarette austrat. Oder an jenen anderen, der ... Das Leben, das man «lebt», ist schließlich oft nicht leicht.
Die Bedingungen, unter denen wir wohnen müssen, Schlafstädte, Arbeitsrhythmen, Verkehrsmittel, Konfrontationen zwischen Menschen, Wettbewerb, Arbeitslosigkeit oder die Angst davor, arbeitslos zu werden, Enttäuschungen in der Liebe usw.
Luft, Luft! Wir ersticken physisch und moralisch. Unter diesem Druck haben wir nur einen Wunsch: Zum Auto zu stürzen, zum Motorrad oder ... zur Zigarette. Als eine Art ‹Luftveränderung›.
Wir versuchen zum zigsten Mal, einen neuen Anlauf zu nehmen. Unser gestreßtes Nervensystem fordert unbewußt eine bessere Versorgung mit Sauerstoff. Als Antwort darauf zünden wir uns paradoxerweise eine Zigarette an! Um unseren Atmungsapparat zu umfassenderen, schnelleren Bewegungen anzuregen (Nikotin).
Das ist der Grund dafür, warum die Antiraucherkampagnen in manchen Ländern relativ erfolglos sind. Die Unzulänglichkeit dieses Mittels, die Leute vom Rauchen abzuhalten, kann sogar dazu führen, daß sie zu «härteren» Mitteln greifen, um zu vergessen. Ein Trip von Droge zu Droge. Auf dieser Welt geht alles zu schnell. Das Leben ist ein Marathonlauf, bei dem man sich ständig auf dem «Laufenden»

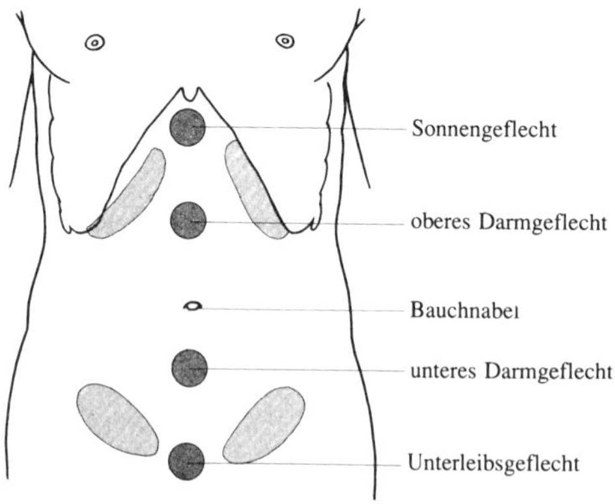

halten muß, um einige Augenblicke lang seine Ruhe zu haben. Um wieder zu Atem zu kommen und gleichzeitig zu sich zu kommen. Werden wir daran denken, unsere Lungen zu einer besseren Sauerstoffaufnahme zu trainieren? Natürlich ohne Rauchen. Dieser lebenswichtige Sauerstoff würde es uns ermöglichen, all unsere täglichen Probleme ruhiger anzugehen.
Um uns das Rauchen ohne große Mühe, Frustrationen oder Entzugserscheinungen abgewöhnen zu können, benötigen wir zunächst – neben allen anderen Mitteln, die der Entwöhnung dienen – Atemübungen sowie Übungen zur Stärkung des Nervensystems.

1. Streßgefühle im Bauch verringern

Wir haben fast ständig das Gefühl, daß unser Bauch gespannt ist. Die folgenden Übungen dienen der Entspannung der Nervengeflechte, insbesondere des Sonnengeflechts und der Regionen unter den Rippen.

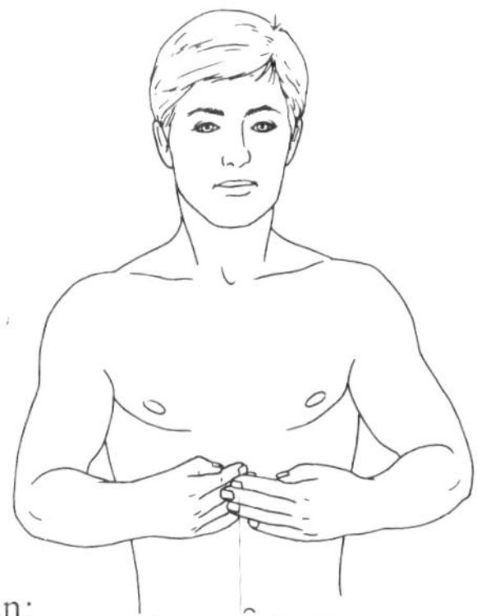

Kompression des Sonnengeflechts
Finger zusammen und unter der Spitze des Brustbeins auf den Oberbauch legen:
- allmählich drücken: ausatmen;
- bei konstantem Druck oberflächlich atmen;
- den Druck allmählich verringern: tief einatmen;
- zehnmal wiederholen;
- bei den anderen Nervengeflechten und empfindlichen Regionen genauso vorgehen;
- bei den Regionen unter den Rippen die Finger krümmen, um leicht unter den rechten und linken Rippen ‹eindringen› zu können.

Am praktischsten ist es, sich dazu hinzusetzen, den Körper nach vorn gebeugt, Kopf zwischen den Beinen, Arme angewinkelt auf den Schenkeln, Finger auf den empfindlichen Regionen oder den Nervengeflechten.

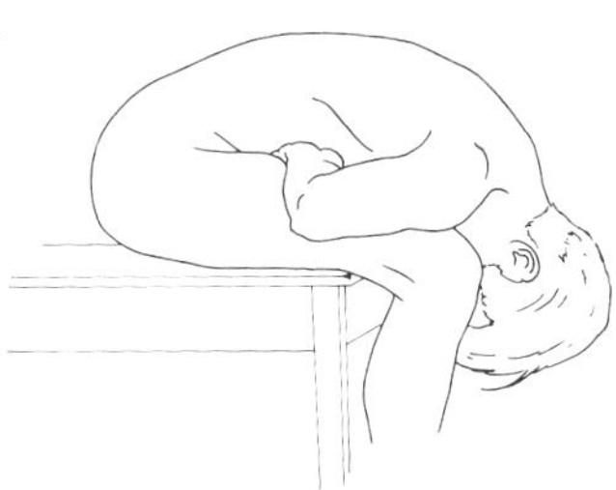

2. Verspannungen an Rücken und Schultern lindern

Mit den Händen in Brusthöhe gegen eine Wand stützen. Arme strecken; Beine gerade und leicht spreizen, die Füße so weit von der Wand entfernt plazieren, daß der Rücken eine Ebene bildet:

- die Brust fallen lassen, dabei die Hände nicht von der Stelle bewegen: einatmen; fühlen, wie es in Armen, Schultern und Rücken zieht;
- den Rücken elastisch in die Ausgangsposition zurückkehren lassen: ausatmen;
- zehnmal wiederholen.

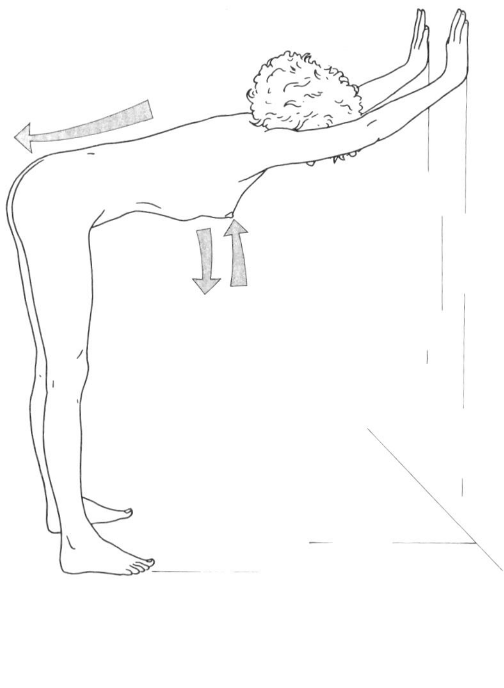

Die Ellbogen angewinkelt auf die Tischkante legen, Hände übereinander, die Stirn auf die Hände legen; auf dem Stuhl so weit nach hinten rücken, daß der Rücken gestreckt ist:

- Ellbogen nach unten und nach hinten drücken: ausatmen;
- den Druck verringern: einatmen;
- zehnmal wiederholen.

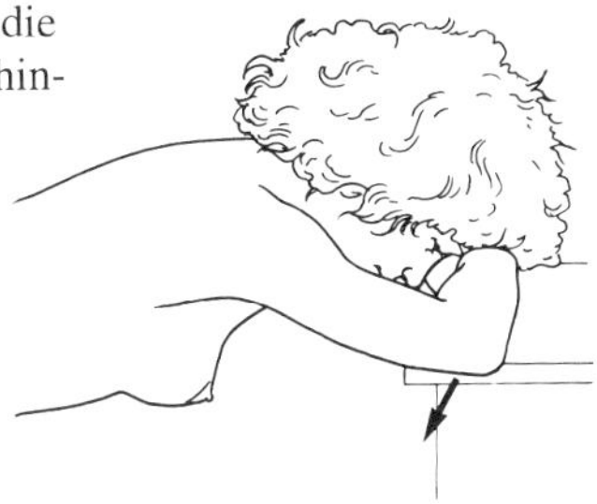

Hinstellen, Gesäß an die Wand, Beine gerade und leicht gespreizt, Füße ungefähr 20 cm von der Wand entfernt; nach vorn beugen, dabei das Gesäß an der Wand lassen, Arme herunterhängen lassen.

- gleichzeitig:
  - den rechten Arm nach links schwingen, die rechte Hand so nah wie möglich über dem Boden;
  - den angewinkelten linken Arm zum Rükken drehen: ausatmen;
- gleichzeitig beide Arme in die Ausgangsposition zurückkehren lassen: einatmen;
- nach einer Folge von zehn Bewegungen die Seite wechseln.

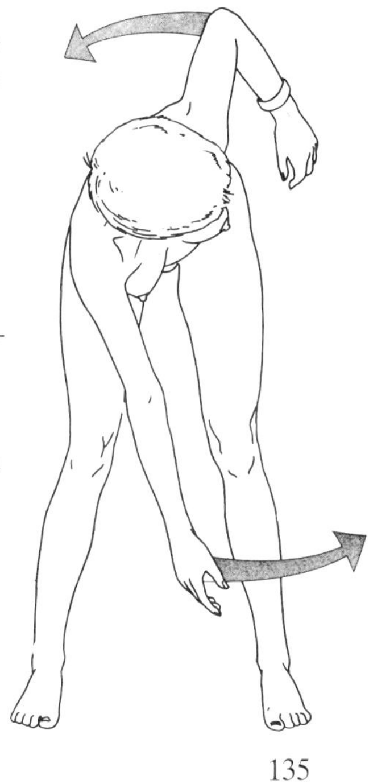

3. Den Nacken entspannen, dort, wo die Zwerchfellnerven liegen

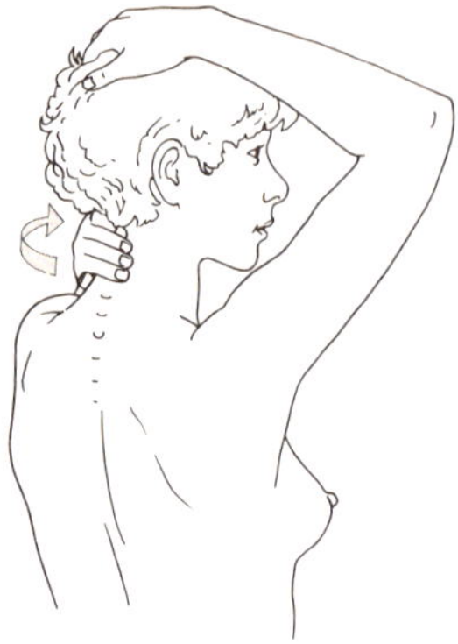

Die rechte Hand flach auf den Kopf legen, mit den Fingern der linken Hand die Vorsprünge der mittleren Nackenwirbel umfassen:

- den linken Ellbogen senken, damit der Nakken sich streckt und der Kopf sich nach rechts dreht: ausatmen;
- den Ellbogen wieder heben und den Kopf dadurch in die Ausgangsposition zurückbringen: einatmen;
- nach einer Folge von zehn Bewegungen die Seite wechseln.

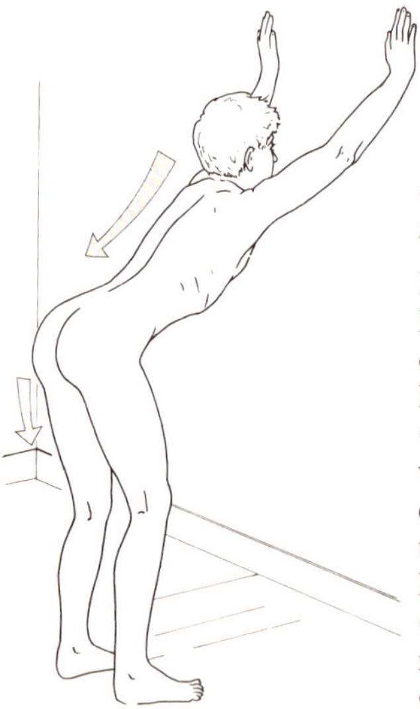

4. Verbesserung der Fähigkeit des Brustkorbs, sich zu weiten

Die Handflächen in Augenhöhe an eine Wand legen, so weit zurücktreten, daß die Füße ca. einen Meter von der Wand entfernt sind, Rükken gerade:

- die Knie leicht beugen, dabei die Stellung von Füßen und Händen nicht verändern: tief einatmen; fühlen, wie es in Armen, Schultern und Rücken zieht; das Kinn heben, um die Einatmung noch zu verbessern;
- die Knie wieder durchdrücken, dabei einen runden Rücken machen: ausatmen;
- zehnmal wiederholen.

Hinsetzen: die linke Hand auf den Sitz legen; den rechten Arm über den Kopf heben:

- die rechte Seite strecken, indem man den rechten Arm weiter nach links streckt: einatmen;
- entspannen: ausatmen;
- langsam und tief einatmen und einige Augenblicke den Atem anhalten;
- nach einer Folge von zehn Bewegungen die Seite wechseln.

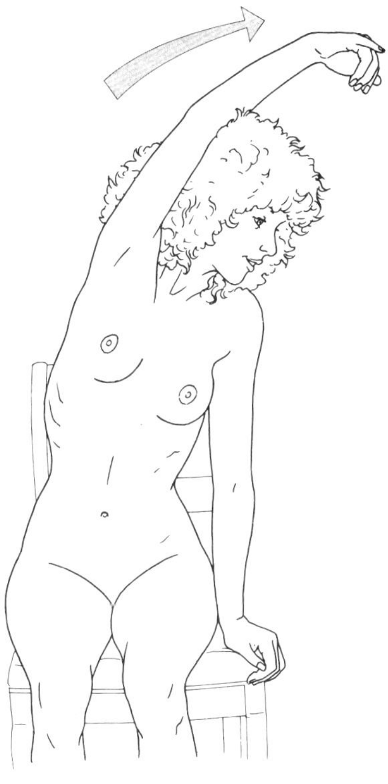

5. Atemübungen

Gewöhnen Sie sich daran, den Atem anzuhalten, indem Sie den Atemstillstand üben:
- nachdem Sie tief eingeatmet haben,
- nachdem Sie tief ausgeatmet haben.

Hände unter den untersten Rippen auf die Seite legen:

- langsam ausatmen, dabei nach vorn beugen und die Seiten mit den Händen zusammenpressen; so tief wie möglich ausatmen und den Atem anhalten, nicht wieder einatmen;
- wieder aufrichten, dabei langsam einatmen; Atem anhalten, nicht wieder ausatmen;
- zehnmal wiederholen;
- ebenso verfahren, jedoch die Hände erst auf die untersten Rippen legen, dann unter die Achselhöhlen.

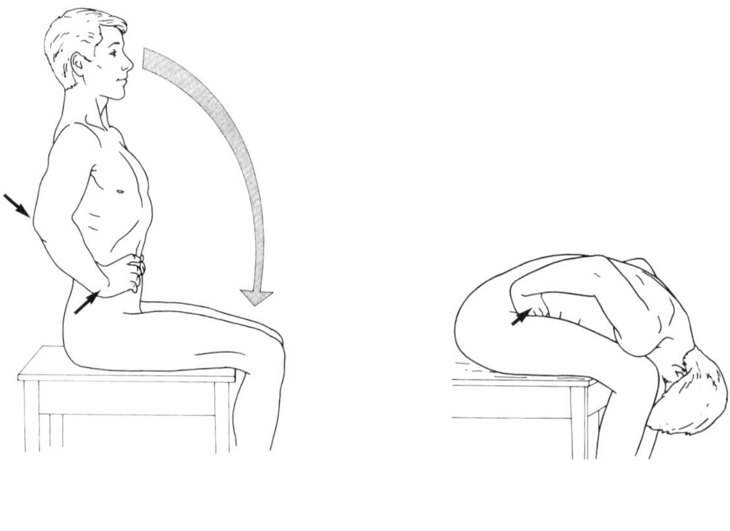

Hände auf den Rücken legen, mit der rechten Hand das linke Handgelenk umfassen, nach vorn beugen, den Kopf zwischen die gespreizten Beine:

- langsam und tief einatmen, dabei aufrichten und die Arme hinter dem Rücken strecken; während man aufrecht sitzt, die Lungen vollständig mit Luft füllen und den Atem anhalten, ohne auszuatmen;
- langsam ausatmen, dabei nach vorn beugen, bis man die Ausgangsposition erreicht hat; Kopf zwischen die Beine, Luft anhalten, nicht einatmen;
- zehnmal wiederholen.

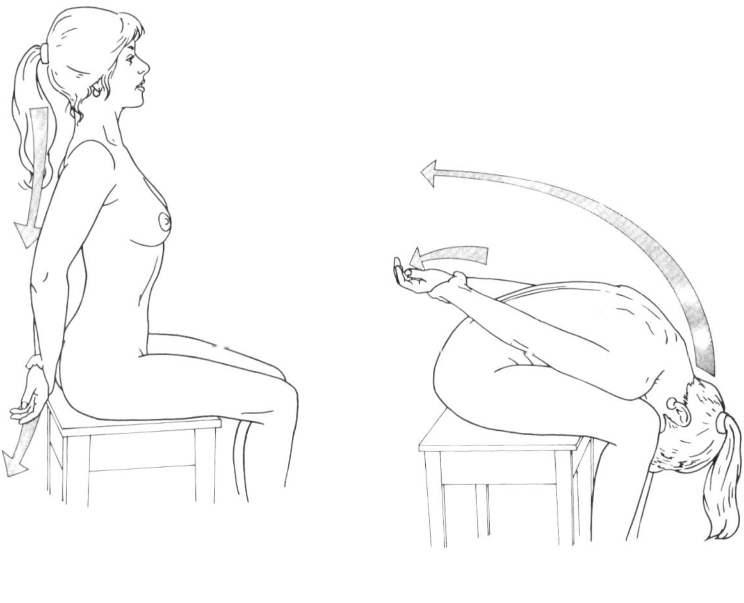

Auf den Boden legen, mit Hilfe von Ellbogen und Händen das Becken heben; Beine locker lassen, das Gewicht nicht zu sehr auf den Nakken verlagern.

- langsam und tief ausatmen, dabei die Beine etwas weiter herunterlassen; einige Augenblicke den Atem anhalten, nicht einatmen; sobald man spürt, daß man Luft holen muß, das Becken wieder auf den Boden herunterlassen und dabei langsam einatmen;
- weiter einatmen, dabei vollständig auf dem Boden ausstrecken; den Atem anhalten, nicht ausatmen;
- zehnmal wiederholen.

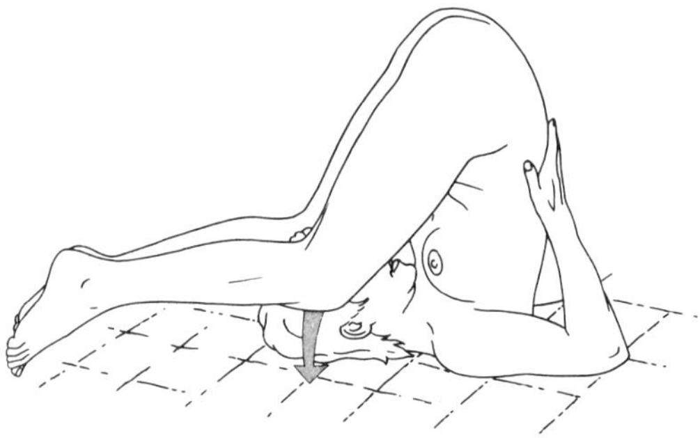

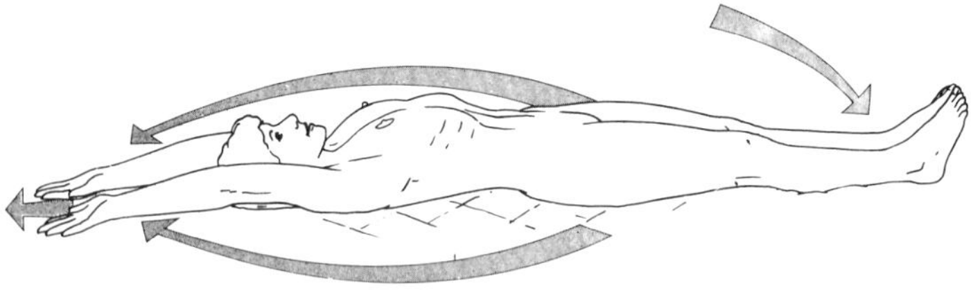

Auf ein Bett, eine Bank oder auf zwei nebeneinandergestellte Stühle legen; die Beine auf dem Bett anwinkeln oder die Füße auf den Boden oder auf einen Bücherstapel stellen, ohne sie allzusehr zu krümmen; die Arme über den Kopf heben und ein Buch oder einen Gegenstand von zwei bis drei Kilo Gewicht in die Hände nehmen; den Nacken auf die Kante des Bettes oder Stuhles legen und den Kopf leicht nach hinten herunterhängen lassen:

- die Bewegung der Hände zum Boden hin übertreiben, Arme locker lassen: tief einatmen; Atem anhalten, nicht ausatmen;
- das Gewicht mit angewinkelten Armen über den Kopf heben, um es auf den Bauch herunterzulassen, dabei langsam ausatmen; Atem anhalten, nicht einatmen;
- zehnmal wiederholen.

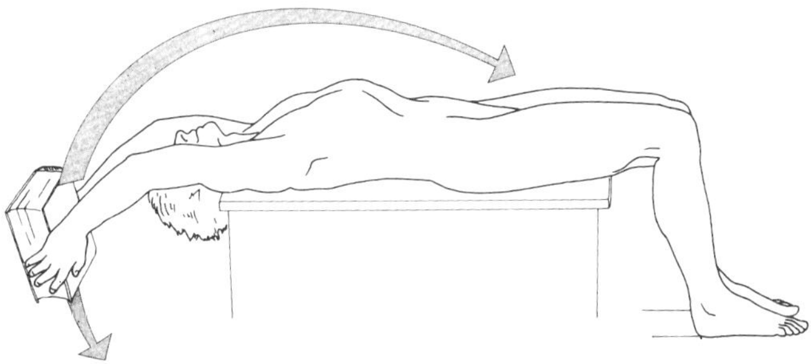

6. Streß abbauen

Siehe *Streß*, S. 234f.

Herzrhythmusstörungen

Extrasystolen

Wir haben das Gefühl, daß unser Herz vergessen hätte zu schlagen oder sich zusammenzuziehen, daß es beschlossen hätte, Pausen einzulegen. Die Furcht packt uns, uns wird einen Moment lang schwindlig, und es flimmert uns vor den Augen. Wir begreifen nicht, was passiert. Wir haben uns doch nicht besonders körperlich angestrengt! Wir sind beunruhigt. Zu fühlen, wie das Herz aussetzt, ist so, als ob man spürt, wie der Tod naht.
Diese Herzrhythmusstörungen treten bei ängstlichen oder nervösen Menschen auf, aber auch bei den Liebhabern verschiedener Genußmittel. Sie können auch von Erkrankungen des Verdauungsapparates oder der Atemwege hervorgerufen werden.
Was ist nun geschehen? Extrasystolen werden durch ein vorzeitiges Zusammenziehen des Herzens hervorgerufen, auf das eine kompensatorische Pause folgt, die wir als «Aussetzen» empfinden. Meistens sind diese Störungen nicht auf ein organisches Leiden zurückzuführen. Es ist beruhigend festzustellen, daß sie während einer körperlichen Anstrengung verschwinden. Treten sie allerdings während einer körperlichen Anstrengung auf, so deutet dies auf eine Erkrankung des Herzens hin.
Extrasystolen sind im allgemeinen auf eine Störung des vegetativen Nervensystems zurückzuführen. Treten sie wiederholt auf, so können sie ein Gefühl ständiger Beklemmung hervorrufen. In jedem Fall ist jedoch eine ärztliche Kontrolle unerläßlich.

Erleichterung

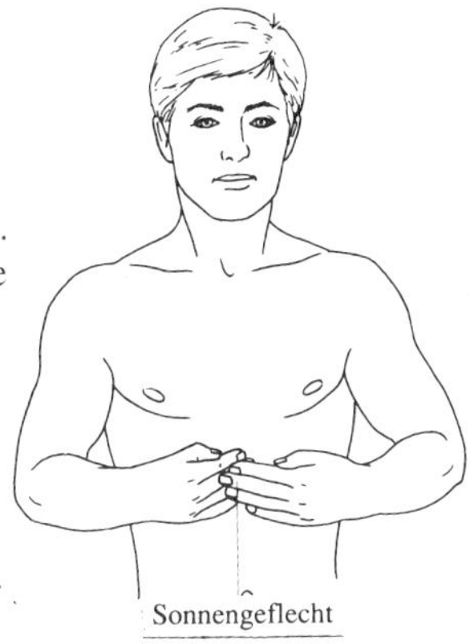

1. Die Verdauung fördern

Blähungen oder Verdauungsstörungen nach einer Mahlzeit führen häufig zu Extrasystolen. Bei Darmkrämpfen oder Blähungen langsame Druckbewegungen anwenden.
Bei zu langsamer Verdauung schnelle Druckbewegungen ausführen. Immer mit den langsamen Bewegungen beginnen.

Kompression des Sonnengeflechts
Finger zusammen und übereinander unter der Spitze des Brustbeins auf den Bauch legen:
- langsam drücken: ausatmen;
- bei konstantem Druck oberflächlich atmen;
- allmählich loslassen: einatmen;
- zehnmal wiederholen.

Kompression der subkostalen Region (unterhalb der Rippen)
Finger gekrümmt unter den rechten Rippen auf den Bauch legen:
- sanft drücken, dabei mit den Fingern unter den Rippen ‹eindringen›: ausatmen;
- bei konstantem Druck oberflächlich atmen;
- allmählich loslassen: einatmen (Leber und Galle werden stimuliert);
- nach einer Folge von zehn Bewegungen die Seite wechseln (Magen). Bei jeder weiteren empfindlichen Stelle am Bauch genauso vorgehen.

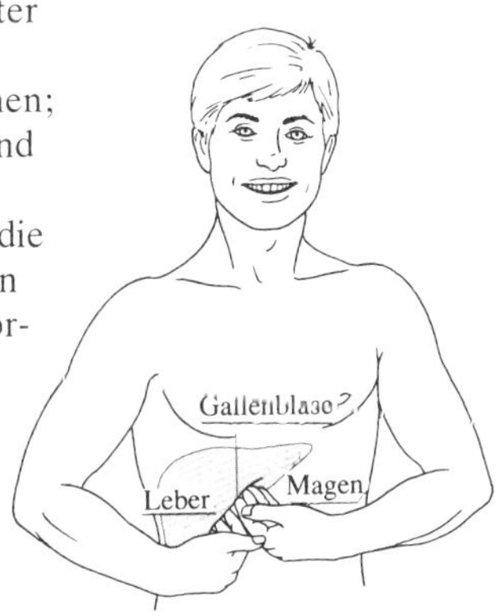

2. Die Atmung verbessern und dem Herzen die Arbeit erleichtern

Diese Übung besteht in einer «Brustkorbmassage», die ein wenig einer äußerlichen Herzmassage gleicht und gleichzeitig der Verbesserung der Atmung dient.

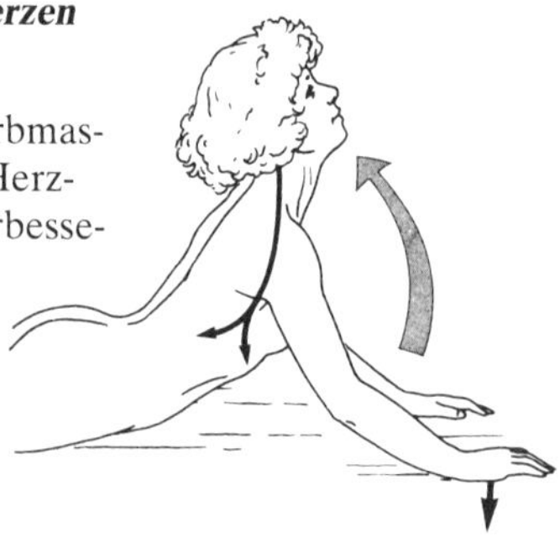

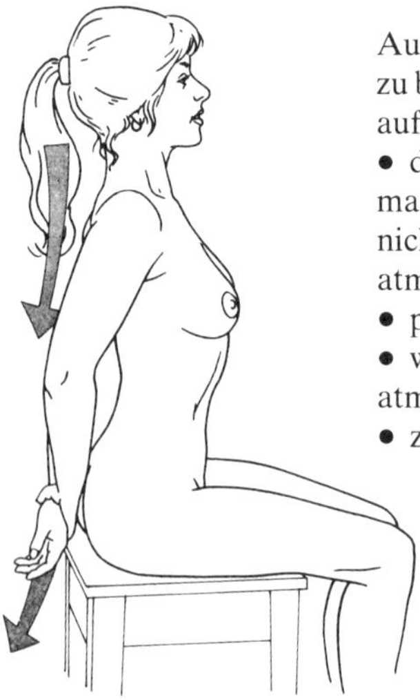

Auf den Boden legen; Arme locker lassen und zu beiden Seiten des Kopfes anwinkeln; Kinn auf den Boden:

- das Kinn langsam zur Decke heben, indem man sich auf die Hände stützt, dabei das Kreuz nicht allzusehr durchdrücken: langsam einatmen;
- pausieren: dabei weiter tief einatmen;
- wieder auf den Boden fallen lassen: ausatmen;
- zehnmal wiederholen.

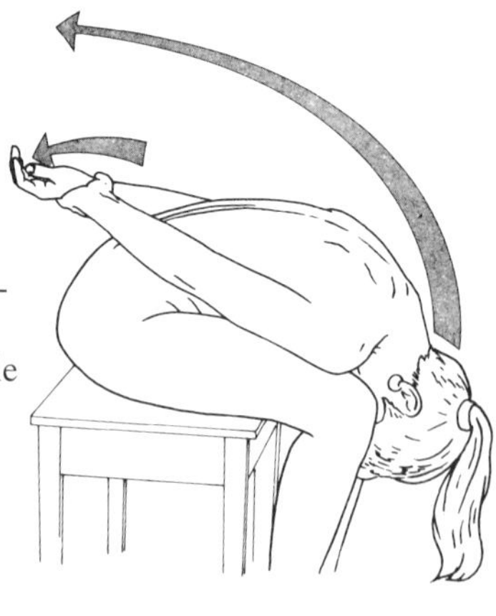

Hände auf den Rücken, mit der rechten Hand das linke Handgelenk umfassen; Brust auf die Knie legen, Beine zusammen:

- langsam und tief einatmen, dabei aufrichten und die Arme hinter dem Rücken strecken; wenn man aufrecht sitzt, so tief wie möglich einatmen und die Luft anhalten;
- die Brust auf die Schenkel zurückfallen lassen, um Druck auszuüben: ausatmen;
- zehnmal wiederholen.

3. Die Durchblutung der vegetativen Nervenstränge des Rückens verbessern

Den Nacken auf die Stuhllehne legen, mit den Händen zu beiden Seiten des Kopfes die Lehne umfassen:

- die Ellbogen nach vorn und nach unten drücken, ohne die Lehne loszulassen, wodurch die oberste Rückenpartie zusammengepreßt wird: ausatmen;
- so verbleiben: oberflächlich atmen;
- den Druck verringern und die Ellbogen wieder heben: einatmen;
- zehnmal wiederholen.

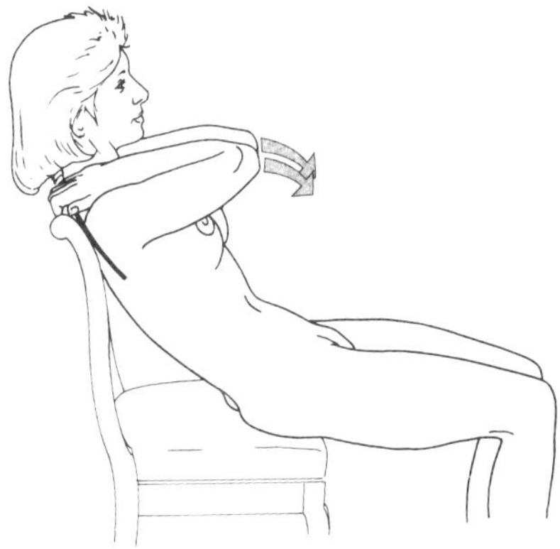

Stärkung

Siehe *Beklemmungen*, S. 229f, und *Streß*, S. 234f.

Herzklopfen

Plötzlich, obwohl wir ganz entspannt sind, fängt unser Herz an zu galoppieren wie ein durchgehendes Pferd. Mehr als hundert Schläge in der Minute. Es wird einem schlecht, und man fühlt sich schwach auf den Beinen. Das Atmen fällt schwer, und man wird von Furcht ergriffen. Selbst wenn man nicht ohnmächtig wird, ist man doch sehr beunruhigt. Dieser Zustand ist nichts Unnatürliches, wenn er während einer schweren oder ungewohnten körperlichen Anstrengung auftritt. Das Herz beantwortet den gestiegenen Energiebedarf, indem es seinen Rhythmus beschleunigt. Im Ruhezustand treten diese Symptome häufig bei Personen auf, die zwar ein gesundes Herz haben, aber empfindsam oder leicht erregbar sind. Auch besondere Streßsituationen (Prüfungen oder Wettbewerbe), ein übermäßiger Konsum von Genußmitteln (Tabak, Kaffee usw.) sowie Blähungen können sie auslösen. Aufgrund von Störungen des vegetativen Nervensystems werden diese Beschwerden häufig durch physische und nervliche Überlastung hervorgerufen. Man sollte jedoch auf jeden Fall Herz und Schilddrüse untersuchen lassen, damit eine eventuelle Erkrankung festgestellt oder behandelt werden kann.

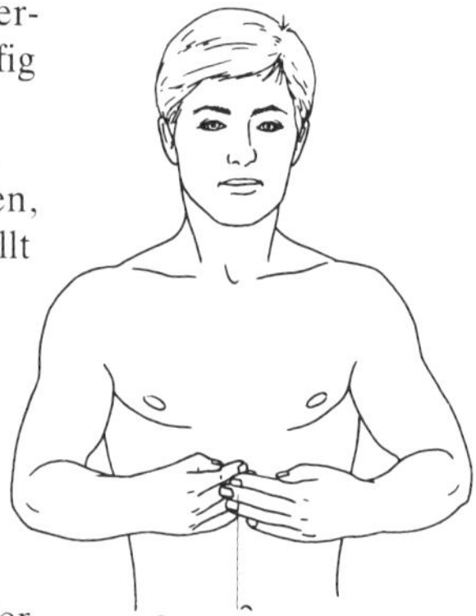

Erleichterung

1. Den Verdauungstrakt beruhigen

Kompression des Sonnengeflechts
Finger zusammen und übereinander unter der Spitze des Brustbeins auf den Bauch legen:

- allmählich drücken: ausatmen;
- einige Sekunden bei konstantem Druck oberflächlich atmen;
- den Druck allmählich verringern: langsam einatmen;
- zehnmal wiederholen.

Kompression der subkostalen Region (unterhalb der Rippen)

Gekrümmte Finger unter die rechten Rippen:

- sachte drücken, dabei mit den Fingern unter den Rippen eindringen: ausatmen (dabei werden Leber, Galle und Dickdarm erreicht);
- einige Augenblicke bei konstantem Druck oberflächlich atmen;
- den Druck allmählich verringern: langsam einatmen;
- nach einer Folge von zehn Bewegungen die Seite wechseln;
- bei allen anderen empfindlichen Stellen des Bauches genauso vorgehen.

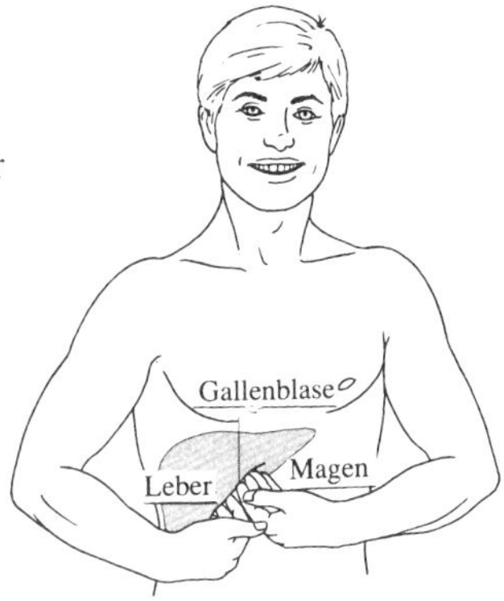

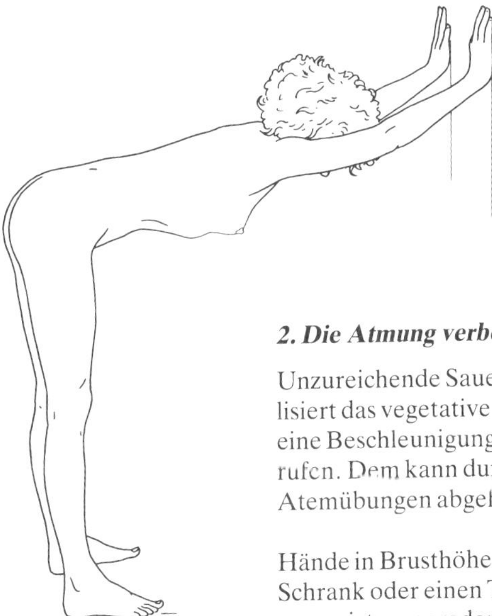

2. Die Atmung verbessern

Unzureichende Sauerstoffversorgung sensibilisiert das vegetative Nervensystem und kann eine Beschleunigung des Herzschlags hervorrufen. Dem kann durch langsame, umfassende Atemübungen abgeholfen werden.

Hände in Brusthöhe gegen eine Wand, einen Schrank oder einen Türrahmen stützen; mit gespreizten, geraden Beinen so weit von der Wand entfernt aufstellen, daß der Rücken eine Ebene bildet:

- Kinn und Kopf nach hinten heben: einatmen und einige Sekunden die Luft anhalten;
- den Kopf wieder senken: kurz ausatmen;
- zehnmal wiederholen.

Bei dieser Übung werden gleichzeitig Schultern und Hände entkrampft.
Hände falten und auf den Kopf legen; Beine zusammen:

- Arme über den Kopf strecken: tief einatmen;
- Handflächen zur Decke drehen, bis in die Finger strecken: weiter einatmen;
- die gefalteten Hände wieder auf den Kopf senken: ausatmen;
- zehnmal wiederholen.

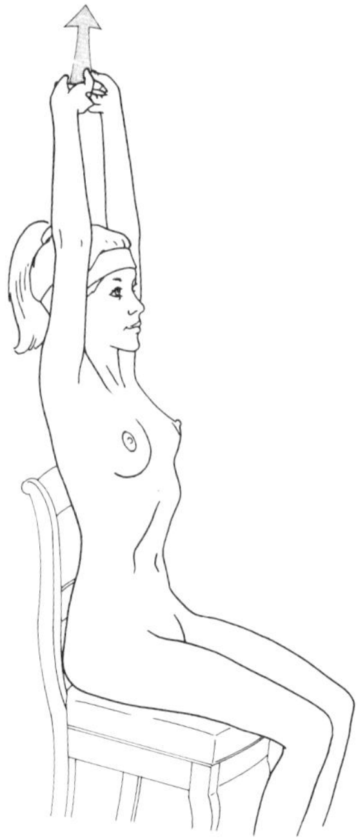

3. Den Herzrhythmus beruhigen

Mit der rechten Hand an die linke Schulter fassen, den rechten Ellbogen gegen die Brust drücken; den angewinkelten linken Arm über den rechten Arm legen, mit der linken Hand die rechte Schulter umfassen, Beine zusammen:

- mit Hilfe der Ellbogen die Brust allmählich zusammenpressen, dabei leicht nach vorn beugen: ausatmen;
- so verharren: oberflächlich atmen;
- sobald man Luft holen muß, den Druck allmählich verringern: einatmen;
- zehnmal wiederholen.

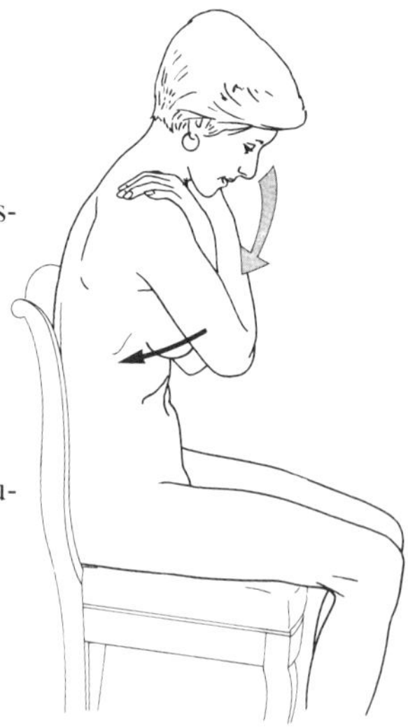

Die folgende Übung nur liegend ausführen, sie kann eine erhebliche Verlangsamung des Herzschlags bewirken.

Fingerspitzen auf den unteren Teil der geschlossenen Augen legen:
- normal atmen;
- sachte und vorsichtig drücken;
- einige Momente den Druck beibehalten;
- loslassen;
- zehnmal wiederholen.

Variante: Statt mit den Fingerspitzen mit den Handflächen drücken.

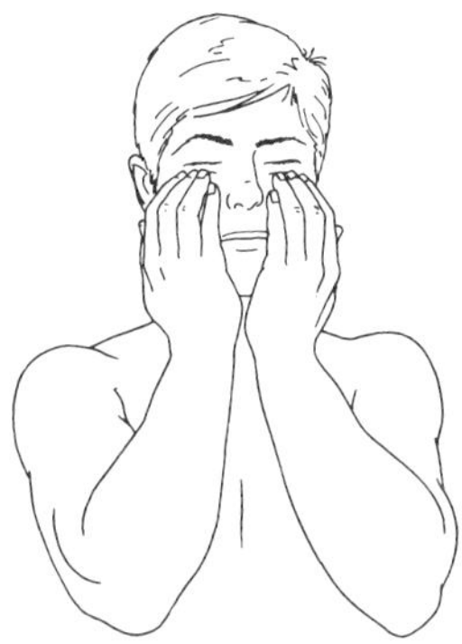

Stärkung

Siehe *Beklemmungen*, S. 229 f, und *Streß*, S. 234 f.

Vasomotorische Kreislauf- und Durchblutungsstörungen

Schwindelgefühl, Ohrensausen

Nach einer großen Anstrengung, einer sehr reichhaltigen Mahlzeit, übermäßiger Konzentration oder einer großen Aufregung wird einem manchmal schwindlig und/oder man hat kurze Zeit Ohrensausen. Dasselbe kann während einer Seereise oder einer Autofahrt auftreten oder durch einen akustischen oder optischen Schock ausgelöst werden. Im allgemeinen geht es schnell vorüber, und der Normalzustand stellt sich wieder ein.
Sehr oft kommt zu diesen Störungen ein Gefühl der Beklemmung hinzu, das einen weiteren auslösenden Faktor darstellt.
Man kann ebenfalls Schwindelgefühle haben, wenn man Hunger hat, unter Schlaflosigkeit oder an zu niedrigem Blutdruck leidet.
Wegen der Risiken, die diese Krankheit birgt, sollte man im allgemeinen jedoch zunächst Bluthochdruck in Betracht ziehen und auf jeden Fall einen Arzt befragen.

Erleichterung

1. Den Verdauungstrakt beruhigen

Man kann z. B. Migräne, Leberbeschwerden oder Gastritis usw. lindern (siehe S. 199f und S. 234f).

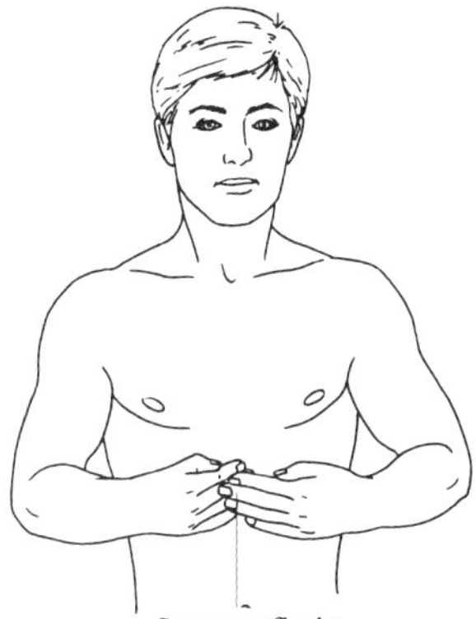

Kompression des Sonnengeflechts
Finger zusammen, unter der Spitze des Brustbeins auf den Oberbauch legen:
- sachte und allmählich drücken: ausatmen;
- einige Augenblicke bei konstantem Druck oberflächlich atmen;
- den Druck allmählich verringern: einatmen;
- zehnmal wiederholen;
- bei allen anderen Geflechten des Bauches genauso verfahren.

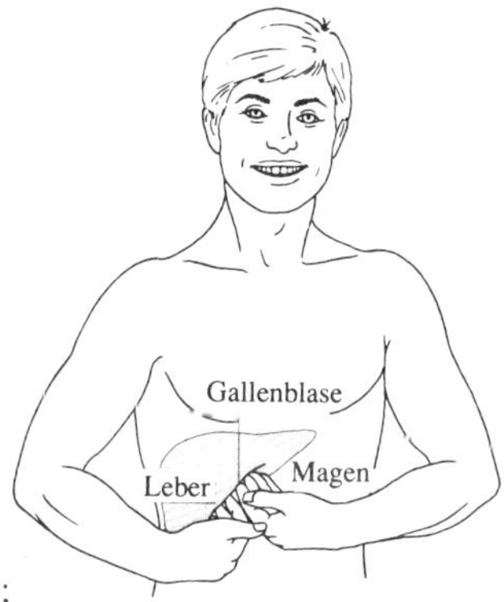

Kompression der subkostalen Region (unterhalb der Rippen)
Gekrümmte Finger unter die rechten Rippen:
- sanft und allmählich drücken, um mit den Fingern unter den Rippen ‹einzudringen›: ausatmen;
- einige Augenblicke bei konstantem Druck oberflächlich atmen;
- den Druck allmählich verringern: einatmen;
- nach einer Folge von zehn Bewegungen die Seite wechseln.

2. Versteifungen und Verspannungen des Nackens lindern

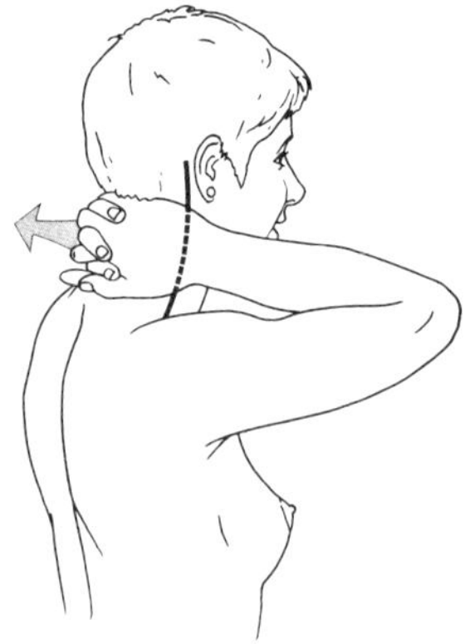

Hände übereinander auf den Nacken legen; Arme locker lassen:

- die hinteren Nackenmuskeln mit den Handflächen zusammenpressen: ausatmen;
- bei konstantem Druck oberflächlich atmen;
- loslassen: einatmen;
- zehnmal wiederholen;
- den ganzen Nacken entlang ebenso verfahren.

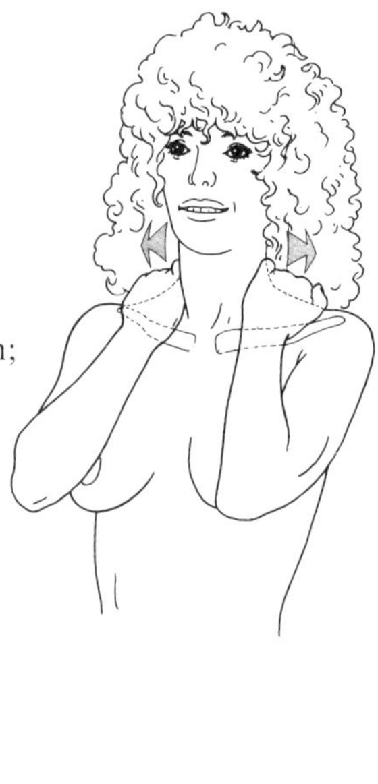

Mit den Händen auf beiden Seiten die Schultern und den Trapezmuskel umfassen:

- auf jeder Seite die Mulde über dem Schulterblatt gegen den Trapezmuskel drücken: ausatmen;
- bei konstantem Druck oberflächlich atmen;
- loslassen: einatmen;
- zehnmal wiederholen.

Weitere Übungen finden Sie unter *Verspannungen an Nacken und Schultern*, S. 79f.

3. Die Durchblutung des Gehirns verbessern

Bei dieser Übung werden die vegetativen Nervenstränge am Hals beeinflußt; ihre Stimulierung bewirkt einen unmittelbaren Blutzustrom im Gesicht und im Kopf, da die Arterien sich erweitern.

Die Handflächen auf die Halsseiten legen:
- leicht nach hinten drücken: ausatmen;
- bei konstantem Druck oberflächlich atmen;
- loslassen: einatmen;
- zehnmal wiederholen.

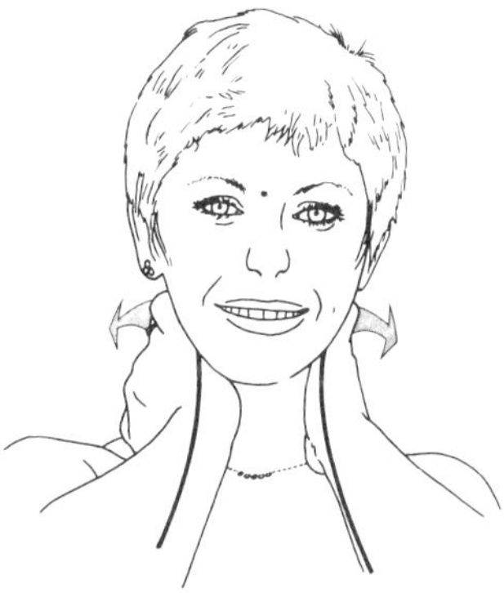

4. Die Atmung verbessern

Unsere Nervenzellen reagieren sehr empfindlich auf eine verminderte Sauerstoffzufuhr. Diesem Zustand sollte abgeholfen werden.

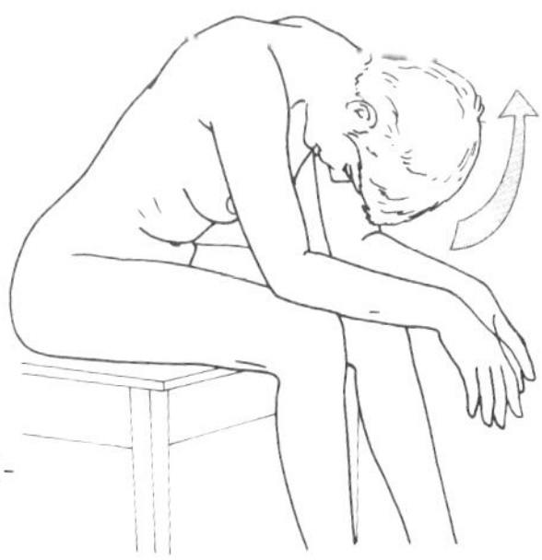

Ellbogen auf die Knie; Kopf hängen lassen; Arme und Hände locker lassen; Beine spreizen:
- Kinn und Kopf nach hinten heben: langsam einatmen;
- ein paar Sekunden die Luft anhalten;
- wieder in die Ausgangsposition zurückkehren, Kopf hängen lassen: ausatmen;
- zehnmal wiederholen.

Hinknien, Gesäß auf die Fersen; Stirn auf den Fußboden; Arme nach vorn strecken:
- einen Arm ausstrecken, dabei das Gesäß auf den Fersen lassen: langsam einatmen;
- den Arm entspannen und elastisch in die Ausgangsposition zurückbewegen: ausatmen;
- nach einer Folge von zehn Bewegungen die Seite wechseln.

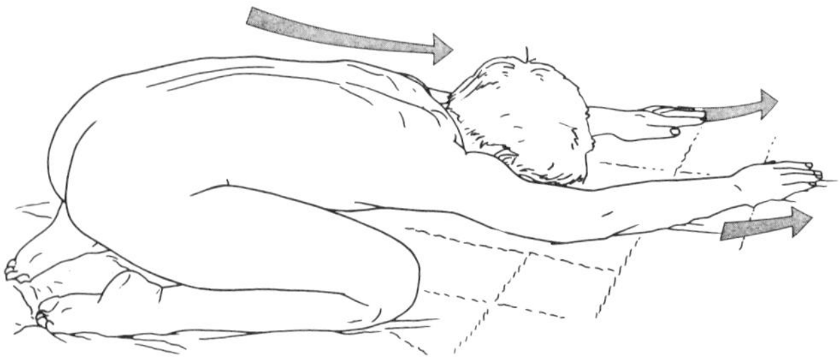

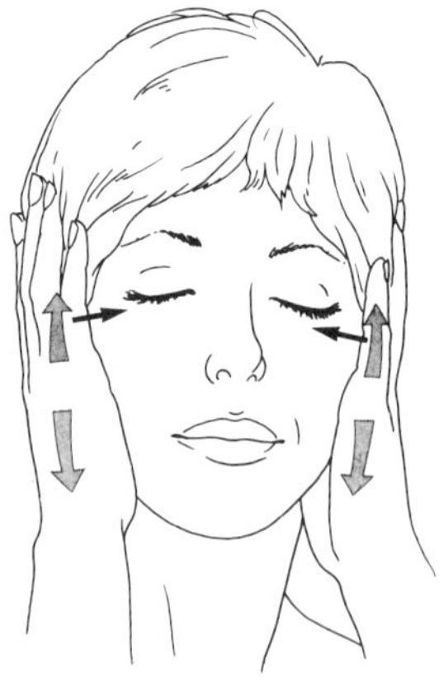

5. Die Reizbarkeit der Ohren herabsetzen

Handflächen auf die Ohren legen, Augen schließen:
- normal atmen:
- Hände die Ohren auf und ab gleiten lassen;
- zehnmal wiederholen.

Häufig sind die Ohren überempfindlich.

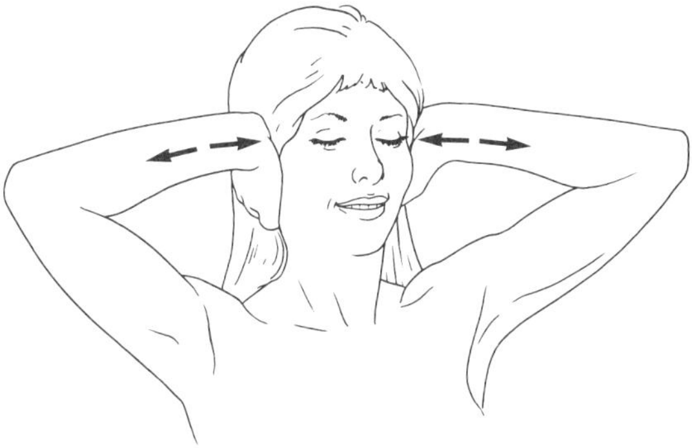

Handflächen auf die Ohren legen, die Finger zeigen nach hinten; Augen schließen:

- die Ohren allmählich zusammenpressen: ausatmen;
- bei konstantem Druck oberflächlich atmen;
- loslassen: einatmen;
- zehnmal wiederholen.

Stärkung

1. Durchblutung des Gehirns steigern (Übung für die Bauchmuskeln)

Füße gegen eine Wand stützen; Knie anwinkeln, so daß sie einen rechten Winkel bilden; Hände auf die Knie legen:

- gleichzeitig die Füße leicht gegen die Wand stemmen und mit Hilfe der Hände den Kopf in Richtung der Knie heben: ausatmen;
- Kopf wieder auf den Boden senken: einatmen;
- nachdem man die Übung mehrmals gemacht hat, auf dem Boden ausruhen und fühlen, wie das Blut zum Kopf strömt.

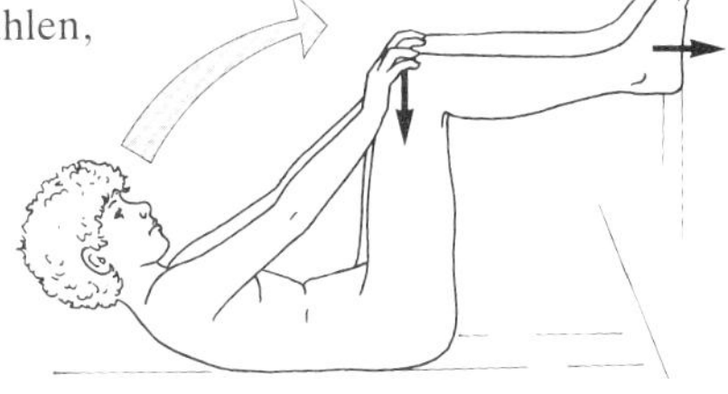

2. Durchblutung des gesamten Nervensystems verbessern

Um ausgeglichen zu sein, muß das gesamte Nervensystem gut durchblutet sein.

Durchblutung des Rückenmarks
Gesäß zur Wand kehren; Füße an die Wand; Hände auf die Knie oder auf die Schenkel legen:

- gleichzeitig mit den Füßen gegen die Wand stemmen und mit den Händen gegen die Knie, um den Körper allmählich vom Kreuz an anzuheben: einatmen;
- bei jedem Anheben des Körpers einatmen, bei jedem Herunterlassen ausatmen;
- auf den ganzen Rücken so einwirken, dann das Gesäß wieder herunterlassen: ausatmen;
- mehrmals wiederholen.

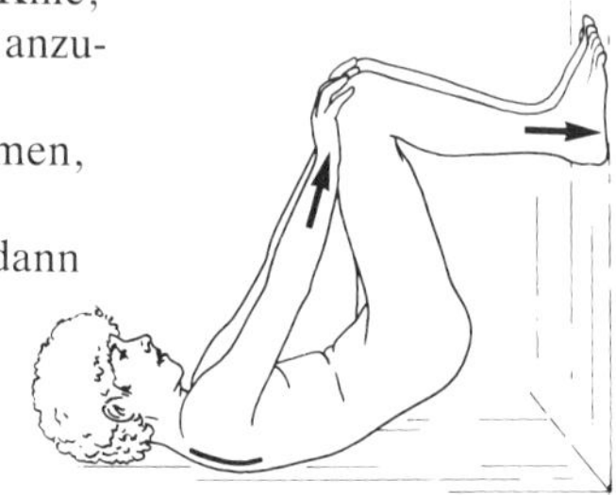

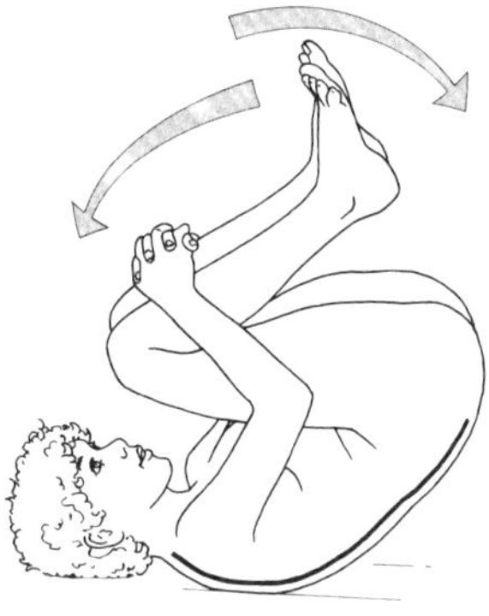

Auf den Rücken legen; Hände oder Arme um die Knie legen:

- nach hinten rollen: ausatmen;
- nach vorn rollen: einatmen;
- über die ganze Länge des Rückens rollen;
- zehnmal wiederholen.

3. Die Atmung verbessern

Mit Hilfe der Ellbogen und der Hände das Becken anheben; Beine locker lassen; das Gewicht nicht zu stark auf den Nacken verlagern:

- in dieser Position einige Sekunden atmen; dann ausatmen und Luft anhalten;
- sobald man wieder Luft holen muß, das Becken wieder auf den Boden herunterlassen, dabei einatmen;
- weiter einatmen, dabei den ganzen Körper auf dem Boden ausstrecken;
- mehrmals wiederholen.

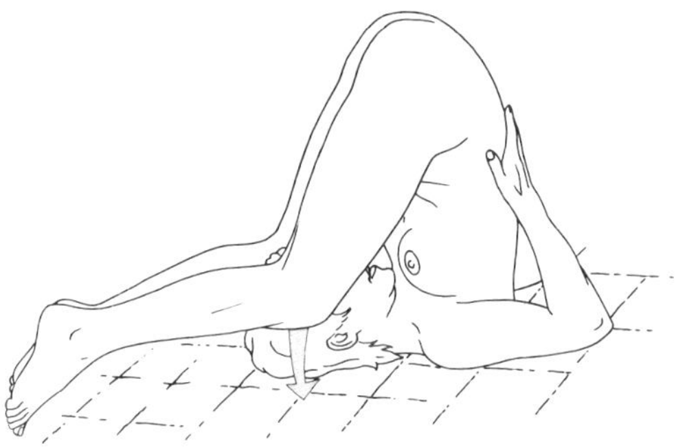

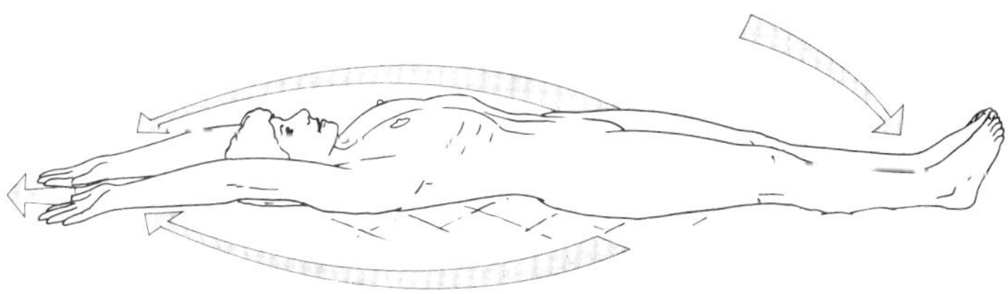

4. Verspannungen an Nacken und Schultern reduzieren

Siehe *Verspannungen an Nacken und Schultern*, S. 79f.

Schweregefühl in den Beinen, Krampfadern

Wer von uns hat nicht schon einmal «schwere» Beine gehabt? Unsere Beine vertragen kaum noch größere Anstrengungen, so sehr sind wir daran gewöhnt, stundenlang im Büro, im Auto, Flugzeug oder Zug oder auch zu Hause vor dem Bildschirm (Fernseher oder Computer) zu sitzen. Wir lassen uns mit Genuß im weichen Sessel nieder, um einen Film anzuschauen, Schallplatten oder Cassetten zu hören, um eine Erfrischung oder eine wohlverdiente Mahlzeit zu uns zu nehmen.
Wundert Sie das? Im Geiste sind wir schließlich ständig ‹unterwegs›: in Berufsangelegenheiten, familiären Sorgen, in Sportsendungen im Fernsehen oder in Abenteuerfilmen. Unsere Beine werden richtig müde davon. Wir spüren sie nicht mehr, oder aber wir spüren sie allzusehr.
Aus dem Schweregefühl werden Krämpfe und schließlich Krampfadern. Dabei leiden wir unter einer unästhetischen Erweiterung der oberflächlichen Venen an den Beinen, wir können nicht mehr lange stehen, und es können Komplikationen auftreten: braune Flecken auf der Haut, Krampfadergeschwüre an den Beinen, schmerzhafte Venenentzündungen (oder Periphlebitis), dort, wo viele Krampfadern sind. Diese gutartigen, oberflächlichen Venenentzündungen können unter Umständen zu Entzündungen der tiefen Venen führen, dabei besteht die Gefahr einer Thrombose oder einer Embolie.
Die Ursache dafür ist ein verlangsamtes Rückströmen des venösen Blutes der Beine zum Herzen. Das Blut des tiefen Venennetzes strömt zum oberflächlichen und läßt es anschwellen: so entstehen Krampfadern.
Das Herz kann sich noch so anstrengen, es kann immer nur die Menge venösen Blutes in

die Arterien pumpen, die es erhält. Gewisse Mechanismen «zusätzlicher Pumparbeit des Herzens» tragen normalerweise dazu bei, das Blut zum Herzen zurückzuleiten und ihm so die Arbeit zu erleichtern. Rhythmisches Zusammenziehen und Entspannen vor allem der Beinmuskeln beim Gehen oder Laufen bewirkt in den Venen Kompression und Dekompression, und durch die Wirkung der Klappen kann das Blut nur in einer Richtung zum Herzen zurückfließen. Beim Einatmen fällt der Druck im Brustkorb ab, während er im Bauch zunimmt; dadurch wird das Blut zum Herzen gesaugt. Beim Ausatmen verringert sich der Druck im Bauch, und das Blut aus den unteren Gliedmaßen wird angesaugt.
Die Venen, die über weniger Muskelfasern verfügen als die Arterien, können sich unter Einwirkung des vegetativen Nervensystems ebenfalls zusammenziehen. Die Wirkung auf das Fußsohlen-Venengeflecht (Rete venosum plantare) beim schnellen Gehen oder Laufen bewirkt einen schnelleren Fluß des venösen Blutes.
Eine gute Grundlage für eine Besserung bildet also ein Training der Beine und der Atemmuskeln.

Erleichterung

1. Das Spiel der Beinmuskeln verbessern

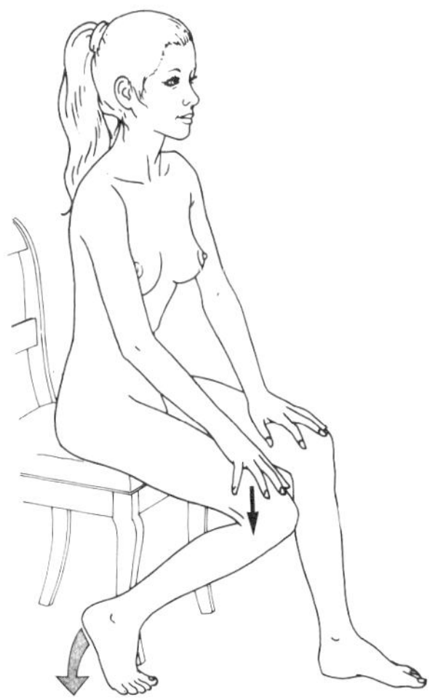

Auf eine Stuhlkante setzen; Hände auf die Knie; den linken Fuß flach auf den Boden stellen; das rechte Knie beugen, rechts auf die Zehenspitzen stellen:

- mit der rechten Hand gegen das Knie stemmen und so versuchen, die rechte Ferse herunterzudrücken: einatmen; fühlen, wie es in der rechten Wade und in der Vorderseite des rechten Beines zieht;
- elastisch in die Ausgangsposition zurückkehren und mit den Zehen gegen den Fußbo-

den stemmen, um die Ferse zu heben: ausatmen; fühlen, wie es in der rechten Wade und in der Vorderseite des Beines zieht;

- nach einer Folge von zehn Bewegungen die Seite wechseln.

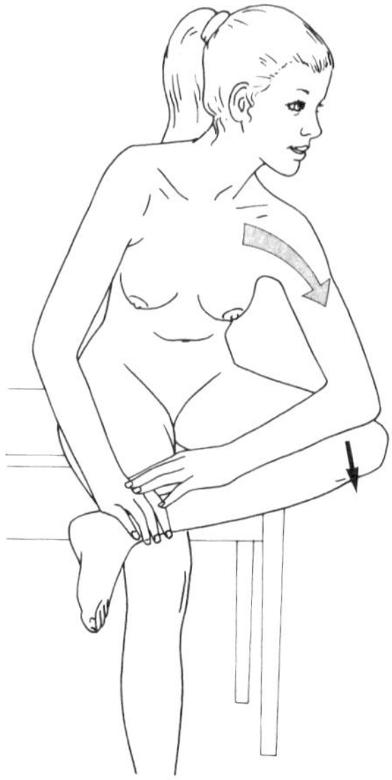

Hinsetzen; den linken Fuß auf das rechte Knie legen; Hände auf das linke Bein:

- den Oberkörper über das linke Knie beugen und mit dem linken Ellbogen gegen das linke Knie stemmen, um es herunterzudrücken: ausatmen; fühlen, wie die Muskeln an der Hinterseite des linken Schenkels (Gesäßmuskeln) sich spannen;
- entspannen: einatmen;
- nach einer Folge von zehn Bewegungen die Seite wechseln.

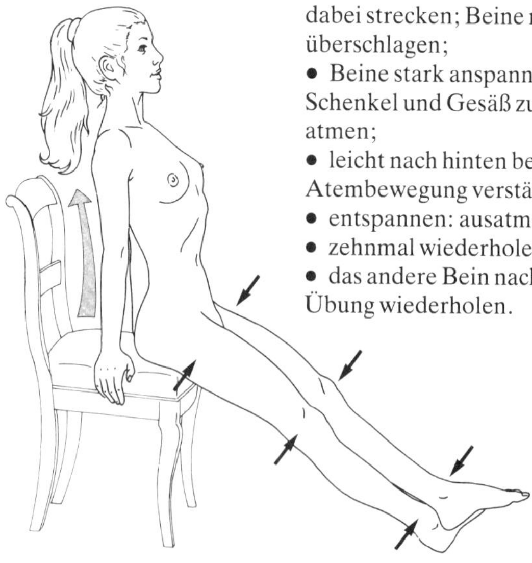

Hinsetzen; Gesäß auf die Stuhlkante; mit den Händen hinter dem Gesäß abstützen, Arme dabei strecken; Beine nach vorn strecken und überschlagen;

- Beine stark anspannen und Füße, Knie, Schenkel und Gesäß zusammenpressen: einatmen;
- leicht nach hinten beugen, wodurch die Atembewegung verstärkt wird;
- entspannen: ausatmen;
- zehnmal wiederholen;
- das andere Bein nach oben legen und die Übung wiederholen.

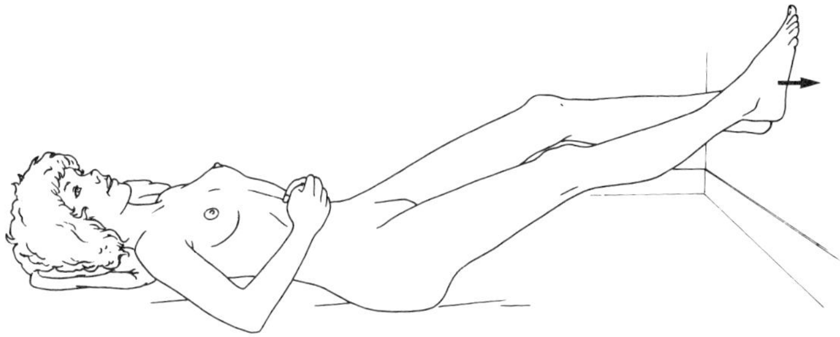

In einiger Entfernung von der Wand auf den Boden legen, Beine leicht anwinkeln und Füße an die Wand; Arme locker auf den Boden oder die Hände auf den Bauch legen:

- erst mit dem einen, dann mit dem anderen Fuß gegen die Wand stemmen;
- zwei, drei Schritte lang einatmen, einen Schritt lang ausatmen;
- wiederholen, so oft man möchte.

2. Die Atmung verbessern

Gesäß an die Wand oder im Abstand von 30 bis 40 cm zur Wand; Hände auf die Knie:

- Knie anwinkeln und anziehen: ausatmen, dabei alle Luft aus den Lungen drücken;
- die Füße an der Wand nach oben gleiten lassen, indem man sich mit den Händen gegen die Knie stemmt, bis die Beine gestreckt sind: so tief wie möglich einatmen, dabei so stark wie möglich mit den Armen gegen die Knie stemmen und das Kinn an die Brust ziehen;
- zehnmal wiederholen.

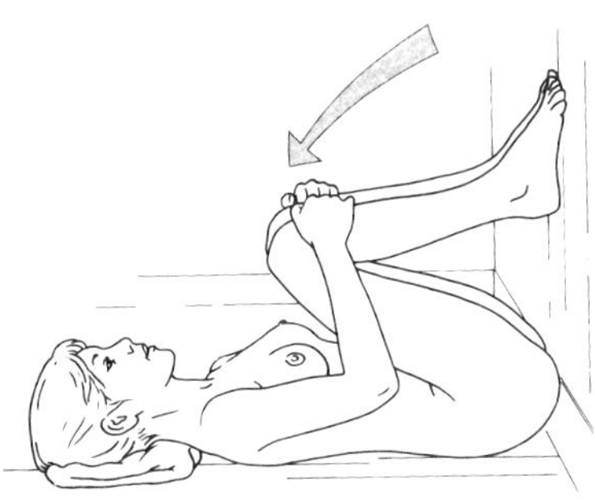

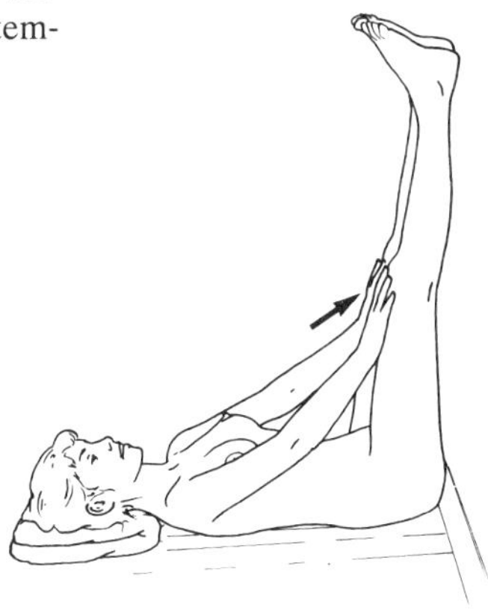

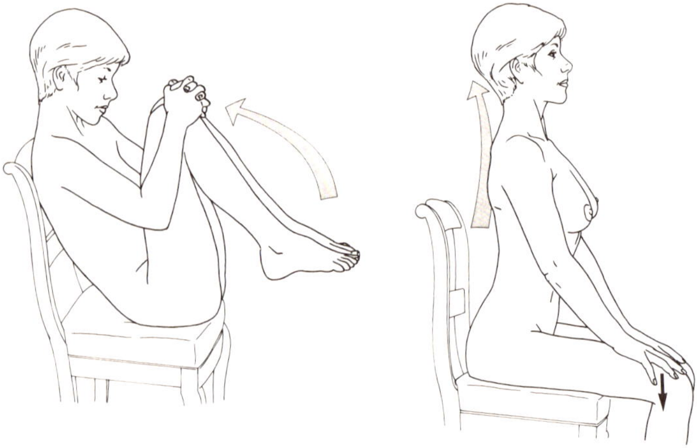

Hinsetzen, das Gesäß dabei auf der Sitzfläche etwas nach vorn schieben; Beine zusammen; Hände auf die Knie;

- die Knie an die Brust ziehen und gegen die Stuhllehne wippen: ausatmen;
- die Füße wieder auf den Boden senken und vollständig aufrichten, dabei mit den gestreckten Armen abstützen und den Nacken strekken: tief einatmen;
- zehnmal wiederholen.

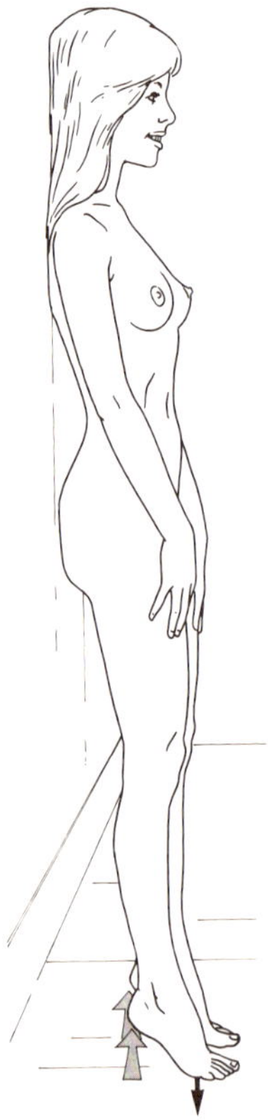

Stärkung

1. Die Muskelarbeit der Beine verbessern

Hinstellen und gegen eine Wand lehnen, um mehr Halt zu haben; Füße in ca. 20 cm Abstand zur Wand, leicht spreizen:

- auf die Zehenspitzen stellen: einatmen;
- sich wieder auf den Boden fallen lassen, dabei den Rücken an der Wand lassen: ausatmen;
- zehnmal wiederholen.

Variante: Auf der Stelle hüpfen:

- zwei, drei Hüpfer lang einatmen;
- einen Hüpfer lang ausatmen;

Variante: Auf der Stelle laufen:
- zwei, drei Schritte lang einatmen;
- einen Schritt lang ausatmen.

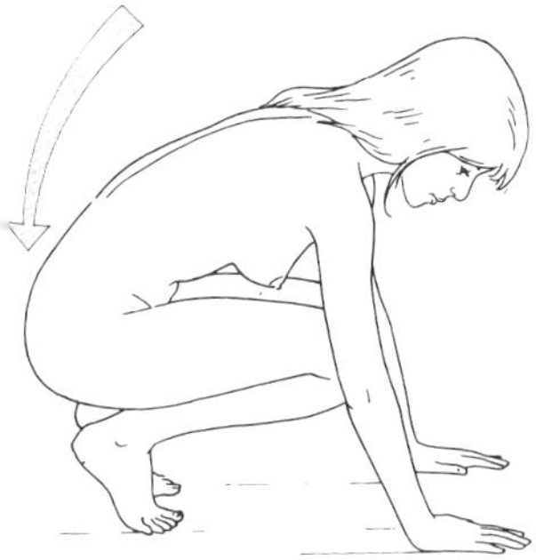

In die Hocke gehen, Hände auf den Boden:
- mit den Füßen hochstemmen, Beine strekken, Hände auf dem Boden lassen: tief einatmen;
- das Gesäß wieder auf die Fersen herunterlassen: ausatmen;
- zehnmal wiederholen.

Variante: Gleiche Übung, jedoch die Hände auf einen Stuhl stützen.

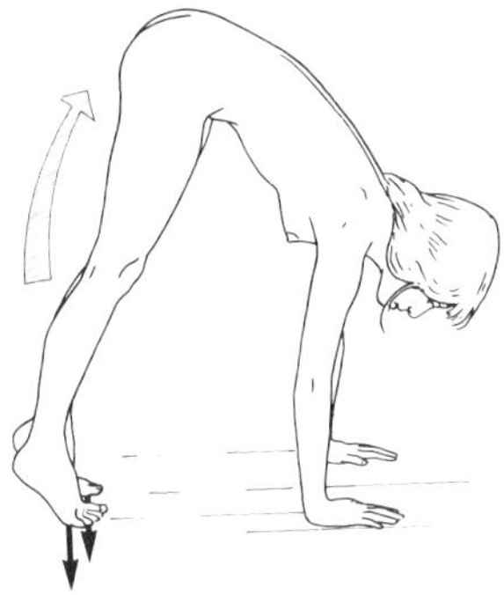

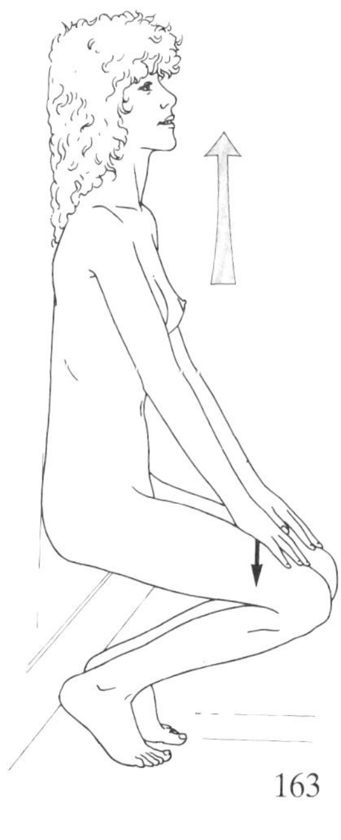

In die Hocke gehen, mit dem Rücken an eine Wand lehnen; Hände auf die Knie:
- mit den Händen hochstemmen, beim Aufrichten den Rücken an der Wand entlanggleiten lassen: tief einatmen;
- den Rücken an der Wand heruntergleiten lassen, bis man wieder die Ausgangsposition einnimmt: ausatmen;
- zehnmal wiederholen.

2. Atmung und Kreislauf aktivieren

Lang auf den Boden legen; Arme an den Körper; Füße an die Wand:

- die gestreckten Arme über den Boden gleiten lassen, dabei langsam einatmen;
- Hände über dem Kopf falten und weiter einatmen, dabei die obere Körperhälfte strekken;
- die angewinkelten Arme und gefalteten Hände über den Kopf heben und vor die Brust senken, dabei langsam ausatmen;
- die Bewegung dazu nutzen, die Bauchmuskeln zu spannen, dabei weiter tief ausatmen und den Kopf in Richtung Knie bewegen;
- wieder auf den Boden legen, Hände loslassen und Arme auf die Seite gleiten lassen, um die Übung zu wiederholen;
- zehnmal wiederholen.

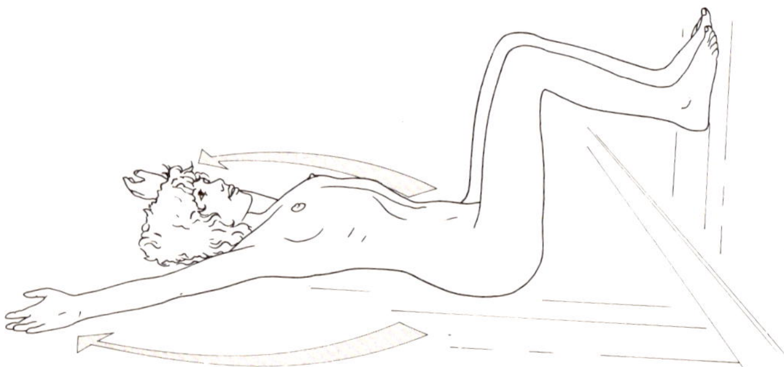

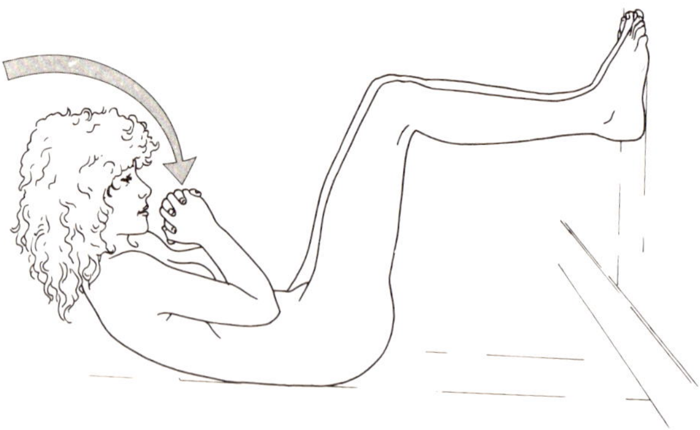

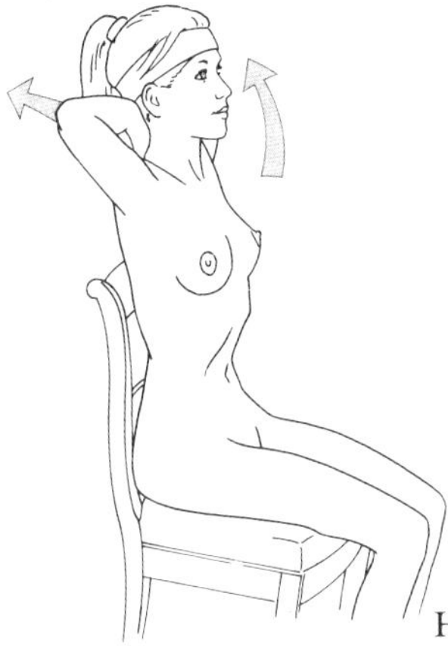

Hände auf den Nacken legen und falten;
Beine zusammen:

- die Ellbogen etwas nach hinten drücken: einatmen;
- Arme strecken, dabei die Handflächen nach oben drehen: weiter einatmen;
- einige Sekunden die Luft anhalten;
- Ellbogen anwinkeln und die Brust zusammendrücken: ausatmen;
- zehnmal wiederholen.

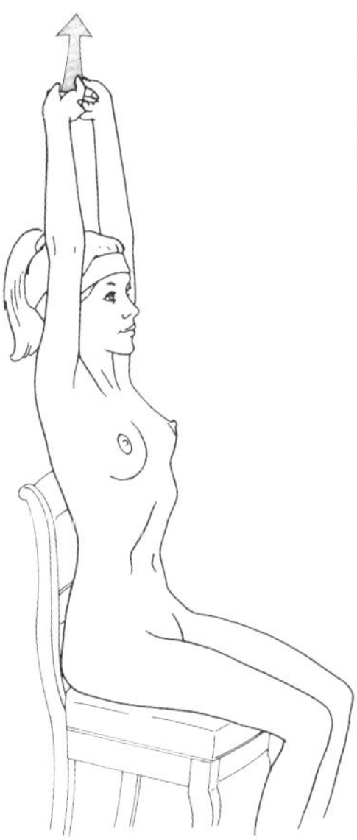

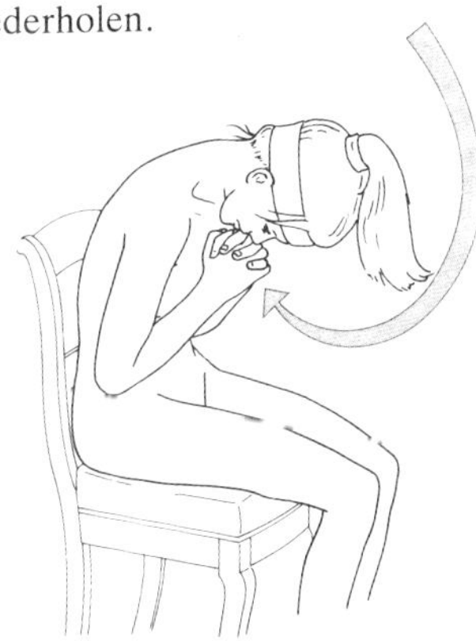

Kribbeln und Gefühllosigkeit in den Fingern

Kälte, eine Aufregung oder die Monatsregel können zum Auftreten derartiger Symptome in den Fingern (manchmal in den Füßen, seltener an Nase und Ohren) führen. Die Gliedmaßen werden weiß, blutleer und beginnen zu schmerzen. Nach einigen Minuten ist es vorbei. Dauert der Anfall länger, ruft die lokale Taubheit Zyanose hervor. Die Finger färben sich blau und schwellen an, die Schmerzen werden schlimmer. Das Ende des Anfalls kündigt sich durch unerträgliche Schmerzen an, man hat das Gefühl, der Puls rase und man würde mit Nadeln in die Fingerspitzen gestochen. Nach und nach normalisiert sich die Durchblutung, und die Hand nimmt wieder eine normale Farbe an.
Im allgemeinen handelt es sich dabei um unbedeutende Symptome. Sie können jedoch auch Begleiterscheinungen eines Diabetes, eines eingeklemmten Nervs (bei Arthrose der Wirbelsäule oder Periarthritis (Gelenkentzündung) der Schulter) oder einer Blut- oder Nervenkrankheit sein.

Erleichterung

1. Die Durchblutung der vegetativen Nervenstränge der Arme verbessern

Diese Nervenstränge verlaufen vom Hals durch die Schulter zu den Armen.

Auf die vegetativen Nervenstränge des Halses einwirken
Handflächen auf die unteren Halsseiten legen:
- nach hinten drücken: ausatmen;
- bei konstantem Druck oberflächlich atmen;
- loslassen: einatmen;
- zehnmal wiederholen.

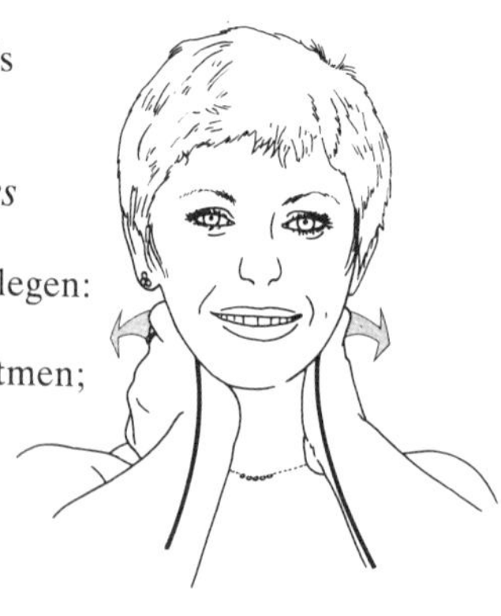

Die rechte Handfläche in die Grube über dem linken Schlüsselbein legen:
- die Grube nach hinten gegen den Trapezmuskel drücken: ausatmen;
- bei konstantem Druck oberflächlich atmen;
- loslassen: einatmen;
- nach einer Folge von zehn Bewegungen die Seite wechseln.

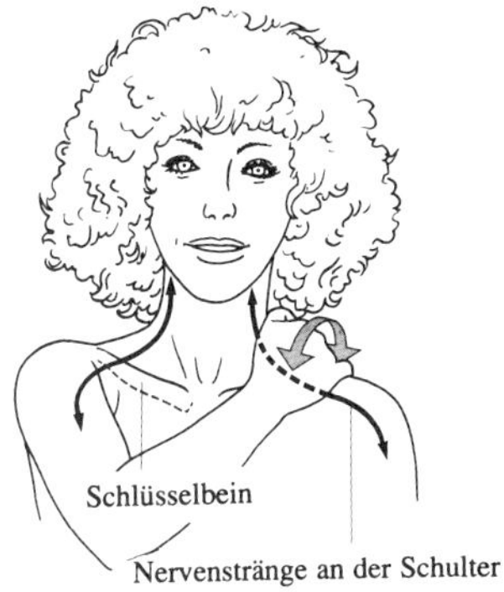

Auf die Nervenstränge des Armes einwirken

Mit der linken Hand unter der rechten Achselhöhle den Arm umspannen; der linke Daumen sucht nach dem Puls der Oberarmschlagader, um die herum sich ein ganzes Nervenbündel gruppiert:
- mit dem linken Daumen dort drücken, wo man den Puls der Ader verspürt: ausatmen; fühlen, wie ein «elektrischer Strom» durch den Arm fließt;
- loslassen: einatmen;
- nach einer Folge von zehn Bewegungen die Seite wechseln.

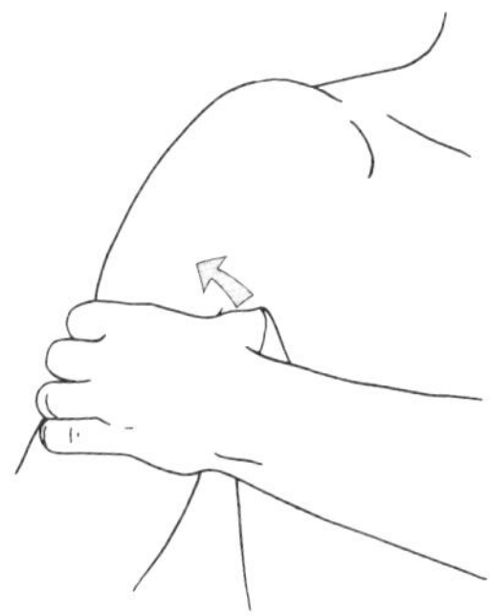

Mit der linken Hand den Arm in der Mitte umspannen, mit dem linken Daumen nach dem Puls der Arterie suchen, um die herum sich ein Nervenbündel gruppiert:
- mit dem linken Daumen dort drücken, wo man den Puls verspürt: ausatmen;
- loslassen: einatmen;
- nach einer Folge von zehn Bewegungen die Seite wechseln.

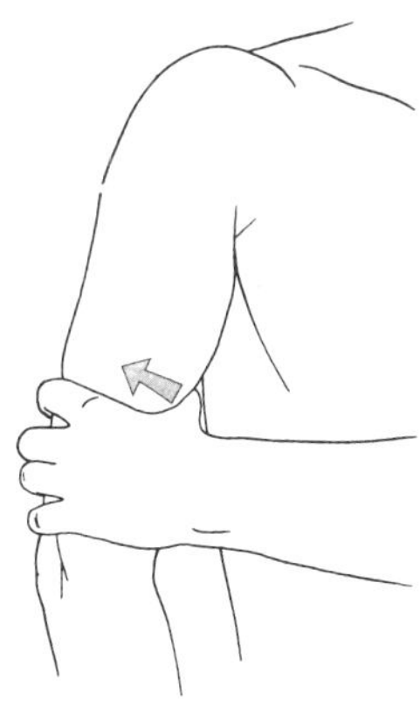

Hinsetzen; mit der linken Hand das rechte Handgelenk umspannen; die Hände auf den rechten oder linken Schenkel legen:
- das rechte Handgelenk zusammenpressen, dabei auf den Schenkel stützen: ausatmen;
- bei konstantem Druck oberflächlich atmen;
- loslassen: einatmen;
- nach einer Folge von zehn Bewegungen die Seite wechseln.

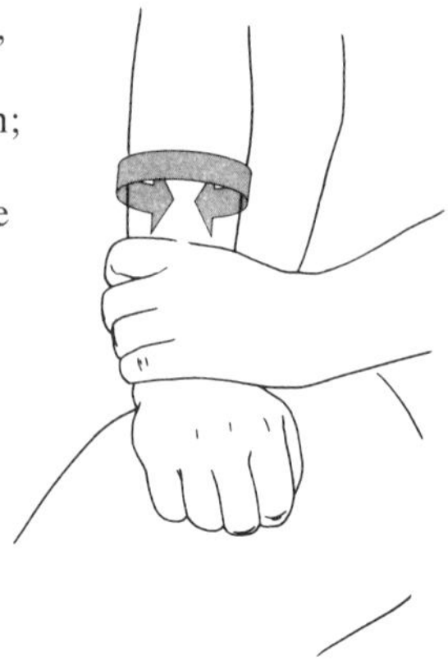

2. Das Spiel der Muskeln verbessern

Den rechten Arm leicht waagerecht nach rechts zur Seite strecken; eine Faust machen:
- die geschlossene Faust um die Achse des Armes nach hinten drehen: einatmen;
- die Faust in die entgegengesetzte Richtung um die Achse des Armes nach vorn drehen: ausatmen;
- nach einer Folge von zehn Bewegungen die Seite wechseln.

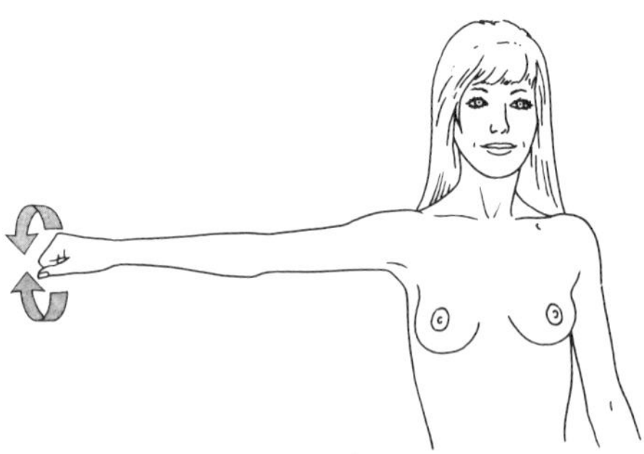

3. Die Atmung verbessern

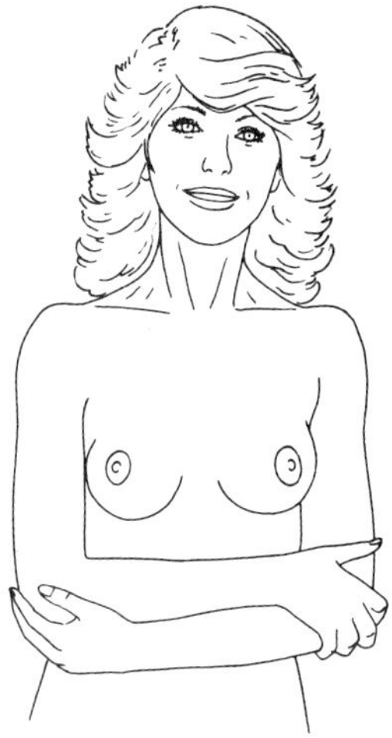

Hinsetzen: mit den Händen die Ellbogen umfassen:

- auf dem Stuhl aufrichten, indem man die Brust mit Hilfe der vorderen Halsmuskeln hebt: einatmen;
- entspannen: ausatmen;
- zehnmal wiederholen.

Stärkung

1. Nacken und Schultern entspannen

Hände über dem Nacken falten; Arme locker lassen:

- mit den Händen die Halsmuskeln zusammendrücken: ausatmen;
- bei konstantem Druck oberflächlich atmen;
- den Griff lockern: einatmen;
- zehnmal wiederholen.

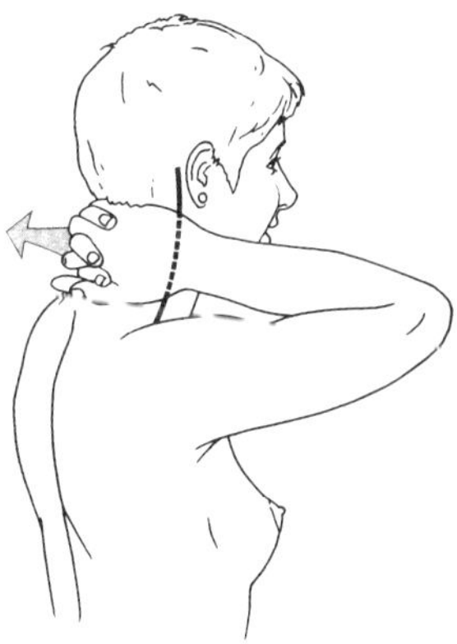

Kopf in neutraler Position; mit der linken Hand um den Nacken fassen, die drei mittleren Finger fassen den Vorsprung der Wirbelsäule; die rechte Hand liegt flach auf dem Kopf:

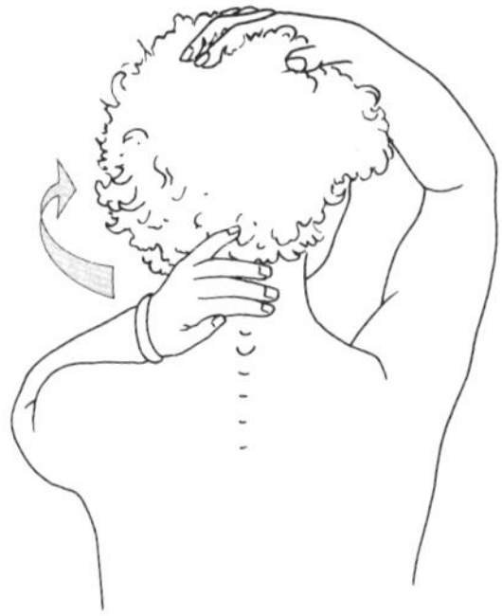

- den linken Ellbogen senken, damit der Nacken sich streckt und der Kopf sich nach rechts dreht: ausatmen;
- den Kopf elastisch wieder zurückdrehen, die Bewegung mit beiden Händen begleiten: einatmen;
- nach einer Folge von zehn Bewegungen die Seite wechseln.

Weitere Übungen siehe unter *Arthrose der Nackenwirbel*, S. 70f, und *Verspannungen an Nacken und Schultern*, S. 79f.

2. Das Spiel der Armmuskeln verbessern

Auf alle viere hinhocken, Arme und Beine strecken, bis man eine stabile Position erreicht hat; das Gewicht gleichmäßig verteilen:
- den Kopf heben und das Becken senken, um das Körpergewicht auf die Arme zu verlagern: ausatmen;
- in die Ausgangsposition zurückkehren: einatmen;
- zehnmal wiederholen.

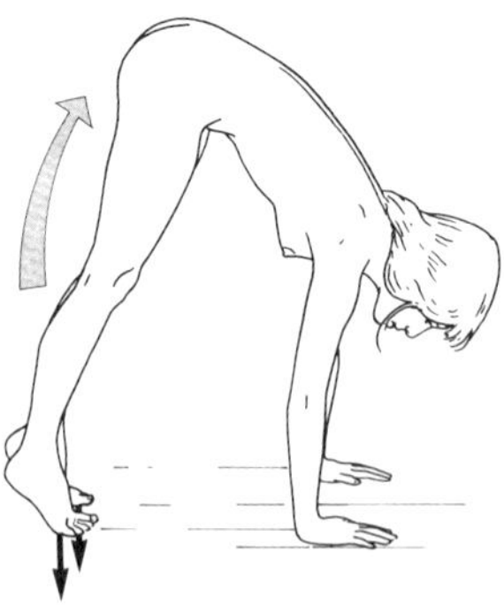

Mit den Händen hinter dem Rücken auf einen Stuhl oder auf ein niedriges Möbelstück stützen; Arme und Beine so anwinkeln, daß das Körpergewicht gleichmäßig verteilt ist:

- mit den Händen gegen den Stuhl stemmen; um sie zu strecken, wenn nötig mit den Füßen nachhelfen: einatmen;
- in die Ausgangsposition zurückkehren: ausatmen;
- zehnmal wiederholen.

Variante: Gleiche Übung mit den Händen auf einem Hocker.

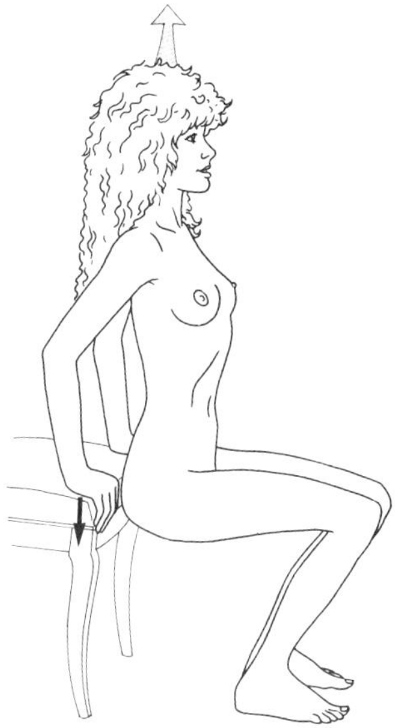

3. Die Atmung stärken

Auf den Boden legen, mit Hilfe der Ellbogen und der Hände das Becken anheben; Beine locker lassen; das Gewicht nicht zu stark auf den Nacken verlagern:

- in dieser Position einige Sekunden lang atmen; danach ausatmen und Luft anhalten (Atempause);
- sobald man Luft holen muß, das Becken wieder auf den Boden herunterlassen, dabei einatmen;
- weiter einatmen, dabei den ganzen Körper auf dem Boden ausstrecken;
- zehnmal wiederholen.

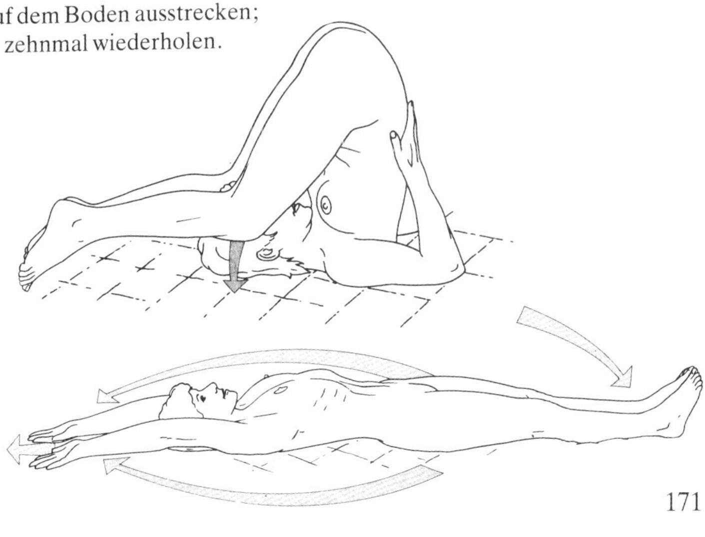

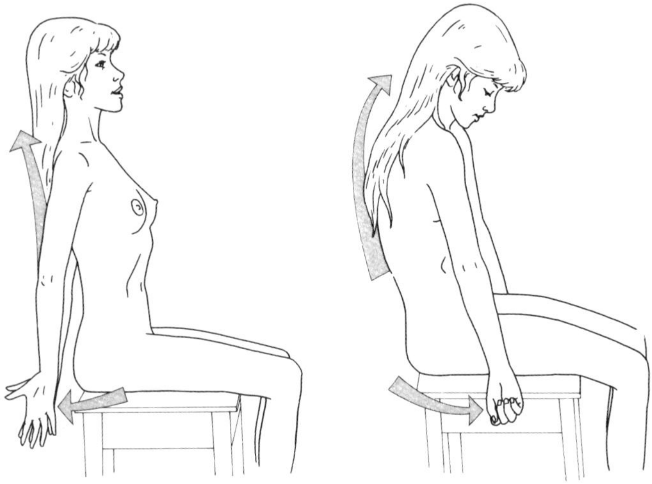

Arme zu beiden Seiten des Hockers herunterhängen lassen:

- die Handflächen nach außen drehen, wodurch der Rücken sich aufrichtet: einatmen;
- eine Faust machen und die Hände wieder nach innen drehen, dadurch wird der Rücken rund: ausatmen;
- zehnmal wiederholen.

Hämorrhoiden

Auch sie sind eine Zivilisationskrankheit. Jeder vierte leidet daran. Verantwortlich dafür sind meistens eine sitzende Lebensweise, Fettleibigkeit und Verstopfung. Sie können jedoch auch von einer Schwangerschaft, einer Bekkengeschwulst, einer Erkrankung des Herzens oder zu hohem Blutdruck hervorgerufen werden.
Zu reichhaltige Ernährung (Wild, abgehangenes Fleisch, verschiedene Spirituosen) oder langes Sitzen, was bei uns zivilisierten Menschen allzu häufig vorkommt, bewirken ein

Druckgefühl und ein Brennen am Darmausgang. Beim Stuhlgang geht ein wenig rotes Blut mit ab. Danach kann alles wieder in Ordnung sein. Treten diese Störungen wiederholt auf, so entsteht oft eine kleine hervortretende Fleischkugel beim Stuhlgang. Auf lange Sicht bleibt dieser Prolapsus (Gewebevorfall) bestehen, was zu bisweilen starken Schmerzen, lokalem Juckreiz und zu häufigen Blutungen führt.
Hämorrhoiden werden von einer Erweiterung der Hämorrhoidalvenen hervorgerufen, die ihrerseits ihre Ursache in einer Blutstauung haben, die die Venen anschwellen läßt. Das durch die Leber oder von den Beinen hinauffließende venöse Blut kann nur unter Schwierigkeiten zum Herzen zurückgelangen. Am Ende des Verdauungstraktes entstehen Krampfadern.

Die Durchblutung der Venen läßt sich folgendermaßen verbessern:
- durch rhythmische Muskelarbeit der Beine;
- durch Atemübungen; vor allem die Einatmung bewirkt, daß das venöse Blut zum Herzen gesaugt wird;
- durch das vegetative Nervensystem, das ein Zusammenziehen der Muskelfasern der Aderwände bewirkt;
- durch das Venengeflecht unter den Fußsohlen beim Auftreten beim schnellen Gehen oder Laufen;
- durch besseres Abfließen des Blutes aus der Leber, wo es sich allzuoft staut;
- durch einen besseren Stuhlgang.

Erleichterung

1. Durchblutung der Nervenzentren und -stränge der unteren Rückenpartie und des Kreuzbeines verbessern

Die Vorgänge beim Stuhlgang hängen davon ab.

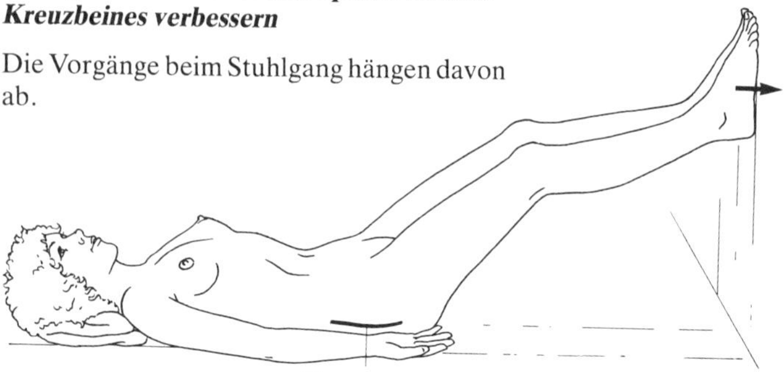

In einiger Entfernung von der Wand auf den Boden legen, so daß die Beine leicht angewinkelt sind, wenn man die Füße an die Wand stellt; Arme locker auf den Boden legen:

- mit beiden Füßen gegen die Wand stemmen: einatmen; den Druck unten am Rücken fühlen; mehr oder weniger stark gegen die Wand stemmen, um den Druck auf Kreuz und Becken zu lenken;
- bei konstantem Druck oberflächlich atmen;
- Beine lockern, Füße dabei nicht bewegen: ausatmen;
- zehnmal wiederholen.

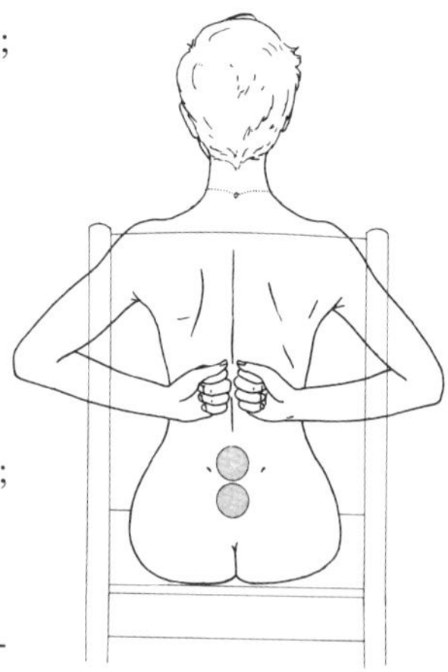

Fäuste auf beiden Seiten unter den letzten Rippen zwischen Rücken und Stuhllehne auf die Lenden legen:

- leicht nach hinten beugen, um die Lenden zusammenzupressen: einatmen;
- bei konstantem Druck oberflächlich atmen;
- wieder leicht nach vorn beugen, um den Druck zu verringern: ausatmen;
- zehnmal wiederholen;
- das gesamte Kreuz entlang so vorgehen, danach die Übung mit einer Hand auf dem Kreuzbein wiederholen.

2. Kräftigend auf die Bauch- und Lendenmuskeln einwirken

Auf diese Art geht man gegen Völlegefühle vor.

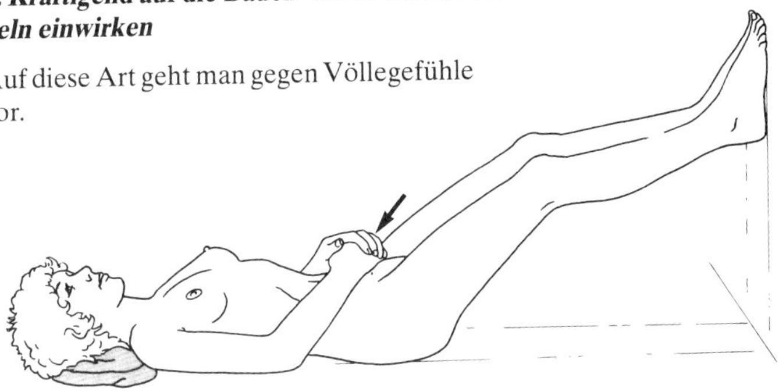

In einiger Entfernung von der Wand auf den Boden legen, so daß die Beine leicht angewinkelt sind, wenn man die Füße an die Wand stellt; die Finger tief auf den Unterleib legen:

- die Lungen langsam aufblähen und gleichzeitig mit den Fingern den Bauch eindrücken und in Richtung Kopf drücken (so als wollte man ihn nach oben schieben);
- einige Augenblicke in dieser Position bei konstantem Druck mit den Lungen oberflächlich atmen;
- allmählich loslassen: ausatmen;
- zehnmal wiederholen, dabei immer auf eine andere Stelle des Unterleibs Druck ausüben.

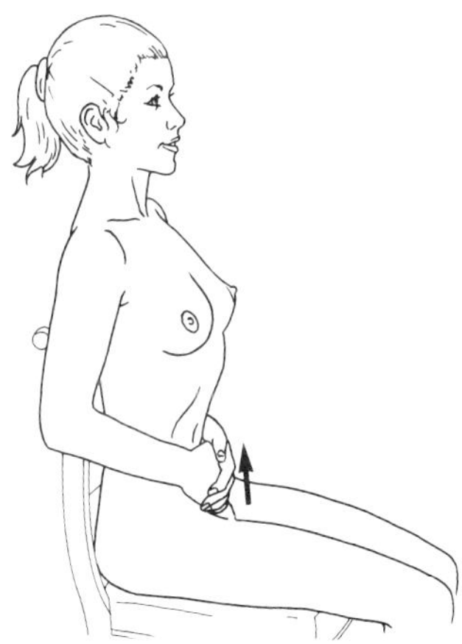

Handflächen auf den Bauch legen; die Finger berühren sich; den Rücken gut anlehnen:

- die Lungen mit Luft füllen, dabei vor allem die vorderen Halsmuskeln benutzen; Kinn einziehen, den Bauch nach oben drücken: einatmen;
- bei konstantem Druck oberflächlich atmen;
- loslassen: ausatmen;
- die Übung zehnmal für den gesamten Unterleib wiederholen.

Auf die seitliche Kante eines Stuhles setzen, so daß die rechte Gesäßhälfte ‹in der Luft› hängt und die linke auf der Sitzfläche ruht; mit der linken Hand auf den Sitz stützen, um das Gleichgewicht zu wahren; den rechten Arm über den Kopf legen.

- gleichzeitig:
  – den rechten Arm nach links strecken;
  – die rechte Gesäßhälfte ins Leere senken: einatmen; fühlen, wie die ganze rechte Seite sich streckt;
- gleichzeitig die rechte Gesäßhälfte heben und den Arm wieder in die Ausgangsposition bringen: ausatmen;
- nach einer Folge von zehn Bewegungen die Seite wechseln.

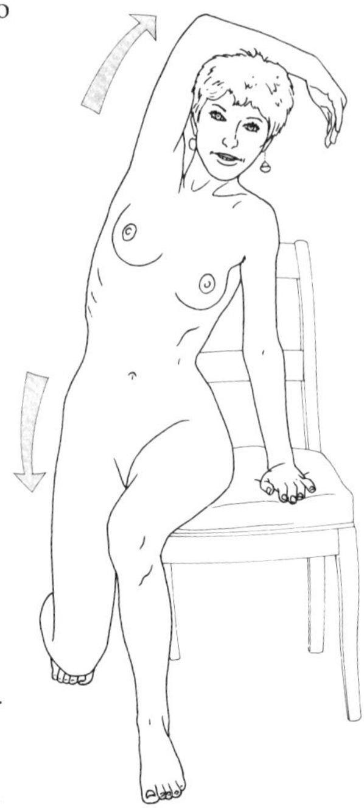

3. Die Atmung verbessern

Wir wollen uns hauptsächlich um die Einatmung kümmern, da sie ein Ansaugen des venösen Blutes zum Herzen bewirkt.

Füße an die Wand oder auf einen Stuhl stellen; Arme am Körper:

- mit den Armen einen Kreisbogen auf dem Boden beschreiben, bis die Hände sich über dem Kopf treffen, dabei langsam mit dem Brustkorb einatmen;
- weiter einatmen, dabei die obere Körperpartie strecken; fühlen, wie der Rücken sich wölbt und wie der Bauch einfällt;
- ganz sachte die angewinkelten Arme (Hände gefaltet) über den Kopf bis vor die Brust senken, und normal, nicht übertrieben tief ausatmen, um den Druck im Bauch nicht zu erhöhen;
- Hände loslassen, Arme über den Boden gleiten lassen, die Übung zehnmal wiederholen.

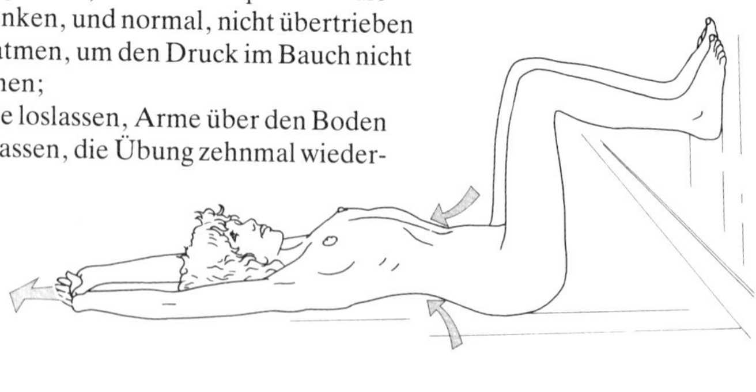

Mit den Händen um die untersten Rippen über den Hüften fassen:

- sanft und allmählich drücken, um die Rippen nicht zu verletzen; langsam und tief ausatmen;
- so lange wie möglich den Atem anhalten – jedoch nicht mit Gewalt;
- loslassen: langsam und tief einatmen;
- einige Augenblicke lang tief einatmen;
- zehnmal wiederholen.

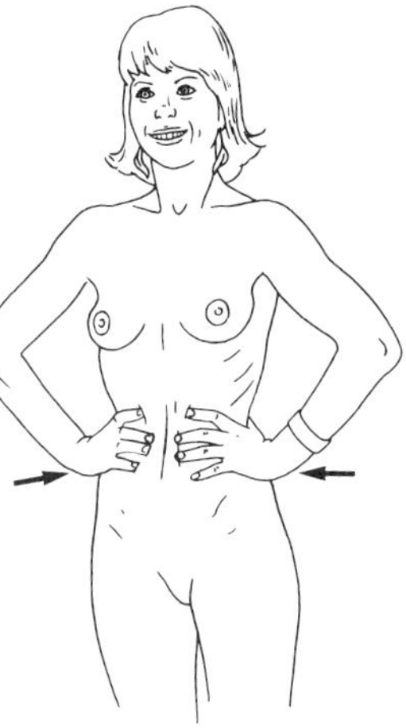

4. Den Blutandrang in der Leber herabmindern

Der Blutandrang in der Leber muß herabgemindert werden, da sich sonst das zum Herzen zurückfließende venöse Blut staut (Pfortadersystem).

Auf den Boden legen und mit Hilfe von Ellbogen und Händen das Becken anheben: Beine locker lassen und anwinkeln; das Gewicht nicht zu stark auf den Nacken verlagern:

- Ausatmen und fühlen, wie der Bauch gegen den Brustkorb drückt; die Füße nähern sich dem Boden;
- ruhig einatmen und fühlen, wie die Füße sich vom Boden entfernen;
- zehnmal wiederholen;

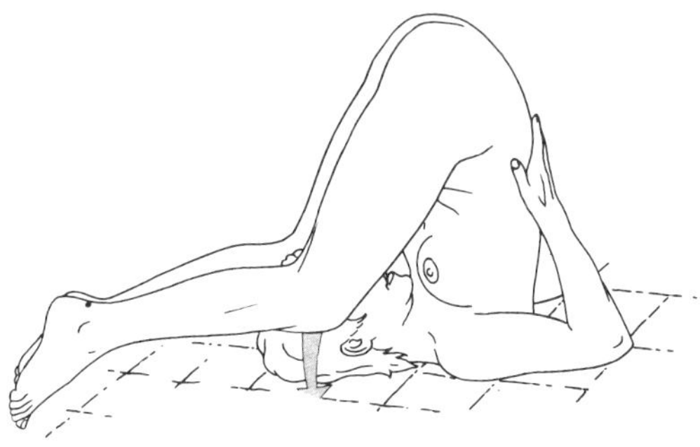

Hinsetzen, leicht nach vorn beugen; gekrümmte Finger auf die Kante der rechten Rippen legen:
- allmählich drücken, dabei unter den Rippen ‹eindringen›: ausatmen;
- bei konstantem Druck oberflächlich atmen;
- den Druck allmählich verringern, loslassen: einatmen;
- zehnmal wiederholen;
- links ebenso vorgehen: Diese Region ist «aus Solidarität» ebenfalls verspannt.

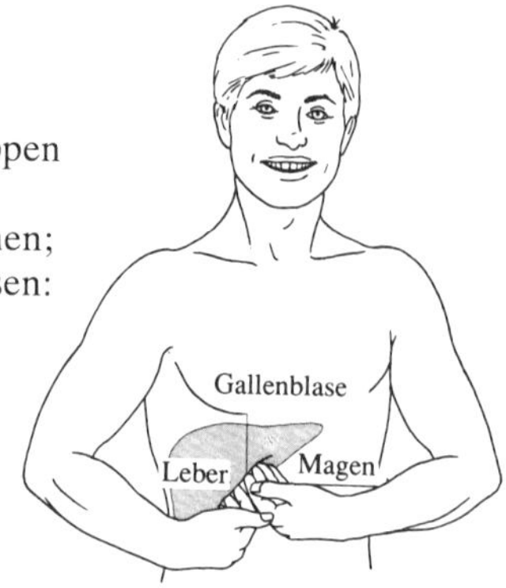

Stärkung

Zwischen den schmerzhaften Anfällen sollte man zunächst daran denken, auf den Verdauungstrakt positiv einzuwirken, um der Verstopfung vorzubeugen.

1. Die Verstopfung lindern

Hinsetzen; Beine zusammen; mit den Händen an die Knie fassen:
- die Beine an die Brust ziehen: ausatmen;
- die Knie wieder so weit herunterdrücken, bis die Arme gestreckt sind: einatmen;
- zehnmal wiederholen.

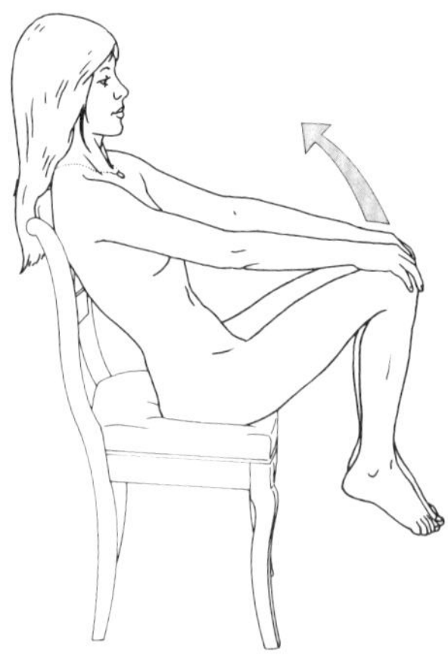

Auf den Rücken legen: Hände über dem Kopf falten; die angewinkelten Beine nach rechts umlegen:

- den Kopf nach links drehen und gleichzeitig:
  - die Arme über sich strecken;
  - die Schenkel strecken, indem man die Knie von sich wegdrückt (notfalls mit den Füßen nachhelfen); während dieser Zeit tief und langsam einatmen;
- in die entspannte Ausgangsposition zurückkehren: ausatmen;
- nach einer Folge von zehn Bewegungen die Seite wechseln.

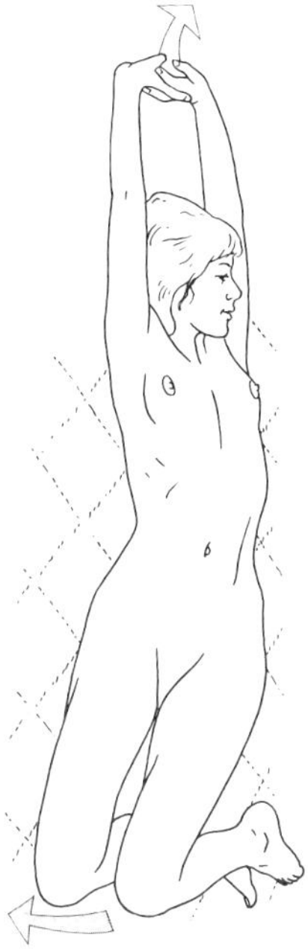

Weitere Übungen siehe unter *Verstopfung*, S. 214f.

2. Die Durchblutung der Beine intensivieren

Auf alle viere hinhocken; Hände auf den Boden, Arme strecken:

- mit den Füßen abstützen und die Beine strecken, Hände auf dem Boden lassen: tief einatmen;
- das Gesäß wieder auf die Fersen herunterlassen: ausatmen;
- zehnmal wiederholen.

Weitere Übungen siehe unter *Schweregefühl in den Beinen, Krampfadern*, S. 158f.

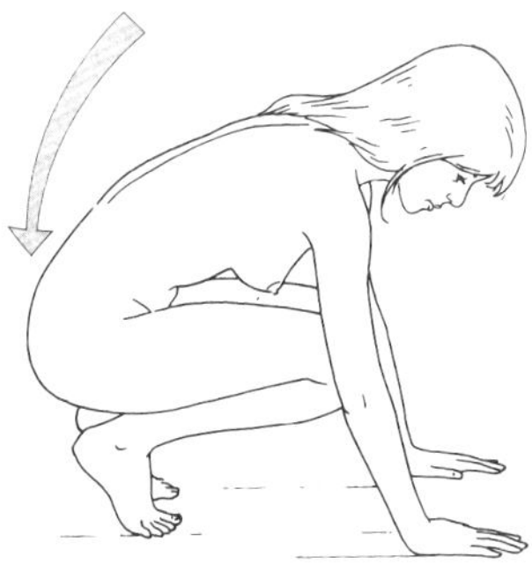

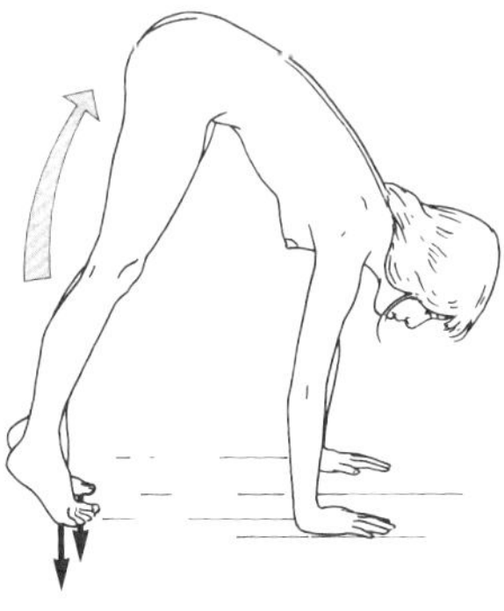

3. Die Atmung verbessern

Arme zu beiden Seiten des Kopfes anwinkeln; Kinn auf den Fußboden:

- das Kinn heben, indem man sich mit den Armen abstützt und den Körper nach hinten beugt: tief einatmen;
- entspannen und wieder hinlegen: ausatmen;
- zehnmal wiederholen.

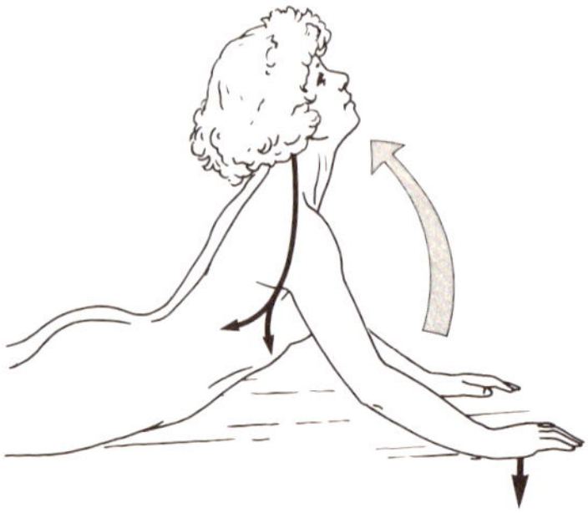

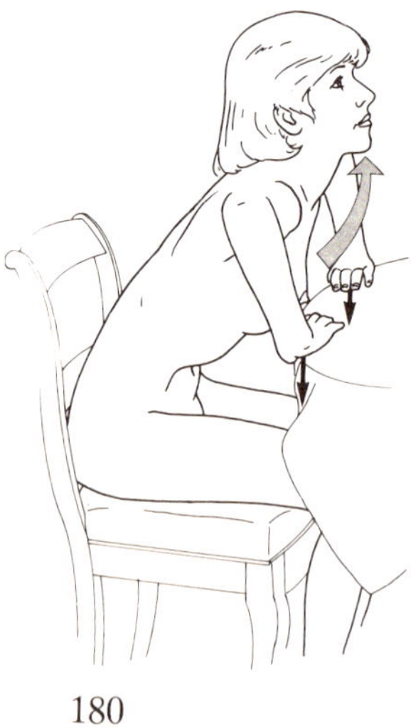

Hände schulterbreit flach auf einen Tisch legen; die Finger zeigen nach innen; Ellbogen anheben; Kinn auf den Schreibtisch; das Gesäß auf dem Stuhl ganz nach hinten schieben, so daß der Rücken gestreckt ist:

- das Kinn zur Decke heben, dabei gleichzeitig mit den Händen hochstemmen: tief einatmen;
- einige Augenblicke lang tief einatmen;
- das Kinn wieder auf den Tisch senken, dabei die Ellbogen anwinkeln: ruhig ausatmen;
- zehnmal wiederholen.

Blutdruckstörungen

Bluthochdruck

Wir leiden – fast alle – an Bluthochdruck. Glücklicherweise nur manchmal. Schonen wir uns aber dennoch. Vielleicht gelingt es uns dann, später einmal nicht zu den 15 Prozent zu gehören, die chronisch an Bluthochdruck leiden.
In unserem Tagesablauf treten ständig Faktoren auf, die unseren Blutdruck beeinflussen, ihn «hochtreiben» können: Unannehmlichkeiten, Freude, Sorgen, Eile, körperliche Anstrengungen und reichhaltige Mahlzeiten.
Jedesmal, wenn das Herz sich zusammenzieht, bewirkt das Pumpen des Blutes eine Erhöhung des Druckes gegen die Arterienwände. Jedesmal, wenn das Herz sich mit Blut füllt, fällt dieser Druck ab. Auf diese Weise wird der Blutdruck berechnet: Man unterscheidet zwischen dem systolischen (maximalen) und dem diastolischen (geringsten) Druck, die normalerweise jeweils unter 150 und 100 (mm Quecksilbersäule) liegen sollten. Bluthochdruck wird diagnostiziert, wenn der Druck ständig bei 160 bzw. 100 oder darüber liegt.
Die Gefahr dabei ist, daß auf lange Sicht die einer unaufhörlichen ‹Bombardierung› ausgesetzten Arterien geschädigt werden. Das kann bis zur Bildung von Verletzungen der Arterien führen, gefürchtet werden vor allem Schädigungen der Arterien im Gehirn. Platzt dort nämlich ein Blutgefäß, so sterben die von der Sauerstoffzufuhr abgeschnittenen Nervenzellen nach drei Minuten ab und regenerieren sich nicht.

Zu befürchten sind dann Lähmungen, Störungen des Sprechvermögens, Herz- und Atemstörungen, tiefes Koma und sogar der Tod; die direkten Schädigungen des Herzens, der Aorta oder der Nieren sollen nicht näher betrachtet werden.
Bei der Hälfte der Fälle kann zwar eine Schädigung der Nieren oder eines anderen Organs für den erhöhten Blutdruck verantwortlich gemacht werden, bei der anderen Hälfte ist jedoch keine organische Ursache festzustellen.
Der Bluthochdruck wird auch «Managerkrankheit» genannt, und zwar deshalb, weil vor allem solche Personen darunter leiden, die sich in ihre Arbeit verbeißen, sich schnell aufregen und sich leicht Sorgen machen. Ebenfalls betroffen sind die Liebhaber von Kaffee, Zigaretten und Alkohol sowie starke Esser, die im allgemeinen zu Übergewicht neigen; ihre untrainierte Muskulatur spiegelt ihre Abneigung gegen körperliche Anstrengungen wider.
Bluthochdruck äußert sich meistens durch unbedeutende Anzeichen: Kopfschmerzen im Hinterkopf, Sehstörungen, Ohrensausen, häufiges und nächtliches Wasserlassen. Es kann aber auch vorkommen, daß man überhaupt keine Beschwerden hat, außer den erhöhten Meßwerten natürlich.
Was aber auch immer die Ursache – feststellbar oder nicht – dieser Krankheit sein mag, sie zeichnet sich durch ein ständiges Zusammenkrampfen der kleinen Arterien aus, was notwendigerweise den Blutstrom hemmt: Um die gleiche Menge Blut durch die Adern zu pumpen, steht weniger Raum zur Verfügung. Es wird nun verständlich, warum die Arterienwände reißen können und welche Auswirkungen dies auf die Durchblutung der Zellen hat.
Wir wissen, daß unsere Beine – da wir viel sitzen – nicht genügend gefordert werden. Der Weg von einem Stuhl zum Aufzug und dann zum Auto gibt ihnen nicht genug Gelegenheit,

ihre bedeutenden Muskelmassen spielen zu lassen und dadurch eine ausreichende Blutmenge durch die Adern zu «pumpen».
Die einfachste körperliche Bewegung – schnelles Gehen oder Wandern – erweitert die Arterien, was ihnen nur guttun kann. Wir verfügen also in unseren Beinen über eine zusätzliche «Pumpe», die aufgrund ihrer tiefen Anordnung in unserem Körper ganz natürlich zu einer Verminderung des Überdrucks – oder Hochdrucks – beitragen kann, der beim Hochpumpen gemessen wird.

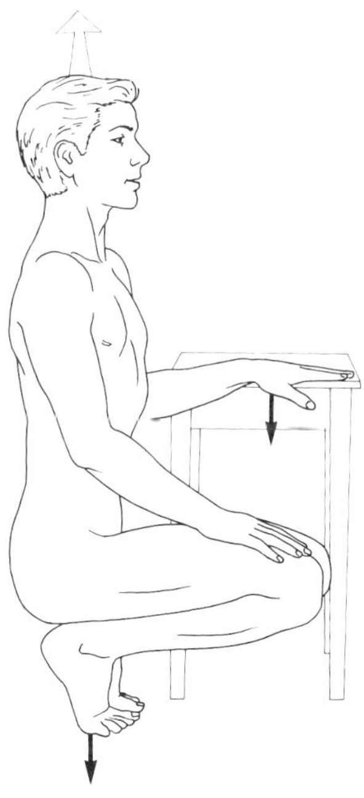

Erleichterung

1. Den Kreislauf in den Beinen anregen

Diese Übung ist die wichtigste überhaupt. Abgesehen davon, daß wir viel zu Fuß gehen sollten, führen wir folgende Übungen aus:

Neben einen Tisch oder ein Möbelstück stellen; die linke Hand auf den Tisch legen:
- Knie anwinkeln und auf die Zehenspitzen hocken: ausatmen;
- gerade aufrichten, ohne sich nach vorn zu beugen, die rechte Hand zu Hilfe nehmen: einatmen;
- zehnmal wiederholen.

Auf diese Weise werden vor allem die Gesäßmuskeln gefordert.

Das rechte über das linke Bein schlagen; Hände auf die Knie:

- die angewinkelten Knie anziehen: ausatmen;
- die Anspannung der rechten Gesäßmuskeln spüren;
- entspannen: einatmen;
- nach einer Folge von zehn Bewegungen die Seite wechseln.

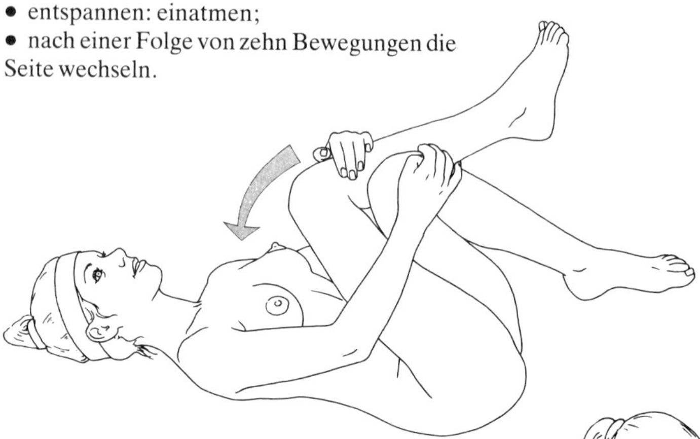

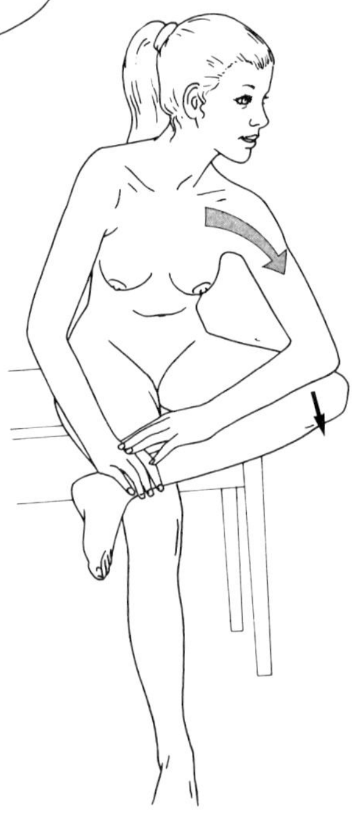

Hinsetzen; den linken Fuß auf das rechte Knie legen; die Hände auf das linke Bein:

- über das linke Knie beugen: ausatmen; fühlen, wie es in der Rückseite des linken Schenkels zieht;
- entspannen: einatmen;
- nach einer Folge von zehn Bewegungen die Seite wechseln.

Komplexe Übung

1. Hinhocken; Rücken an die Wand; Hände auf die Knie; nach vorn schauen:

• gegen die Knie stemmen und aufrichten, dabei den Rücken an der Wand entlanggleiten lassen: einatmen.

2. Wenn man aufrecht steht, die Hände auf die Schenkel legen; nach vorn schauen:

• langsam die Hände die Schenkel bis zu den Knien oder etwas tiefer heruntergleiten lassen: ausatmen; fühlen, wie es in der Rückseite der Beine zieht.

3. In dieser Position (Oberkörper nach vorn gebeugt) Hände auf die Vorderseite der Beine legen:

• den Kopf heben und aufrichten, bis der Rücken eine Ebene bildet;

• das Gesäß an der Wand heruntergleiten lassen, bis man wieder die Ausgangsposition erreicht hat: ausatmen;

• zehnmal wiederholen.

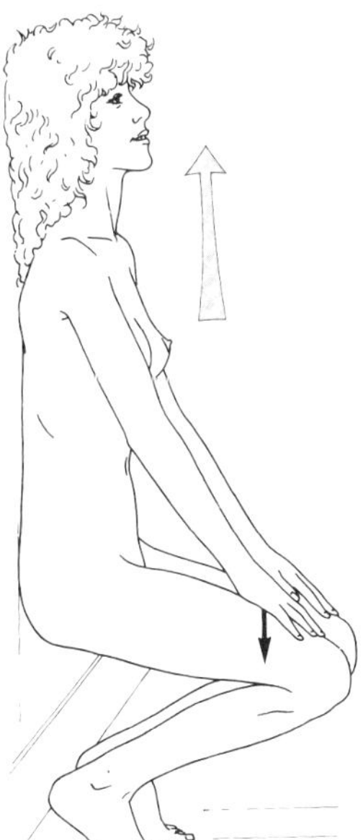

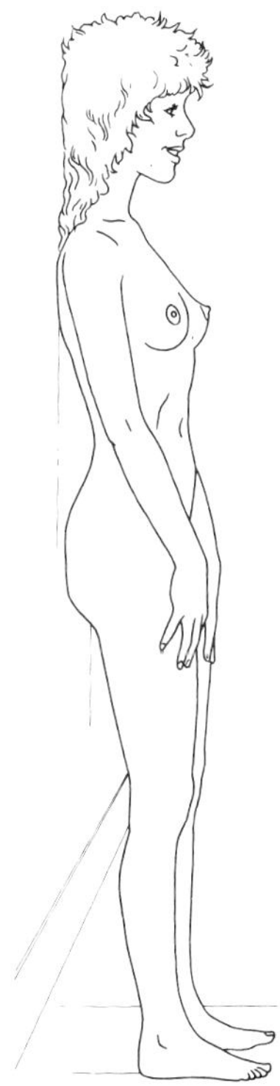

Hinstellen, Rücken an die Wand lehnen, um mehr Halt zu haben; Füße im Abstand von ca. 20 cm zur Wand, leicht spreizen:
- auf die Zehenspitzen stellen: einatmen;
- sich wieder herabsinken lassen, dabei an die Wand lehnen: ausatmen;
- zehnmal wiederholen.

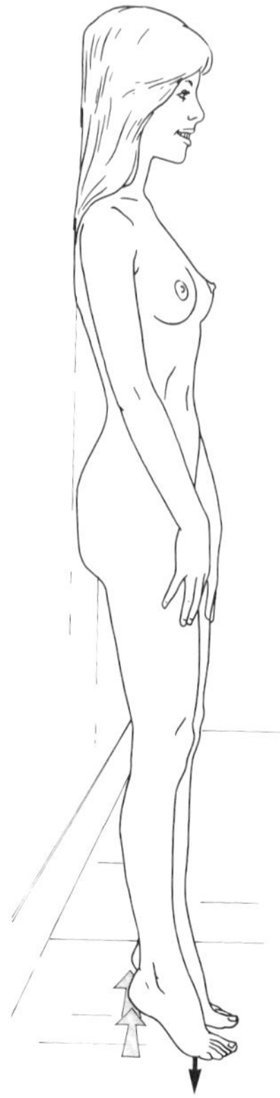

Hinsetzen; Gesäß auf die Stuhlkante; Arme strecken und mit den Händen hinter dem Rükken auf der Sitzfläche abstützen:
- Beine überschlagen und Füße, Knie, Schenkel und Gesäß zusammenpressen: einatmen; der Körper neigt sich dabei leicht nach hinten und verstärkt die Einatmungsbewegung;
- entspannen: ausatmen;
- zehnmal wiederholen;
- die Beine wechseln und dasselbe noch einmal machen.

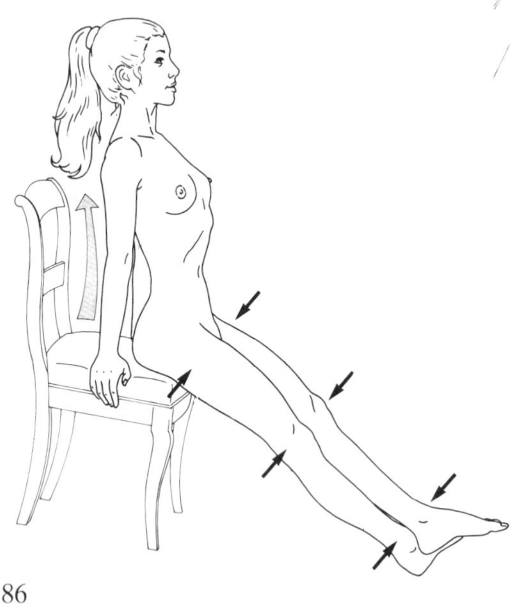

2. Die Verdauung fördern

Indem man auf die Verdauung einwirkt, verhindert man einen Blutstau im Zentrum des Körpers. Dadurch kann auch die Durchblutung der Randzonen verbessert werden, was vor allem im Fall von Bluthochdruck wichtig ist. Siehe *Verdauungsstörungen*, S. 199f.

3. Die Ausschüttung von Adrenalin vermindern, die zu einer Erhöhung des Blutdrucks führt

Die über den Nieren liegenden Nebennieren sind für die Ausschüttung von Neurohormonen verantwortlich: Adrenalin und Noradrenalin, die eine Verengung der Blutgefäße und Bluthochdruck verursachen können.
Wir müssen für eine bessere Durchblutung der Nervenstränge am Rücken sorgen, die für die Nebennieren zuständig sind.

Fäuste zu beiden Seiten der Wirbelsäule in Höhe der untersten Rippen zwischen Rücken und Stuhllehne schieben:

- sich zurücksinken lassen: einatmen; den Druck der Fäuste auf den Rücken spüren;
- bei konstantem Druck oberflächlich atmen;
- wieder leicht nach vorn beugen: ausatmen;
- zehnmal wiederholen.

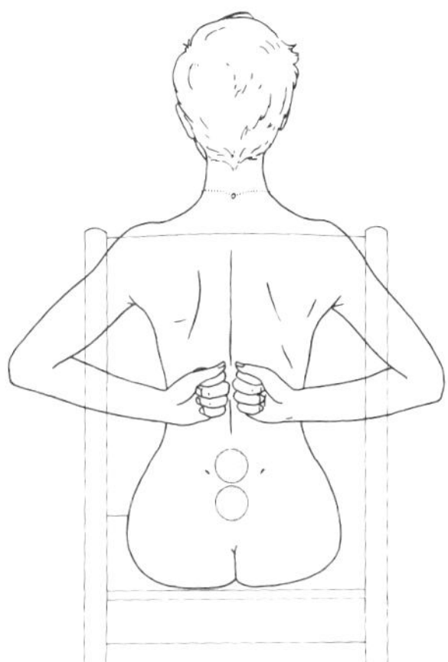

Diese Übung kann man auch stehend mit dem Rücken zur Wand oder auf dem Boden ausgestreckt durchführen; Sie werden sicher selbst leicht die kleinen Abwandlungen dabei herausfinden.

Stärkung

1. Die Funktion der Lenden verbessern

Eine bessere Durchblutung der Lendengegend erleichtert den Nieren ihre Arbeit bei der Urinausscheidung.

Fäuste unter den untersten Rippen zu beiden Seiten der Wirbelsäule zwischen Rücken und Stuhllehne schieben:

- sich nach hinten fallen lassen: einatmen; den Druck der Fäuste gegen die Lenden spüren;
- bei konstantem Druck oberflächlich atmen;
- wieder leicht nach vorn beugen: ausatmen;
- zehnmal wiederholen;
- die Übung am ganzen Kreuz entlang wiederholen: zwei verschiedene Positionen der Fäuste dürften genügen.

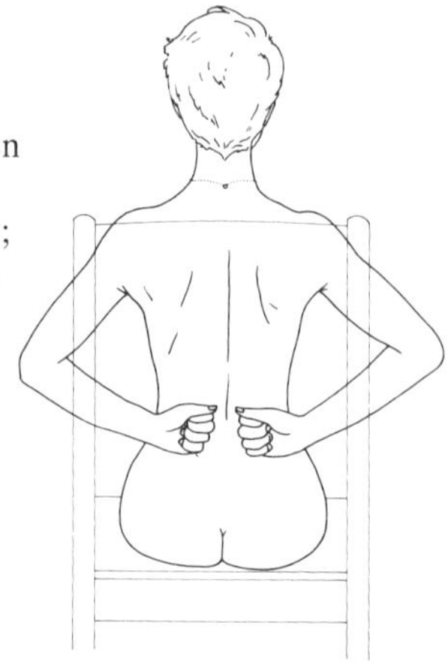

2. Die Funktion der Harnblase anregen

Ebenso wie ein Stoß in den Unterleib in der Gegend der Blase den Reflex des Wasserlassens auslöst, wirken auch Kompression und Dekompression.
Eine Stimulierung des Kreuzbeins – ein Knochen, der zwischen den beiden Beckenknochen sitzt – aktiviert die Harnausscheidung aufgrund der vegetativen Nervenstränge, die dort ansetzen.

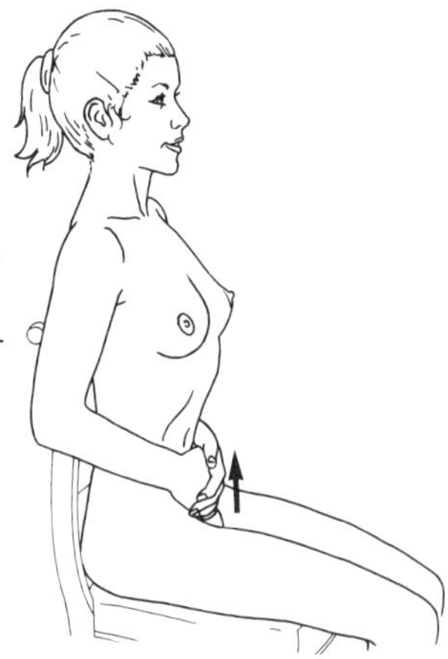

Beide Hände übereinander tief auf den Unterleib legen:

- die Lungen aufblähen und den Bauch einziehen, indem man ihn mit den Fingern zusammendrückt: einatmen;
- bei konstantem Druck oberflächlich atmen;
- loslassen: ausatmen;
- zehnmal wiederholen.

Diese Übung kann auch im Stehen oder Liegen gemacht werden.

Fäuste in Höhe des Kreuzbeins zwischen den beiden Beckenknochen, knapp über den Lendenwirbeln, zwischen Rücken und Stuhllehne schieben:

- sich etwas nach hinten sinken lassen: einatmen; den Druck der Fäuste auf das Kreuzbein spüren;
- bei konstantem Druck oberflächlich atmen;
- wieder leicht nach vorn beugen: ausatmen;
- zehnmal wiederholen.

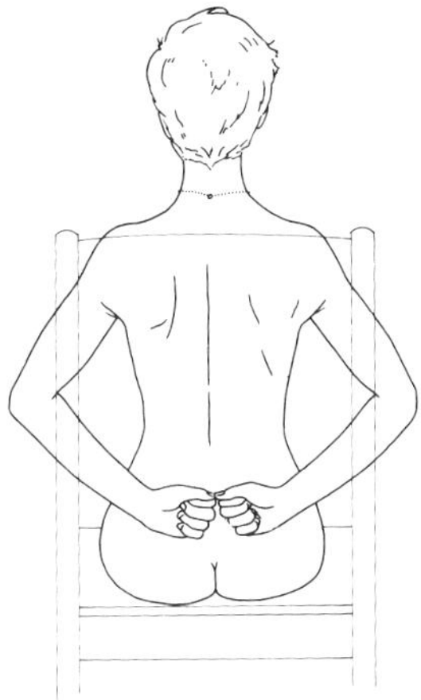

3. Die Bewegungen mit den Beinen wiederholen

Siehe *Erleichterung*, S. 183f.

4. Abnehmen

Siehe *Fettleibigkeit*, S. 301f.

5. Streß abbauen

Siehe *Streß*, S. 234f.

Kreislaufschwäche (Orthostatische Hypotonie)

Es kommt manchmal vor, daß es uns vor den Augen flimmert, daß uns schwindlig oder übel wird, daß unser Puls anfängt zu rasen, wenn wir morgens aufstehen oder uns nach längerem Sitzen oder Hocken zu schnell erheben. Diese Symptome können auch nach längerem bewegungslosem Aufenthalt in überhitzter oder stressiger Atmosphäre auftreten. Müdigkeit und Überanstrengung machen uns alle zu potentiellen Hypotonikern, wenn wir uns von vornherein geschlagen geben.
Niedriger Blutdruck wird diagnostiziert, wenn die Meßwerte beim «maximalen» Druck unter

100 und beim «geringsten» Druck unter 50 liegen. Die Körperzellen werden dann nicht mehr ausreichend mit Nahrung versorgt.
Zu niedriger Blutdruck kann bestimmte organische Ursachen haben: eine Erkrankung der Nerven oder der Drüsen, Diabetes, eine schwere Infektion, Anämie, Rekonvaleszenz oder eine Erkrankung des Verdauungsapparates mit Unterernährung (Gastrektomie). Auch blutdrucksenkende Medikamente oder Schlaflosigkeit können verantwortlich dafür sein.
Die Reaktionen des Körpers bei einer Kreislaufschwäche sind äußerst heilsam: Sie zwingen uns, uns hinzulegen; dies ist die beste Position für ein horizontales Wirken des Blutkreislaufs, der sich dann nicht mehr dem Phänomen der Schwerkraft anpassen muß.

Erleichterung

1. Durchblutung des Gehirns verbessern

Bei zu niedrigem Blutdruck (Hypotonie) sorgt der Organismus zunächst für eine Durchblutung von Herz und Gehirn. Wir sollten ihm also dabei helfen, wieder zu sich zu kommen.

Nach vorn beugen; Oberkörper auf die Schenkel; Kopf zwischen die Beine; Arme locker herunterhängen lassen:

- Einatmen, dabei leicht das Kinn heben;
- ausatmen, dabei den Kopf hängen lassen;
- zehnmal wiederholen.

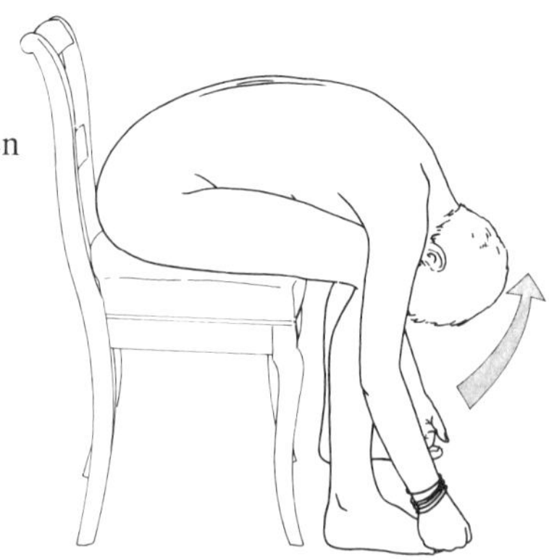

Stirn auf den Boden oder den Kopf auf die Seite legen; Arme auf beiden Seiten locker neben den Körper:

- die Lungen mit Luft füllen: einatmen;
- die Luft aus den Lungen lassen: ausatmen;
- zehnmal wiederholen.

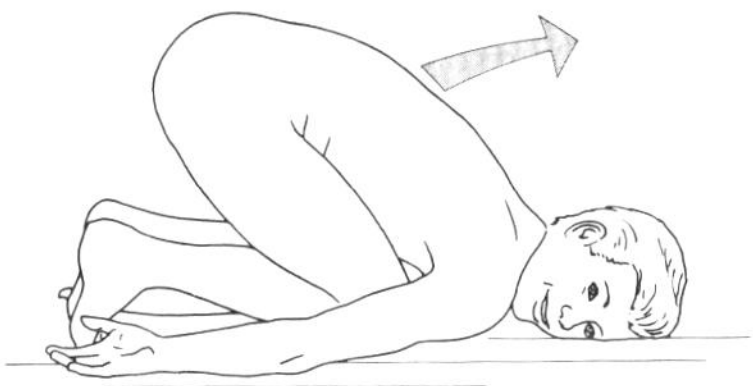

Bei dieser Übung wird eine beträchtliche Menge Blut in den Kopf gepumpt.
Auf den Boden legen, mit Hilfe der Ellbogen auf dem Boden das Becken anheben; Beine locker lassen; das Gewicht nicht zu sehr auf den Nacken verlagern:

- den Bauch aufblähen: einatmen; fühlen, wie die Knie sich vom Boden entfernen;
- die Luft wieder herauslassen: ausatmen; fühlen, wie die Knie sich dem Boden wieder nähern;
- zehnmal wiederholen.

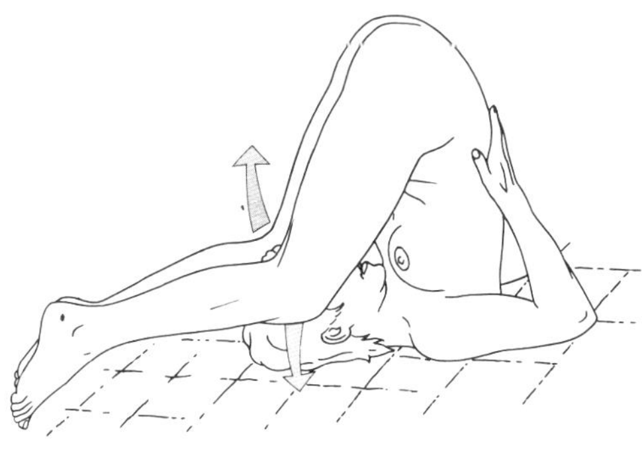

Auf die vegetativen Nervenstränge des Halses einwirken.
Die Handflächen auf die Halsseiten legen:

- mit beiden Händen nach hinten drücken: ausatmen;
- bei konstantem Druck oberflächlich atmen;
- loslassen: einatmen;
- zehnmal wiederholen.

Man fühlt sofort, wie das Blut zum Gesicht und in den Kopf strömt.

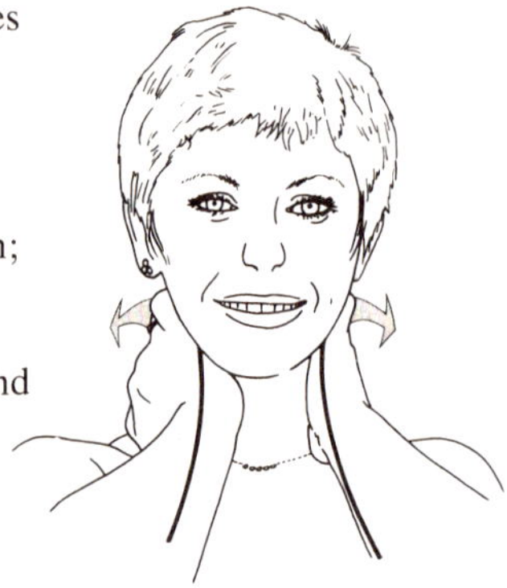

2. Die Sauerstoffversorgung verbessern

Unsere Nervenzellen reagieren sehr empfindlich auf eine verminderte Sauerstoffzufuhr. Diesem Zustand sollte abgeholfen werden.

Ellbogen auf die Knie; Kopf hängen lassen; Arme und Hände locker lassen:

- Kinn und Kopf nach hinten heben: langsam einatmen;
- wieder die o. g. entspannte Position einnehmen; Kopf hängen lassen: ausatmen;
- zehnmal wiederholen.

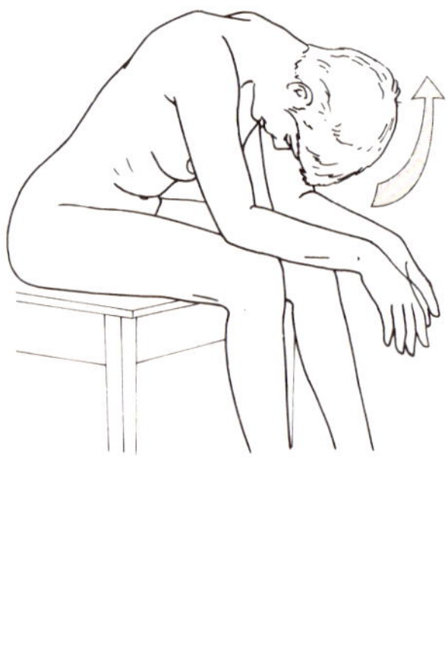

Auf die Zehenspitzen hocken, Knie zusammen; Stirn auf den Boden; Arme halb anwinkeln, locker lassen, Handflächen auf den Boden:

- auf die Hände stützen, Arme strecken und das Kinn zur Decke heben: tief einatmen;
- die Stirn wieder auf den Boden senken, indem man die Arme anwinkelt: ausatmen;
- zehnmal wiederholen.

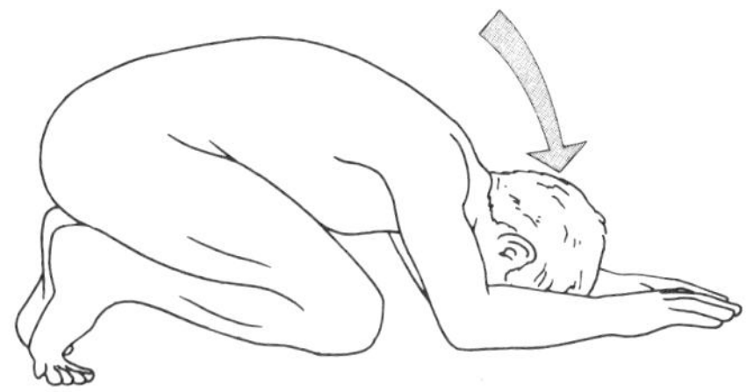

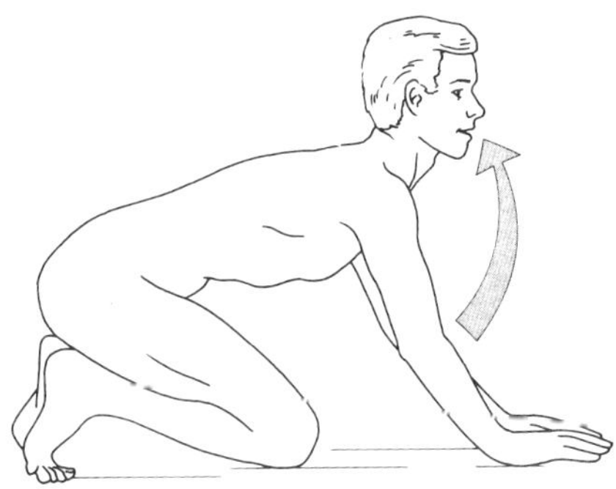

3. Eventuelle Darmkrämpfe beruhigen

Bei den oft auf Überanstrengung zurückzuführenden Kreislaufstörungen langsame und ausgedehnte Kompressionen anwenden. Dabei vorzugsweise auf den Bauch legen.

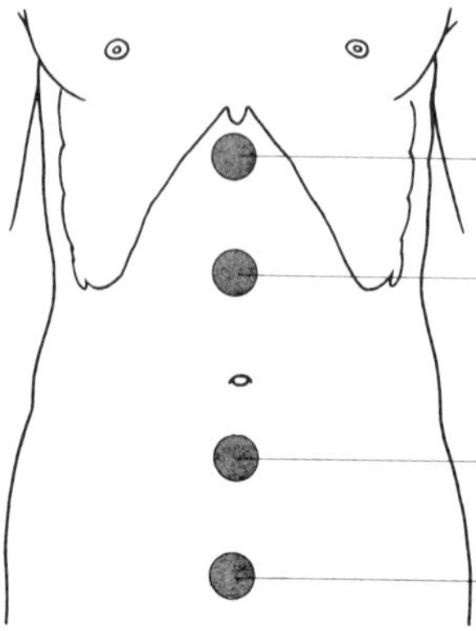

Kompression des Sonnengeflechts
Finger übereinander unter der Spitze des Brustbeins auf den Bauch legen:

- langsam und allmählich drücken: ausatmen;
- bei konstantem Druck oberflächlich atmen;
- so langsam wie möglich loslassen: einatmen;
- zehnmal wiederholen;
- bei den anderen Nervengeflechten ebenso vorgehen.

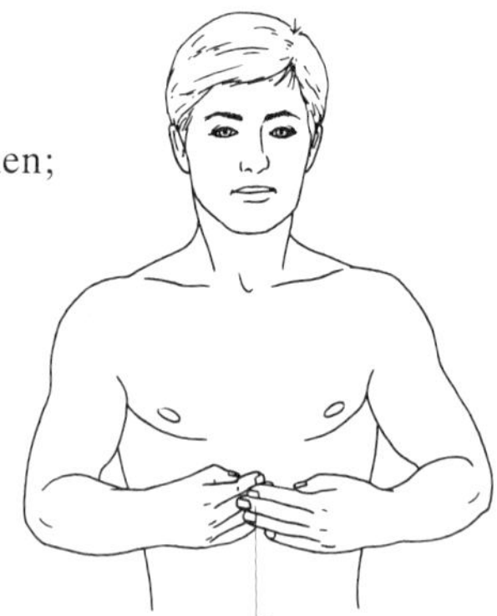

Kompression der subkostalen Regionen (unterhalb der Rippen)

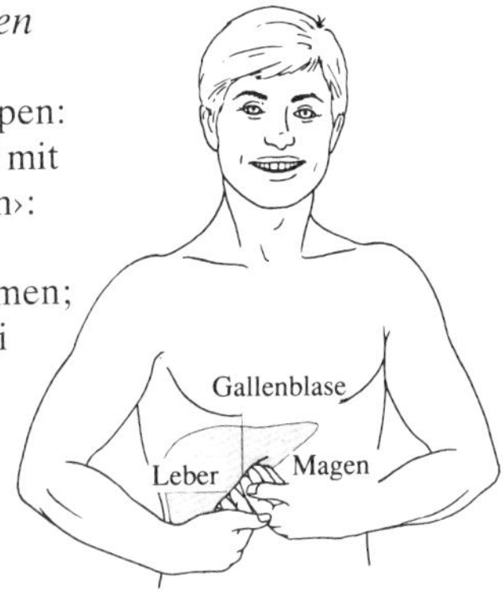

Gekrümmte Finger unter die rechten Rippen:

- langsam und allmählich drücken, dabei mit den Fingern unter den Rippen ‹eindringen›: ausatmen;
- bei konstantem Druck oberflächlich atmen;
- so langsam wie möglich loslassen, dabei die Finger herausnehmen: einatmen;
- zehnmal wiederholen;
- danach die Seite wechseln.

Dem Dickdarm die Arbeit erleichtern

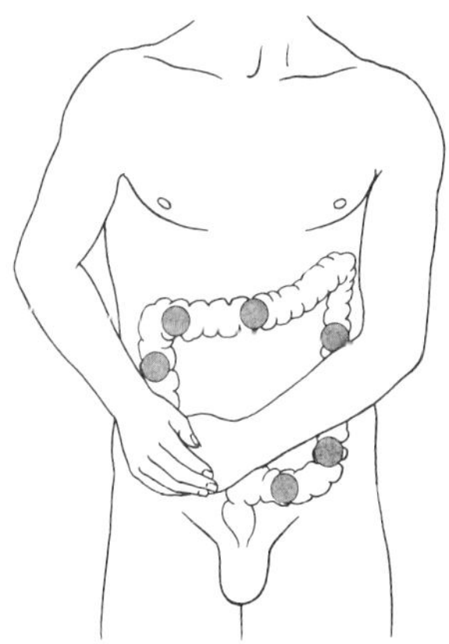

Finger übereinander über der rechten Leiste auf den Unterleib legen:

- langsam drücken; ausatmen;
- bei konstantem Druck oberflächlich atmen;
- den Druck verringern: einatmen;
- zehnmal wiederholen;
- um den Grimmdarm herum an den bezeichneten Stellen wiederholen.

Stärkung

1. Die Durchblutung des gesamten Nervensystems fördern

Auf den Boden legen; Gesäß zur Wand; Füße an die Wand; Hände auf die Knie:

- gleichzeitig mit den Füßen gegen die Wand und mit den Händen gegen die Knie stemmen, um den Körper von der Lendengegend an stufenweise anzuheben: einatmen;
- bei jeder Stufe ein paar Sekunden anhalten, auf jeder empfindlichen Stelle des Rückens und des Rückenmarks verweilen;
- in dieser Position den Druck von Füßen und Händen leicht verringern: ausatmen;
- dann das Gesäß wieder auf den Boden herunterlassen: ausatmen;
- mehrmals wiederholen.

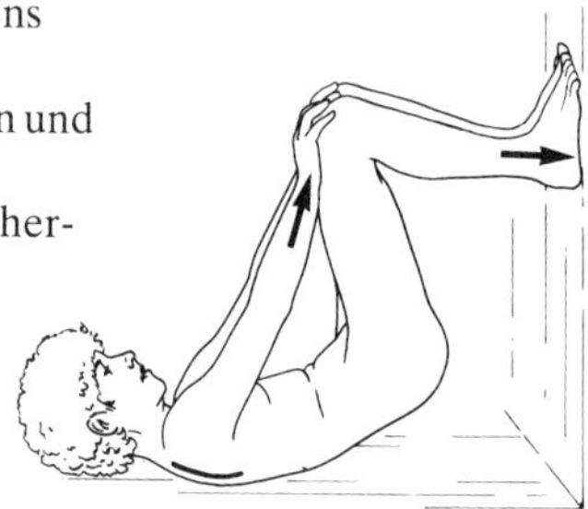

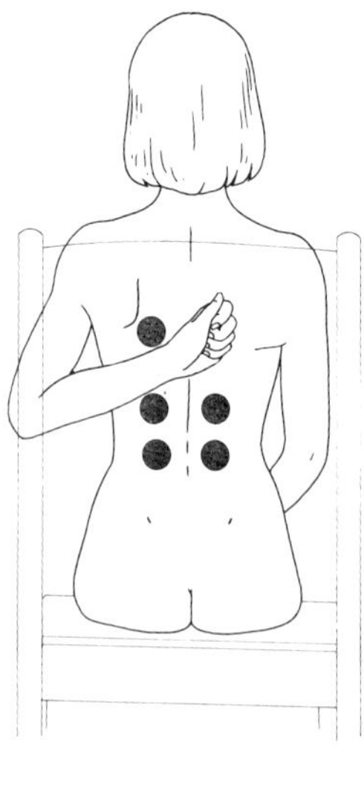

Die linke Faust zwischen Rücken und Stuhllehne einklemmen, um Druck auf die Muskulatur rechts neben der Wirbelsäule auszuüben:

- sich nach hinten sinken lassen, um den Rücken zusammenzupressen: einatmen;
- bei konstantem Druck oberflächlich atmen;
- wieder leicht nach vorn beugen: ausatmen;
- zehnmal wiederholen;
- den ganzen Rücken herunter ebenso vorgehen;
- die Seite wechseln.

2. Nacken- und Rückenmuskeln stärken

Indem man sie kräftigt, trägt man zu einer besseren Haltung bei.

Auf den Boden legen; Arme zu beiden Seiten des Kopfes locker auf den Boden legen, Kinn auf den Boden:

- das Kinn heben und auf die Hände stützen, den Rücken dabei nicht zu stark durchbiegen: einatmen;
- wieder auf den Boden sinken lassen: ausatmen;
- die Bewegungen in ziemlich schneller Folge wiederholen, danach einige Augenblicke auf dem Boden ausruhen.

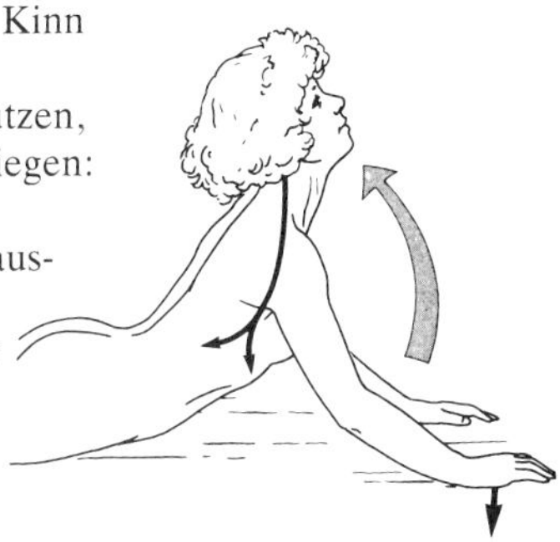

Auf den Bauch legen; Arme nach vorn strecken; Kopf zur Seite drehen; linkes Bein anwinkeln:

- den linken Arm noch weiter ausstrecken: einatmen;
- entspannen: ausatmen;
- das rechte Bein noch weiter ausstrecken: einatmen;
- entspannen: ausatmen;
- gleichzeitig den linken Arm und das rechte Bein ausstrecken: einatmen;
- entspannen: ausatmen;
- nach einer Folge von zehn Bewegungen die Seite wechseln.

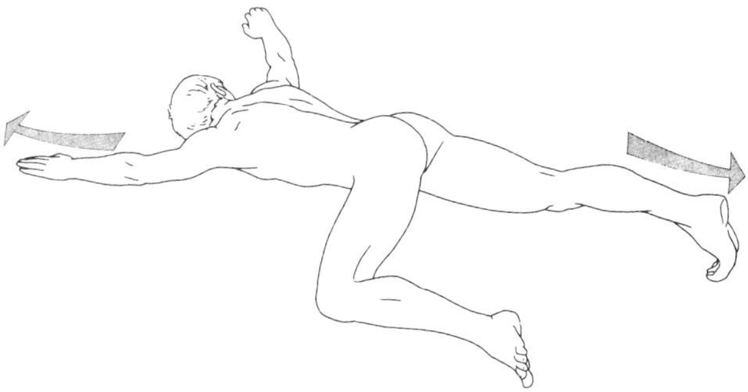

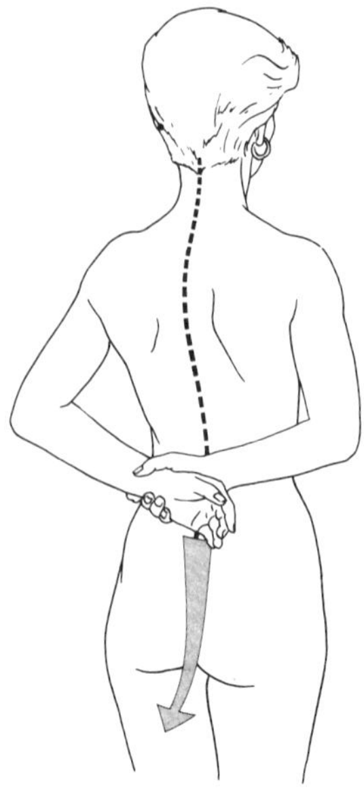

Hände auf den Rücken, mit der rechten Hand das linke Handgelenk umfassen:

- die Arme strecken, indem man das linke Handgelenk so tief wie möglich herunterzieht, wodurch der Rücken sich aufrichtet und den Nacken nach hinten zieht: einatmen;
- entspannen: ausatmen;
- nach einer Folge von zehn Bewegungen die Seite wechseln.

3. Auf die Nebennieren einwirken

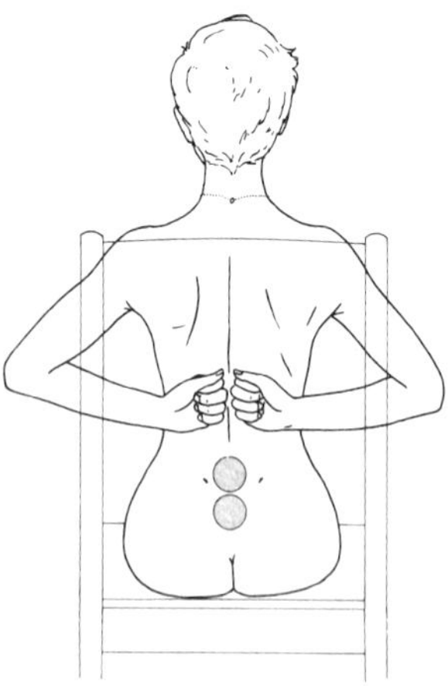

Die Fäuste zu beiden Seiten der Wirbelsäule in Höhe der untersten Rippen auf den Rücken legen; anlehnen; Fäuste zwischen Rücken und Lehne einklemmen:

- den Oberkörper nach hinten sinken lassen: einatmen; den Druck der Fäuste auf den Rükken spüren;
- einige Sekunden bei konstantem Druck oberflächlich atmen;
- wieder leicht nach vorn beugen: ausatmen;
- zehnmal wiederholen.

Zu beachten: Die Zeit der Kompression sollte erheblich länger sein als die Zeit der Dekompression.

Verdauungsstörungen

Leberstörung

Am Morgen nach einer Schlemmerei ist man nicht unbedingt gerade in Hochstimmung. Man hat evtl. Schmerzen auf der rechten Seite unter den Rippen, die bis zum Schulterblatt strahlen. Atmet man tief ein, bleibt einem die Luft weg. Es ist einem schlecht. Man muß erbrechen. Man hat Migräne. Die gleichen Symptome treten auch vor der Menstruation auf oder bei Ärger und Nervosität.
Paradoxerweise hat die Leberstörung mit der Leber nichts zu tun. Sie ist vielmehr eine Funktionsstörung der Galle, jener Blase, in der sich die von der Leber abgesonderte Flüssigkeit sammelt. Jedes Hemmnis oder jede Verkrampfung des Kanals von der Galle zum Darm – wo die zur Verdauung von Fetten äußerst nützliche Gallenflüssigkeit hinfließt – ist für diese Schmerzen verantwortlich.
Auch hier – wie bei jeder Stufe der Verdauung – sollte man den beträchtlichen Einfluß des vegetativen Nervensystems nicht außer acht lassen.

Erleichterung

1. Die Verdauung beruhigen

Wir müssen versuchen, sowohl die Gallenblase als auch das Sonnengeflecht und das obere Darmgeflecht zu beruhigen. Danach sollen die Rückenschmerzen gelindert werden, die eigentlich Beschwerden der für die Verdauung zuständigen vegetativen Nerven sind.

Kompression des Sonnengeflechts
Finger zusammen, übereinander unter der Spitze des Brustbeins auf den Oberbauch legen:
- allmählich drücken: ausatmen;
- einige Sekunden bei konstantem Druck oberflächlich atmen;
- allmählich loslassen: einatmen;
- zehnmal wiederholen;
- auf dem oberen Darmgeflecht wiederholen.

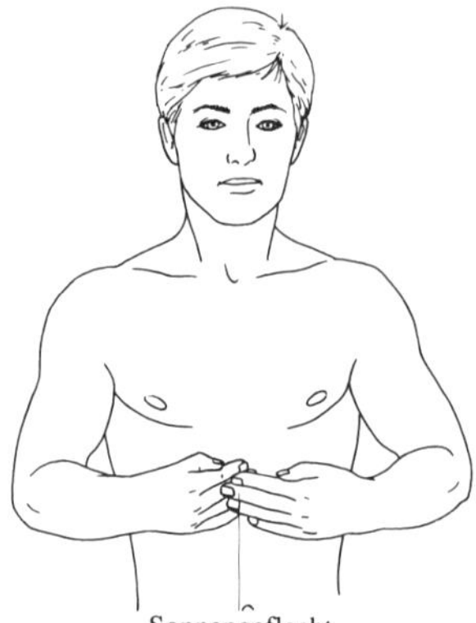

Kompression der subkostalen Region rechts (Leber und Galle)
Gekrümmte Finger unter die rechten Rippen:
- allmählich drücken, dabei unter den Rippen ‹eindringen›, jedoch ohne die Schmerzschwelle zu überschreiten: ausatmen;
- anhalten, bei konstantem Druck oberflächlich atmen:
- allmählich loslassen: einatmen; die Finger herausnehmen;
- nach einer Folge von zehn Bewegungen die Seite wechseln.

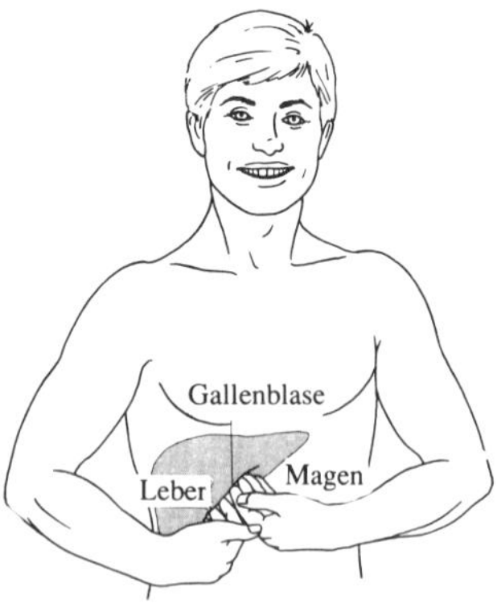

Linke Hand in Höhe der Schulterblätter zwischen Rücken und Stuhllehne klemmen:
- den Oberkörper nach hinten fallen lassen oder fest anlehnen: einatmen; den Druck der Hand gegen den Rücken fühlen;
- bei konstantem Druck oberflächlich atmen;
- den Druck verringern, indem man sich leicht nach vorn beugt: ausatmen;
- nach einer Folge von zehn Bewegungen die Seite wechseln.

Variante: Die Faust nehmen, um einen stärkeren Druck auszuüben.

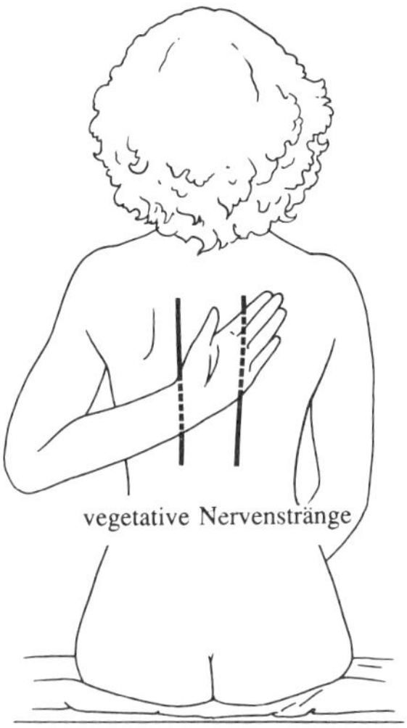

Auf den Boden legen, Gesäß zu Wand; Hände auf die Knie:
- gleichzeitig mit den Füßen gegen die Wand und mit den Händen gegen die Knie stemmen, um den Körper stufenweise vom Becken an anzuheben: einatmen;
- einige Augenblicke bei der empfindlichen Region der Schulterblätter anhalten und oberflächlich atmen;
- das Gesäß wieder auf den Boden herunterlassen, indem man nicht mehr gegen Wand und Knie drückt: ausatmen;
- zehnmal wiederholen.

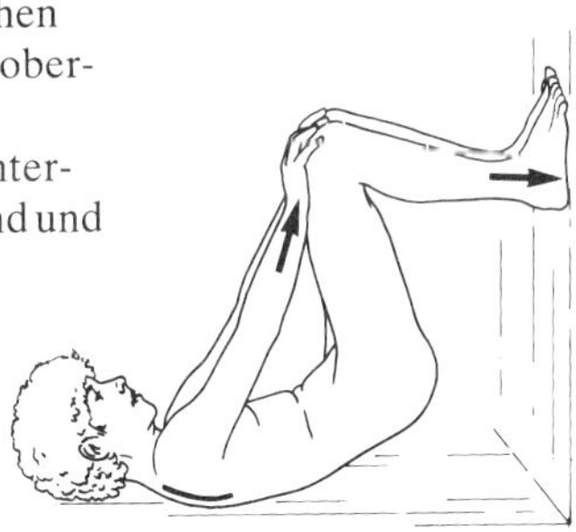

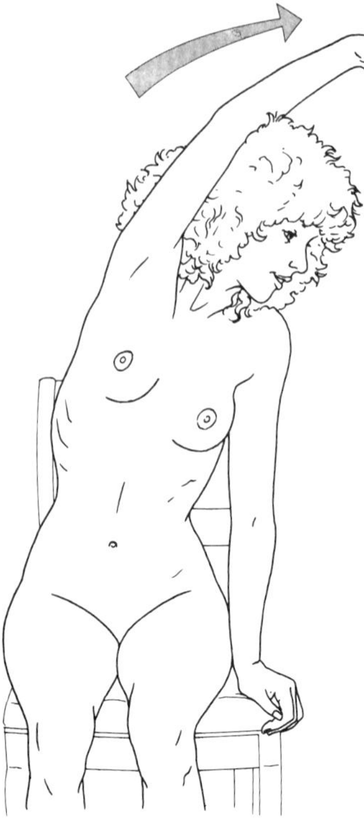

2. Die Atmung verbessern

Man kann nicht mehr tief Luft holen, der Bauch ist verkrampft.
Diesem Zustand kann durch langsames, allmähliches Strecken der rechten Körperseite abgeholfen werden. Diese Übung verbessert das Spiel des Zwerchfells, erleichtert die Atmung, fördert den Rückstrom des venösen Blutes aus der Leber zum Herzen und lindert den Druck auf der Gallenblase.

Hinsetzen, den rechten Arm über den Kopf heben, den linken Arm auf das Knie legen:
- die rechte Seite langsam und allmählich nach links strecken: einatmen;
- entspannen: ausatmen;
- allmählich immer weiter strecken, ohne die Schmerzschwelle zu überschreiten;
- wenn man sich nicht mehr weiter strecken kann, langsam so tief wie möglich einatmen und einige Sekunden lang die Luft anhalten;
- mehrmals wiederholen;
- die Seite wechseln.

Halb ausgestreckt hinknien; das rechte Bein unter der rechten Seite von Leber und Galle anwinkeln; das linke Bein ausstrecken; Stirn auf den Fußboden; Arme nach vorn strecken, locker lassen:
- den Bauch aufblähen und den Druck gegen den Schenkel fühlen: einatmen;
- den Bauch wieder einziehen: ausatmen;
- nach einer Folge von zehn Bewegungen die Seite wechseln.

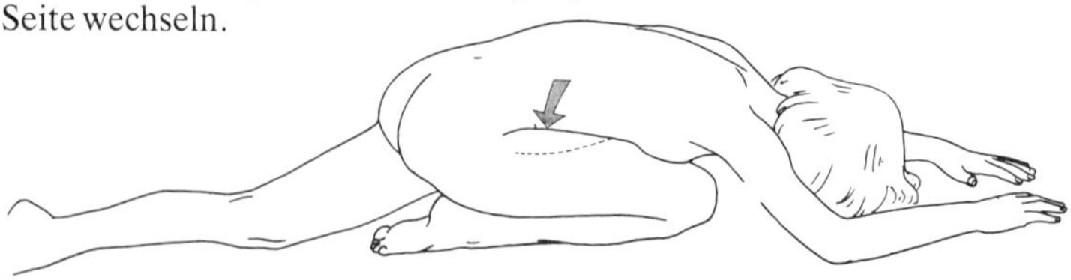

Stärkung

1. Die Atmung verbessern

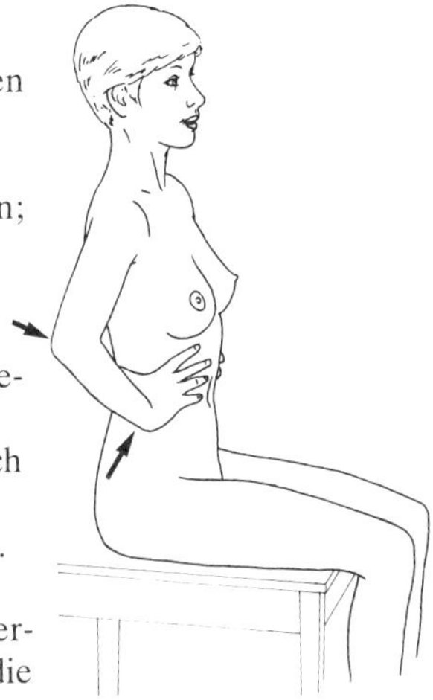

Die Hände auf beiden Seiten auf die untersten Rippen legen:
- vorsichtig drücken: ausatmen;
- bei konstantem Druck oberflächlich atmen;
- loslassen: tief einatmen;
- zehnmal wiederholen.

Die Übung kann auch folgendermaßen ausgeführt werden:
- indem man sich, während man drückt, nach vorn beugt;
- indem man sich beim Loslassen aufrichtet.

Den Körper in eine Lage bringen, die gleichermaßen die Entleerung der Gallenblase und die Atmung fördert:
Mit Hilfe der Ellenbogen und Hände das Bekken heben; Beine locker lassen; das Gewicht nicht zu sehr auf den Nacken verlagern:
- langsam und tief einatmen, fühlen, wie das Becken leicht in Richtung Fußboden abkippt;
- langsam und tief ausatmen, fühlen, wie die Füße sich dem Boden nähern;
- zehnmal wiederholen.

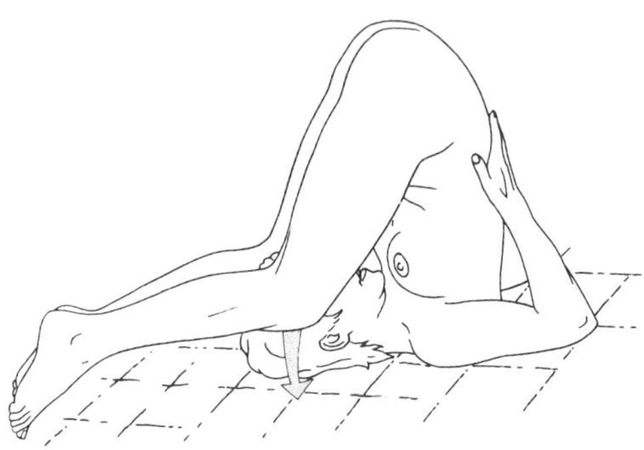

2. Die Bauchmuskeln trainieren

Mit den Händen an die Knie fassen; Beine anwinkeln und locker lassen:

- Knie unter Zuhilfenahme der Hände anziehen: ausatmen;
- die Knie so weit wie möglich von sich wegdrücken: einatmen;
- zehnmal wiederholen.

Wenn diese Übung keine Mühe mehr macht, die Hände nicht mehr auf die Knie, sondern unter die Schenkel legen.

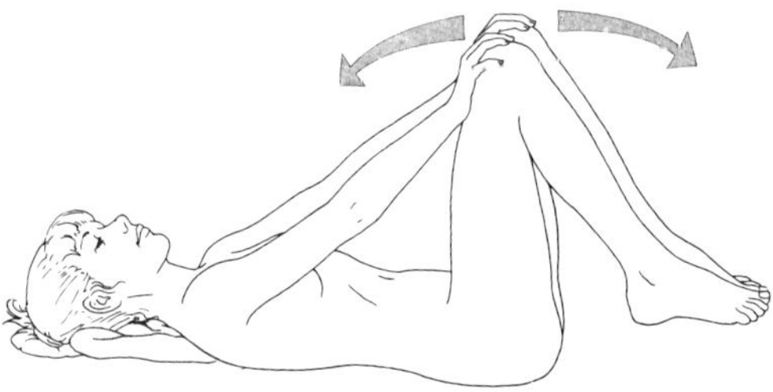

Gastritis

Hinter jeder Störung des Verdauungssystems verbergen sich oft dieselben «Feinde»: Alkohol, Zigaretten, Gewürze, zu reichhaltige Nahrungsmittel. Gastritis äußert sich durch ein Brennen in der Magengrube. Man hat Verdauungsschwierigkeiten, und die Schmerzen sind manchmal fast unerträglich.

Außer auf die oben genannten Ursachen kann diese Krankheit auch darauf zurückzuführen sein, daß man zu oft nur schnell «einen Happen» ißt, aber auch auf eine Störung des vegetativen Nervensystems. Bevor wir es zum Magengeschwür oder gar zu noch Schlimmerem kommen lassen, kümmern wir uns lieber um die Beseitigung der Funktionsstörungen des vegetativen Nervensystems.

Erleichterung

1. Die Verdauung fördern

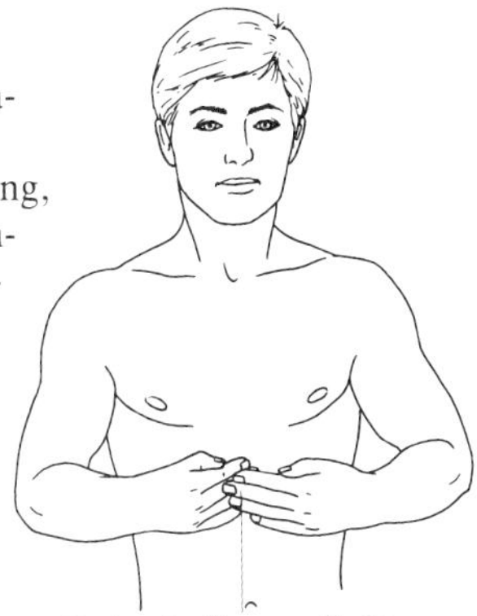

Region des Sonnengeflechts

Die vegetativen Nervenstränge, die zum Magen führen, müssen beruhigt werden, denn ihre ‹anarchische› Wirkung auf die Verdauung, die sie einmal anregen und dann wieder hemmen, trägt nicht gerade zur Heilung von Gastritis bei.

Kompression des Sonnengeflechts
Finger zusammen, übereinander unter der Spitze des Brustbeins auf den Oberbauch legen:
- allmählich drücken: ausatmen;
- bei konstantem Druck einige Sekunden lang oberflächlich atmen;
- allmählich loslassen: einatmen;
- zehnmal wiederholen;
- die Übung mit gekrümmten Fingern unter den linken (Magen) und unter den rechten Rippen (Leber, Galle) wiederholen.

2. Auf den Verdauungskanal einwirken

Dieselbe Übung bei den anderen bezeichneten Nervengeflechten des Bauches durchführen.

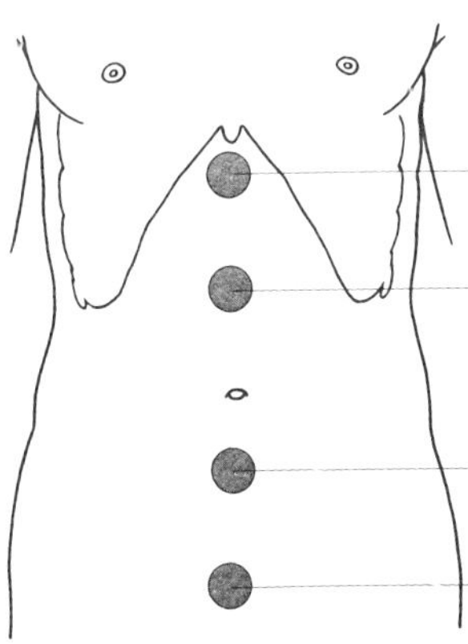

Die langsamen Druckbewegungen auch über die gesamte Länge des Verdauungstraktes sowie an den bezeichneten Stellen (oder an jeder anderen empfindlichen oder schmerzenden Stelle) wiederholen.

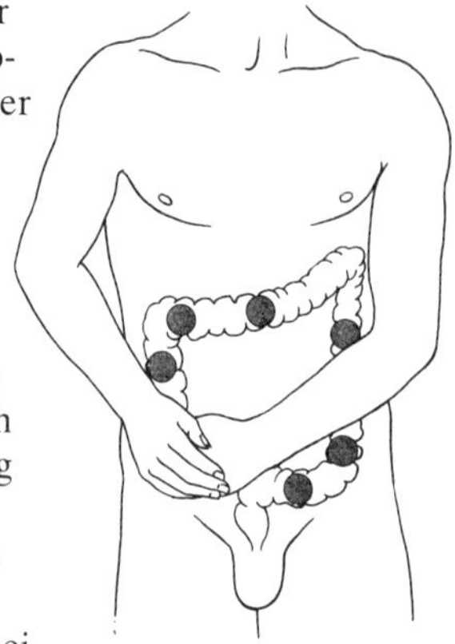

3. Die Atmung verbessern

Linderung des Gefühls der Verkrampfung in der Magengrube und unter den Rippen durch Atemübungen. Dadurch wird die Entleerung von Magen, Darm und Galle gefördert.
Hände in Höhe der untersten Rippen auf die Seiten legen:
- vorsichtig auf die Rippen drücken und dabei nach vorn beugen: langsam ausatmen;
- mit dem Kopf zwischen den Knien anhalten;
- loslassen und wieder aufrichten: langsam einatmen;
- zehnmal wiederholen.

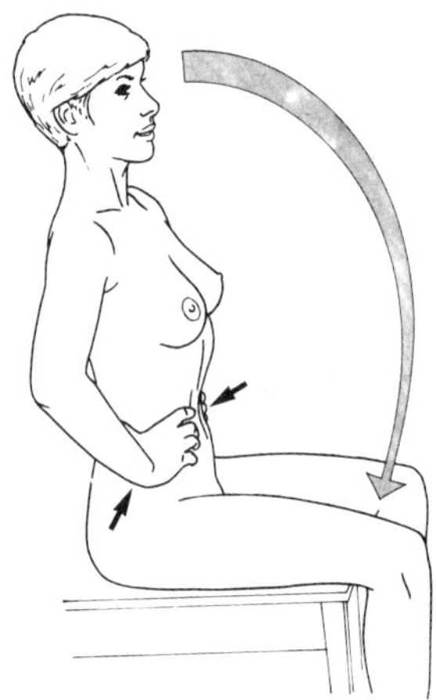

Stärkung

1. Den Bereich der Magengrube und die subkostale Region entspannen

Zuallererst müssen die Spannungen, Beklemmungen oder Schweregefühle in der oberen Bauchpartie beseitigt werden. Dadurch erzielt man eine bessere Funktion sämtlicher Verdauungsorgane in diesem Bereich.

Auf alle viere hinhocken; ein Knie am Boden, das andere an die Brust anwinkeln; den Kopf senken:

- die Krümmung des Körpers zum Bauch hin übertreiben: ausatmen;
- entspannen, indem man den Kopf hebt und das angewinkelte Bein nach hinten und nach oben wirft: einatmen;
- nach einer Folge von zehn Bewegungen die Seite wechseln.

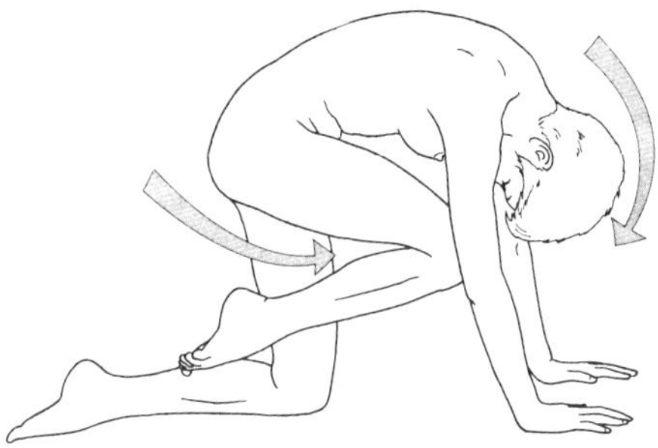

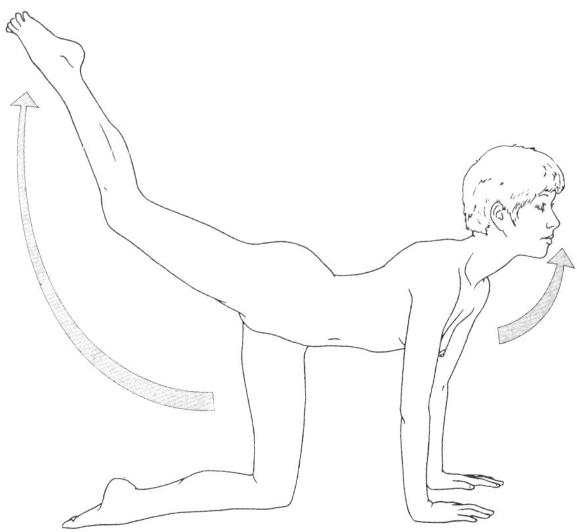

Den linken Ellbogen auf das linke Knie; den rechten Arm über den Kopf heben:

- die Bewegung des rechten Armes übertreiben, indem man die ganze rechte Körperseite und den Brustkorb streckt: einatmen;
- leicht entspannen: ausatmen;
- nach einer Folge von zehn Bewegungen die Seite wechseln.

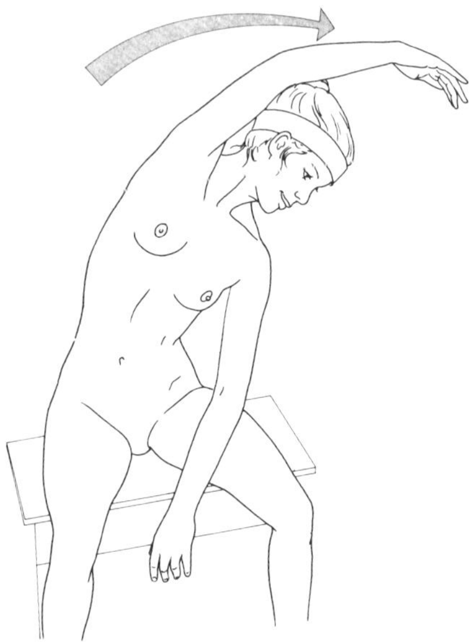

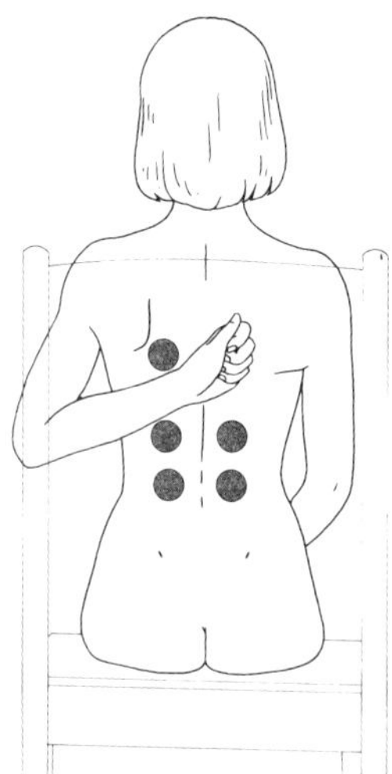

2. Die Durchblutung der für die Verdauung zuständigen vegetativen Nervenstränge fördern

Die linke Faust in Höhe der mittleren Rückenpartie zwischen Rücken und Stuhllehne klemmen:

- den Rumpf nach hinten gegen die Lehne sinken lassen: einatmen;
- bei konstantem Druck oberflächlich atmen;
- wieder leicht nach vorn beugen: ausatmen;
- nach einer Folge von zehn Bewegungen die Seite wechseln.

Gesäß zur Wand; Füße an die Wand; Hände auf die Knie:

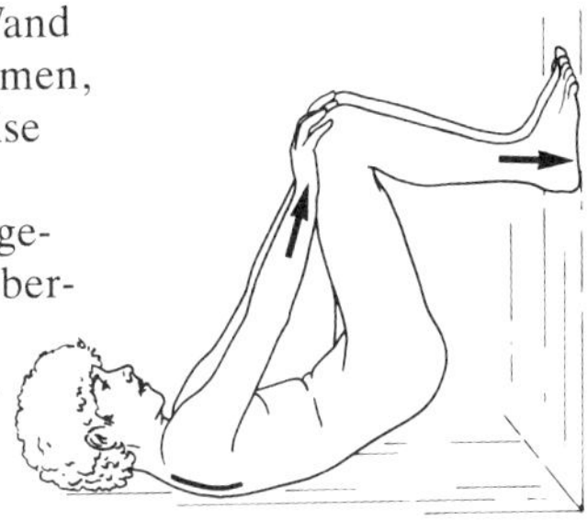

- gleichzeitig mit den Füßen gegen die Wand und mit den Händen gegen die Knie stemmen, um den Körper vom Becken an stufenweise anzuheben: einatmen;
- wenn man in der Mitte des Rückens angelangt ist, einige Sekunden anhalten und oberflächlich atmen;
- das Gesäß wieder herunterlassen: ausatmen;
- mehrmals wiederholen.

Durchfall

Man hat häufig Stuhldrang, der Stuhlgang ist zu flüssig und von Schmerzen – Koliken – begleitet. Lebensmittelvergiftungen oder verschiedene Unverträglichkeiten (Erkältung, Aufregungen, Antibiotika oder Allergien gegen ein bestimmtes Nahrungsmittel) können der Auslöser dafür sein.
Chronischer Durchfall wird – abgesehen von bestimmten parasitären Krankheiten oder einer Nieren- oder Herzschwäche – vor allem von Funktionsstörungen des Magens, der Leber, der Bauchspeicheldrüse oder des Grimmdarms verursacht.
Diese Hypersekretion des Darms – die uns manchmal überrumpelt – und diese beschleunigte Ausscheidung müssen gehemmt werden, damit wir wieder einen normalen Stuhlgang produzieren können.

Erleichterung

1. Die Nervenzentren und -stränge des Bauches beruhigen

Wir wollen eine Reduzierung der ‹anarchischen› Überfunktion der Därme erreichen, indem wir für eine bessere Durchblutung sämtlicher für die Verdauung zuständigen Nervenzentren sowie der schmerzempfindlichsten Zonen sorgen.

Am besten in neutraler Position auf den Bauch legen, Finger übereinander, nacheinander auf die verschiedenen Nervengeflechte legen. Drücken, und zwar so lange, bis sich das Empfinden eines angenehmen Schmerzes einstellt: einige Sekunden normal atmen. Vorsichtig loslassen, um nicht durch eine ruckartige Verringerung des Druckes Schmerzen oder eine Verschlimmerung der Krämpfe auszulösen.

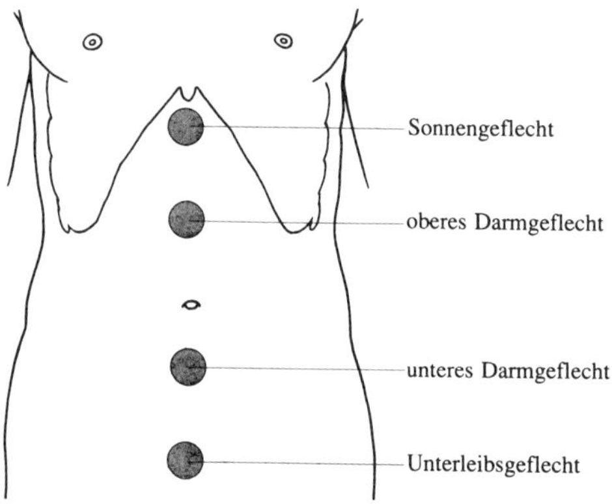

Kompression des Sonnengeflechts
Finger zusammen; übereinander unter der Spitze des Brustbeins auf den Oberbauch legen:
- langsam drücken: ausatmen;
- einige Augenblicke bei konstantem Druck verweilen;
- ganz allmählich, auf keinen Fall ruckartig loslassen: langsam einatmen;
- zehnmal wiederholen;
- bei den anderen Nervengeflechten ebenso vorgehen.

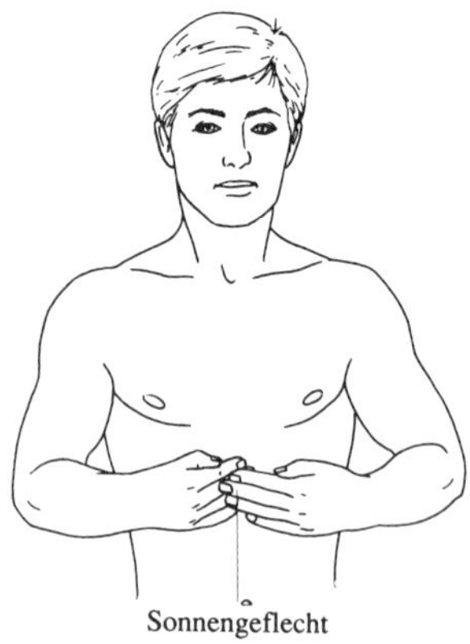

Für die Regionen unter den Rippen die gleiche Übung machen, jedoch mit gekrümmten Fingern, um unter den Rippen ‹einzudringen›.

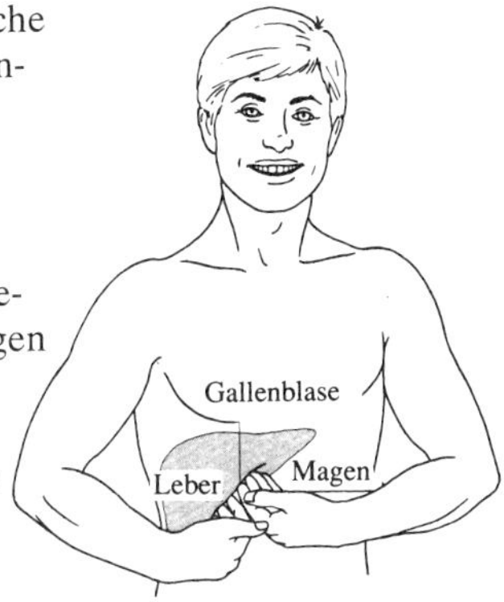

2. Die Atmung verbessern

Die obere Nackenpartie auf die Bettkante legen; Arme locker nach hinten herunterhängen lassen:

- strecken, indem man die Arme etwas mehr senkt: einatmen und einige Sekunden mit Gewalt die Luft anhalten;
- entspannen: ausatmen;
- zehnmal wiederholen.

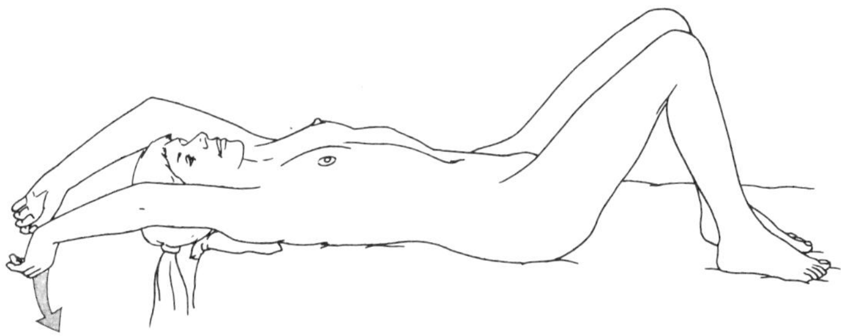

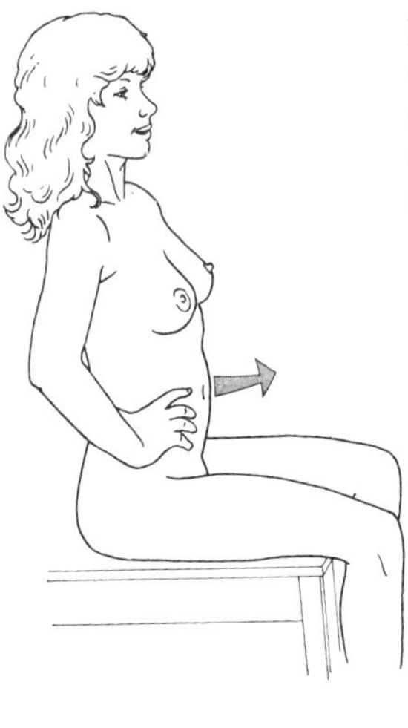

Hände zur Beruhigung um die Taille legen:

- den Bauch aufblähen: einatmen;
- einige Sekunden den Atem anhalten;
- entspannen: ausatmen;
- zehnmal wiederholen.

Stärkung

Die Durchblutung der für die Verdauung zuständigen, in der Mitte des Rückens verlaufenden vegetativen Nervenbahnen verbessern. Um eine beruhigende Wirkung zu erzielen, Kompressionen von mehreren Sekunden Dauer anwenden. Dabei am besten hinlegen.

Gesäß zur Wand; Füße an die Wand; Hände auf die Knie:

- gleichzeitig mit den Füßen gegen die Wand und mit den Händen gegen die Knie stemmen, um den Körper stufenweise vom Becken an anzuheben: einatmen;
- so lange wie möglich in dieser Position verharren, jedoch nicht mit Gewalt: oberflächlich atmen;
- den Körper wieder herunterlassen: ausatmen;
- mehrmals wiederholen.

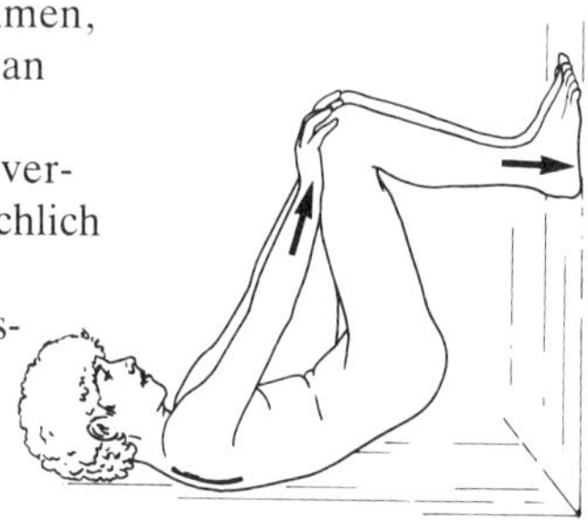

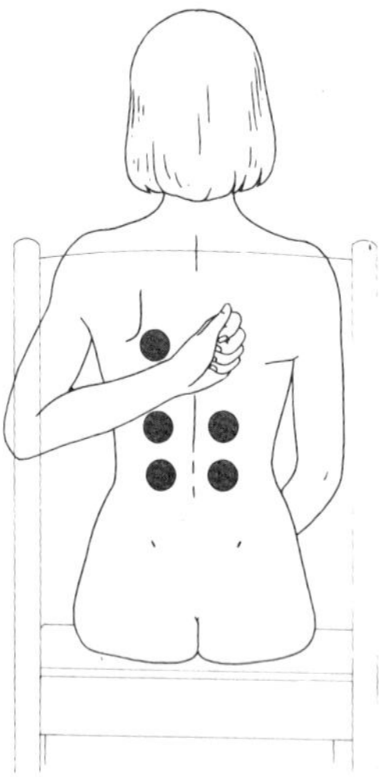

Die linke Faust zwischen Rücken und Stuhllehne in der Mitte des Rückens auf die hervortretende Muskulatur rechts neben der Wirbelsäule legen:

- sich nach hinten sinken lassen, um den Rükken zusammenzupressen: einatmen;
- bei konstantem Druck oberflächlich atmen;
- wieder nach vorn beugen, damit der Druck nachläßt: ausatmen;
- nach einer Folge von zehn Bewegungen die Seite wechseln.

2. Die Atmung kräftigen

Den Bauch besänftigen, indem man langsame und umfassende Atembewegungen macht.

In neutraler Position auf den Bauch legen; Arme auf der Ebene des Kopfes anwinkeln; Kinn auf den Boden:

- das Kinn heben, indem man sich auf die Hände stützt und den Rücken nach hinten beugt: einatmen;
- einige Sekunden den Atem anhalten;
- entspannen und wieder auf den Boden legen: ausatmen;
- mehrmals wiederholen.

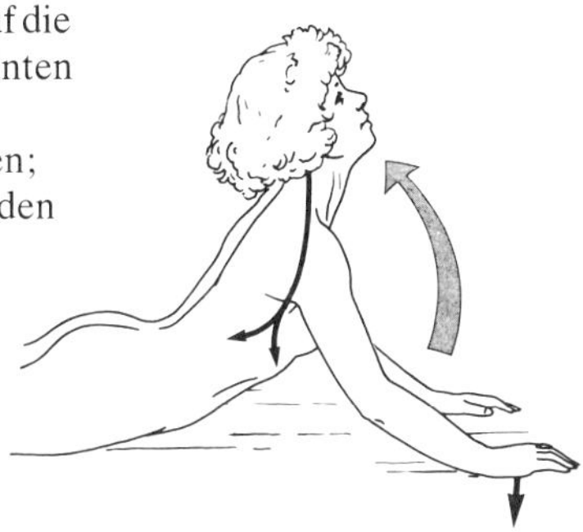

Nach vorn beugen; die Brust zwischen die Schenkel; Kopf zwischen die Beine; Arme hängen lassen:

- nur das Kinn heben: ruhig einatmen;
- den Kopf wieder hängen lassen: ausatmen;
- zehnmal wiederholen.

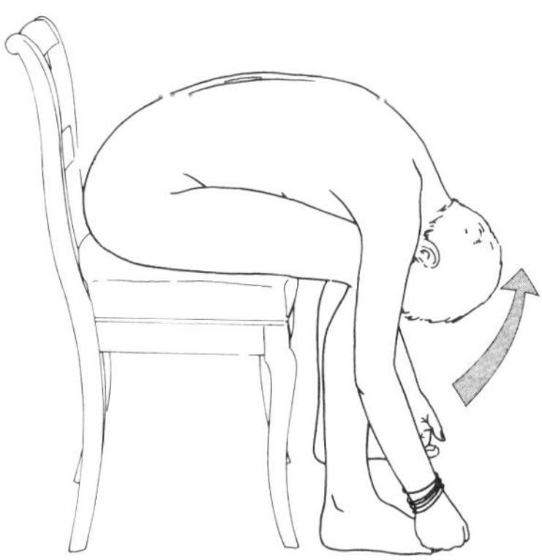

Verstopfung

Der Stuhlgang ist ein Automatismus, der sozusagen den Verdauungsprozeß abschließt. Die Muskeln des – schon gefüllten – Mastdarms ziehen sich zusammen, die des Beckenbodens entspannen sich, die Schließmuskeln öffnen sich, und der Darm entleert sich unter dem Druck der Bauchmuskeln und des Zwerchfells.

Verantwortlich für die Störung dieses Automatismus sind schlechte Eßgewohnheiten, nicht genug frisches Gemüse oder eine unzureichende Flüssigkeitszufuhr zwischen den Mahlzeiten, eine sitzende Lebensweise und nicht genug körperliche Bewegung. Als Anhänger des ‹Gehirntrainings› und der hochentwickelten Transportmittel bewegen wir unsere Beine und unseren Körper nur wenig. Immer unter Zeitdruck und im Streß vergessen wir jene grundlegenden Reflexe, die uns als Kind eigen waren: Bewegung, Laufen, Rennen, Gehen, an der frischen Luft sein.

Erleichterung

1. Auf die Nerven des Bauches einwirken

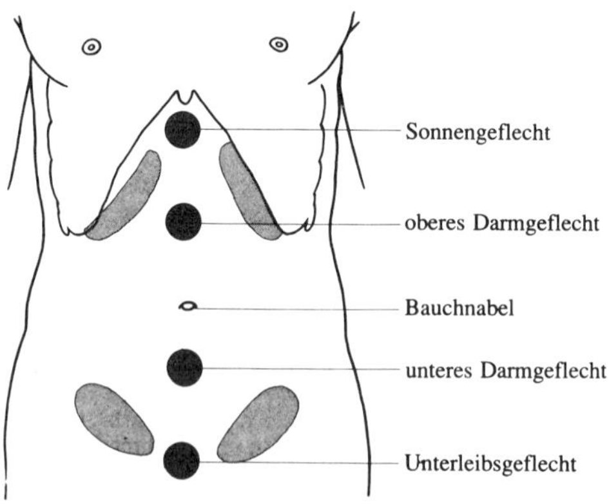

Kompression des Sonnengeflechts
Finger zusammen; übereinander flach unter der Spitze des Brustbeins auf den Oberbauch legen:
- drücken: ausatmen;
- bei konstantem Druck oberflächlich atmen;
- loslassen: einatmen;
- zehnmal wiederholen;
- die Übung bei allen Nervengeflechten wiederholen.

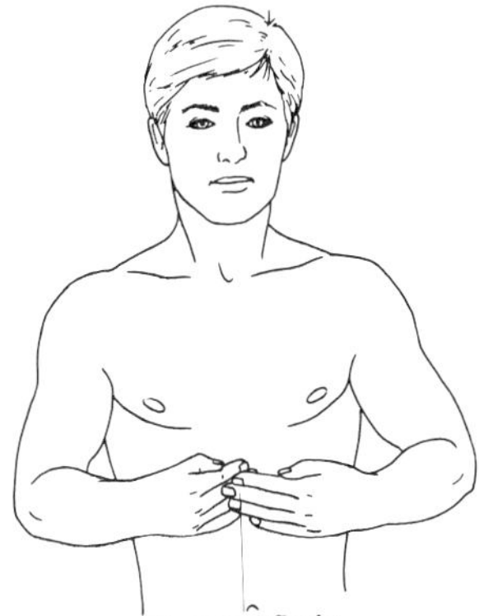

Kompression der Region rechts unterhalb der Rippen
Gekrümmte Finger unter die rechten Rippen legen:
- drücken, unter den Rippen ‹eindringen›: ausatmen;
- bei konstantem Druck oberflächlich atmen;
- loslassen, die Finger zurücknehmen; einatmen;
- die Seite wechseln.

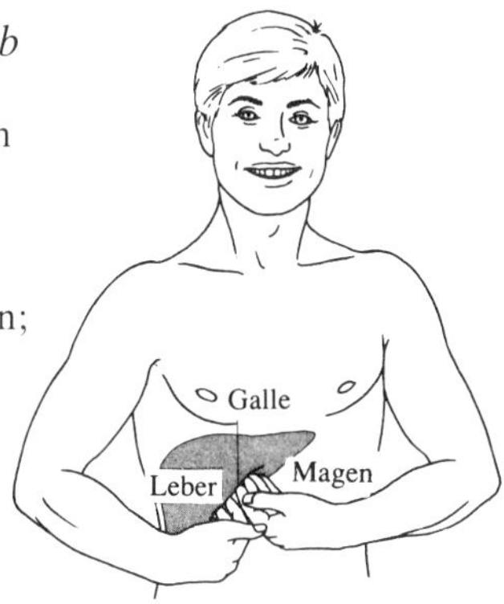

Finger zusammen, flach übereinander über die rechte Leiste legen:
- drücken: ausatmen;
- bei konstantem Druck oberflächlich atmen;
- loslassen: einatmen;
- zehnmal wiederholen;
- die Übung auf der ganzen Länge des Grimmdarms an den bezeichneten Stellen wiederholen.

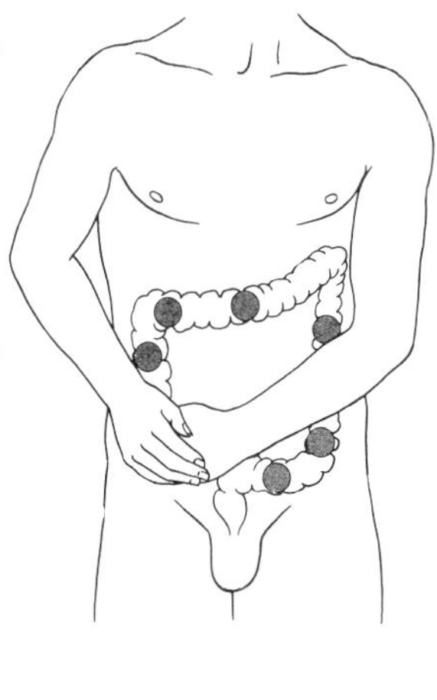

Im Unterschied zu den Übungen bei Durchfall werden die Druckbewegungen hier in schnellerem Rhythmus ausgeführt.

2. Die Atmung verbessern

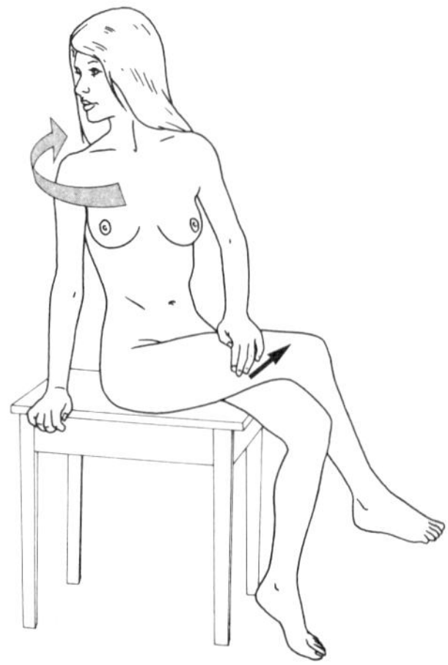

Es ist unerläßlich, die Atmung zu stimulieren. Manche Leute rauchen sogar die erste Zigarette am Morgen, um zur Toilette gehen zu können.

Das rechte Bein über das linke schlagen; die linke Hand auf den rechten Schenkel; die rechte Hand auf den Hocker:
- den rechten Schenkel mit der linken Hand wegdrücken: ausatmen; fühlen, wie der Rumpf sich nach links dreht;
- in dieser Position entspannen: einatmen;
- nach einer Folge von zehn Bewegungen die Seite wechseln.

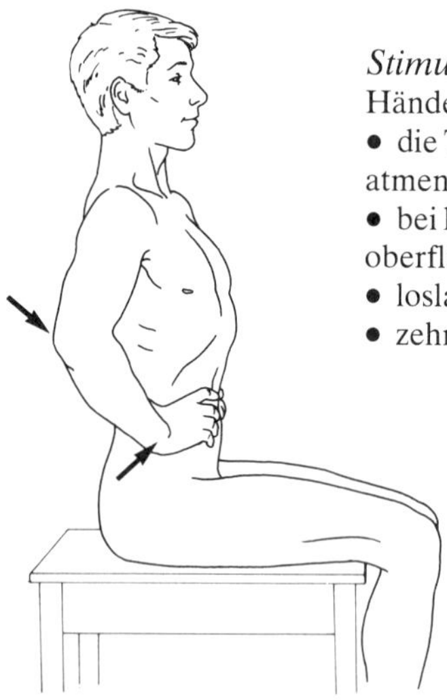

Stimulierung der Bauchmuskeln
Hände auf die Taille:
- die Taille zusammenpressen, dabei ausatmen;
- bei konstantem Druck einige Sekunden oberflächlich atmen;
- loslassen: einatmen;
- zehnmal wiederholen.

Stimulierung des Zwerchfells
Hände falten und auf den Kopf legen:
- die Arme über den Kopf strecken: tief einatmen;
- die Hände wieder auf den Kopf legen: ausatmen;
- zehnmal wiederholen.

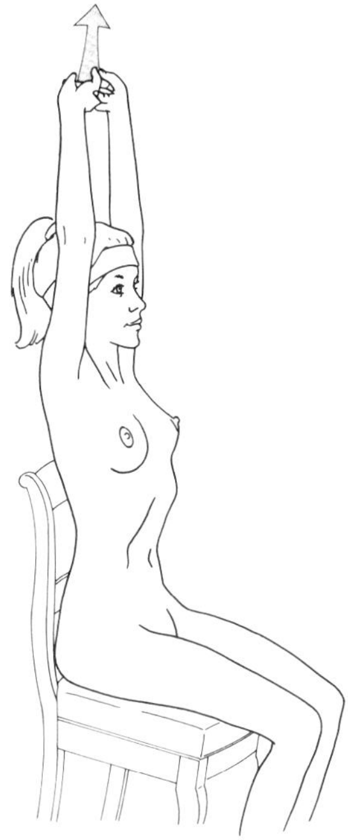

Stärkung

1. Der Stuhlgang

Die für den Stuhlgang zuständigen vegetativen Nervenzentren stimulieren, und zwar in Höhe der Lenden und des Kreuzbeins:

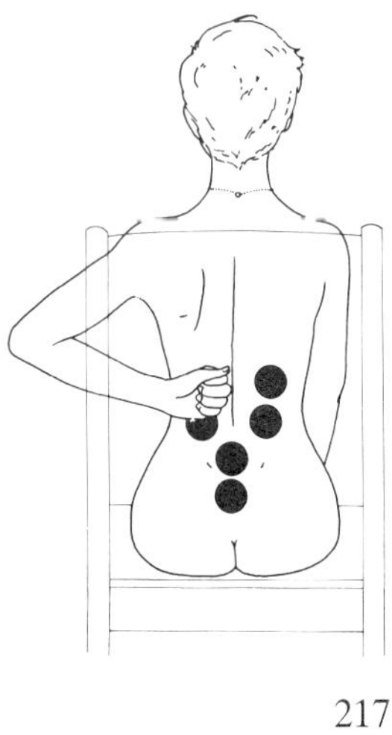

Die linke Faust zwischen den untersten Rippen und dem Becken auf den Rücken legen, zwischen Stuhllehne und Rücken einklemmen:
- fest anlehnen: einatmen; den Druck der linken Faust im Rücken spüren;
- bei konstantem Druck oberflächlich atmen;
- den Druck aufheben, indem man sich leicht nach vorn beugt: ausatmen;
- die Übung am Kreuz entlang und auf dem Kreuzbein wiederholen;
- die Seite wechseln.

2. Die Atmung kräftigen

Den Bauch durch schnelle Atembewegungen stimulieren.

In neutraler Position auf den Bauch legen; Arme in Höhe des Kopfes anwinkeln; Kinn auf den Boden:

- das Kinn heben, indem man sich auf die Hände stützt und den Körper nach hinten biegt: einatmen;
- entspannen und wieder auf den Boden legen: ausatmen;
- zehnmal wiederholen.

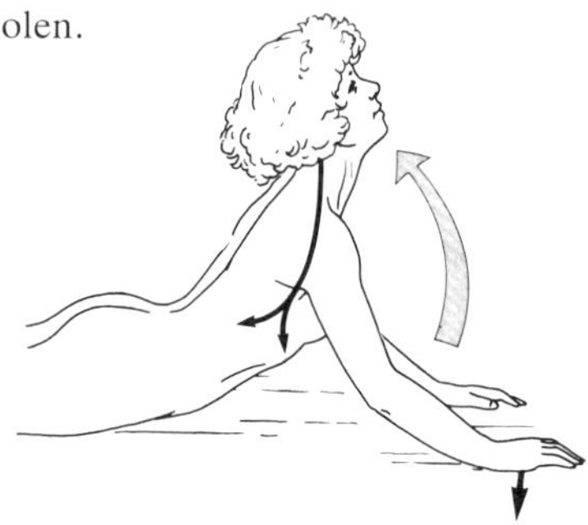

Auf den Rücken legen; Hände auf die Knie; Beine anwinkeln:

- mit Hilfe der Hände die Knie an die Brust ziehen: ausatmen;
- die Knie unter Zuhilfenahme der Hände wegdrücken: einatmen;
- schneller Rhythmus;
- zehnmal wiederholen;

Variante: Hinsetzen und nach hinten lehnen.

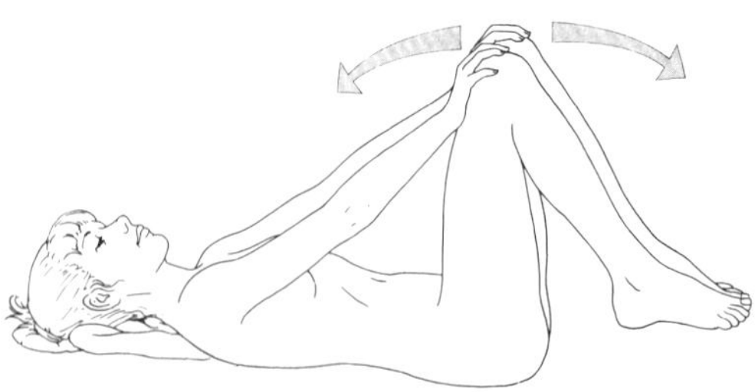

Spasmische Kolitis (Grimmdarmentzündung)

Sie ist eine typische Zivilisationskrankheit. Unser Grimmdarm äußert seine ‹Unzufriedenheit› durch Koliken und macht sich abwechselnd durch Durchfall und Verstopfung bemerkbar: Er weiß nicht mehr, ‹wo ihm der Kopf steht›. Man hat das unangenehme Gefühl, der Bauch sei aufgebläht, mit Gas gefüllt, und in den Gedärmen rumort es. Und wenn man auf der Toilette war, hat man das Gefühl, man hätte sich nicht vollständig erleichtert.
Unter spasmischer Kolitis leiden vor allem diejenigen, die ständig unter Streß oder in Angst leben – z. B. manche Studenten vor einer Prüfung – oder jene, die oft Abführmittel nehmen.
Wir haben es hier mit einem typischen Beispiel für eine Störung des vegetativen Nervensystems des Verdauungstraktes zu tun, die sich durch eine Überfunktion seiner beiden Bestandteile – des Sympathikus und des Parasympathikus – äußert, wobei der eine den Verdauungsvorgang bremst, während der andere ihn beschleunigt.

Erleichterung

1. Die Nerven des Bauches beruhigen

Zunächst auf die Entzündung des Grimmdarmes einwirken, so als ob man unter Durchfall litte, selbst wenn man es mit Verstopfung zu tun hat. Die wirksamste Position dabei ist die Bauchlage.

Beginnen Sie mit der Kompression der durch einen Kreis gekennzeichneten Nervengeflechte; danach sind die schraffierten Regionen an der Reihe:

- Hände flach übereinander, allmählich drükken: ausatmen;
- bei konstantem Druck einige Sekunden lang oberflächlich atmen;
- allmählich, keinesfalls ruckartig loslassen: einatmen;
- zehnmal wiederholen.

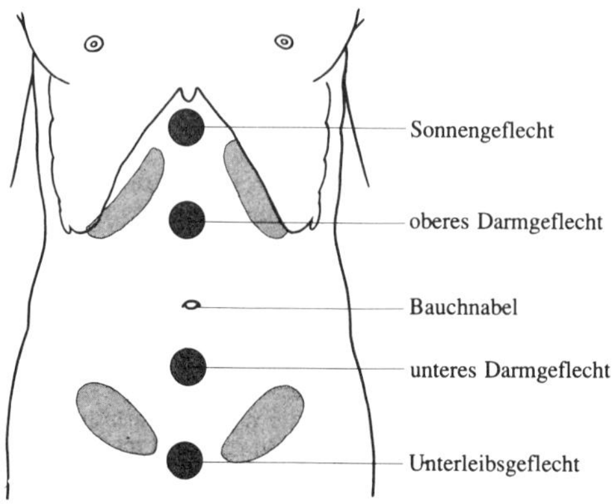

2. Die vegetativen Nervenbahnen des Rückens beruhigen

Die direkt an der Wirbelsäule liegenden Steuerzentren sind hyperaktiv und rufen Gefühle der Schwere, der Enge oder Schmerzen hervor, die beseitigt werden sollen. Achten Sie bitte darauf, langsam vorzugehen.

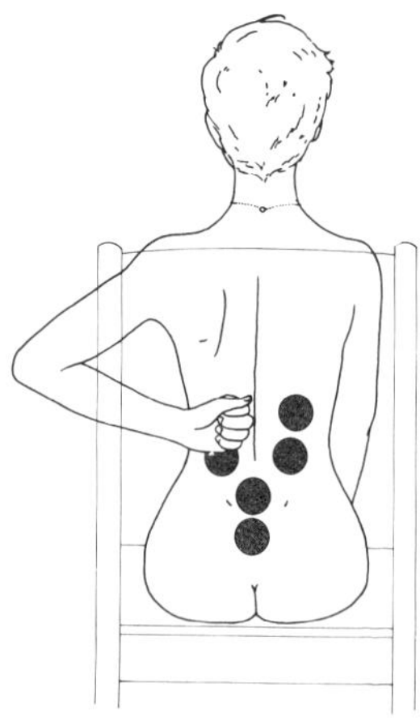

Die linke Faust zwischen den untersten Rippen und dem Becken auf den Rücken legen, zwischen Rücken und Stuhllehne klemmen:

- allmählich anlehnen: einatmen; den Druck der Faust im Rücken spüren;
- bei konstantem Druck ein paar Sekunden oberflächlich atmen;
- allmählich den Druck verringern, indem

man sich wieder leicht nach vorn beugt: ausatmen;

- die Übung am Kreuz entlang und dann auf dem Kreuzbein wiederholen;
- die Seite wechseln.

Schenkel senkrecht stellen; Füße an die Wand; die rechte Hand flach unter die Lenden schieben; den linken Arm an den Körper:

- die Knie leicht nach rechts kippen, ohne die Füße zu bewegen: ausatmen;
- den Druck einige Sekunden lang beibehalten;
- die Knie wieder in die Ausgangsposition bringen: einatmen;
- die Übung am Kreuz entlang und auf dem Kreuzbein wiederholen.

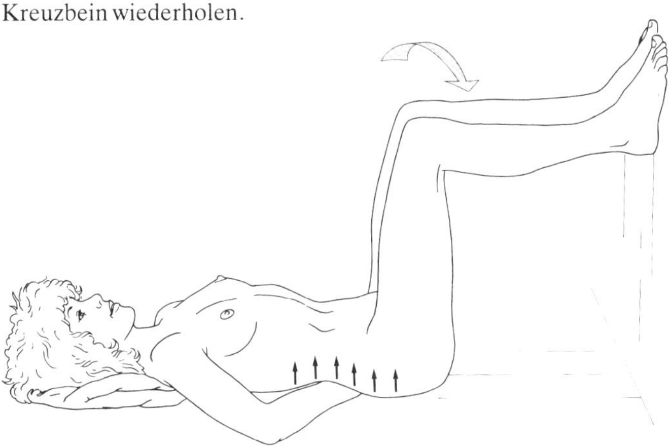

3. Die Sauerstoffzufuhr des Organismus fördern

Für ein ausgewogenes Funktionieren der Verdauung tiefe, umfassende Atembewegungen machen, die von ausgedehnten Pausen normaler, nicht kontrollierter Atmung unterbrochen werden.
Diese Übung reguliert die Funktion des Sympathikus und des Parasympathikus.

Den oberen Teil des Nackens auf die Bettkante legen; Arme locker nach hinten herunterhängen lassen:

- den oberen Teil des Körpers recken, indem man die Arme etwas weiter nach unten streckt: einatmen;
- einige Sekunden mit Gewalt den Atem anhalten;
- die Arme wieder lockern: ausatmen;
- zehnmal wiederholen.

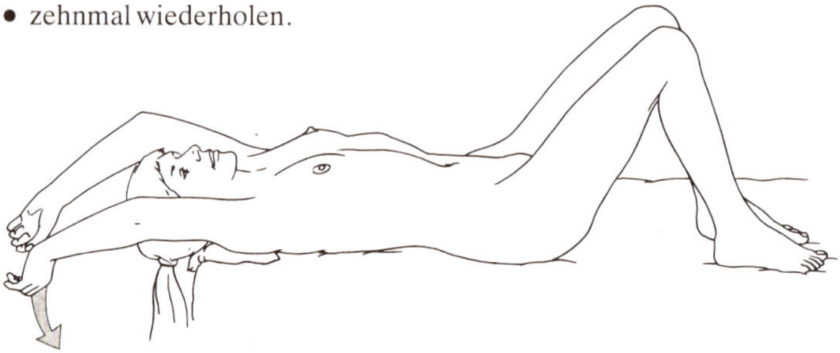

Die Knie an die Brust ziehen:

- die Knie gegen die Brust drücken: ausatmen;
- die Knie wieder von sich wegdrücken und die Füße an die Wand stellen oder die Beine auf einen Stuhl legen; dabei langsam und tief mit dem Bauch einatmen;
- einige Sekunden mit Gewalt den Atem anhalten;
- zehnmal wiederholen.

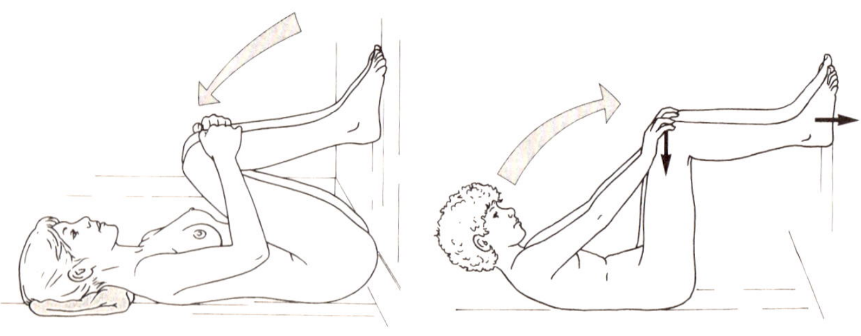

Stärkung

1. Das Gefühl der Enge abbauen

Bei dieser Übung werden Hals, Brust und Bauch zusammengepreßt, was die Durchblutung der oberen Hälfte des Rückens fördert, wo die für Herz, Atmung und Verdauung zuständigen Nerven verlaufen.

Mit Hilfe von Ellbogen und Händen das Bekken anheben; die angewinkelten Beine dabei locker lassen; das Gewicht nicht zu stark auf den Nacken verlagern:
- die Bewegung übertreiben, indem man gegen das Kreuz drückt, damit die Beine sich dem Boden nähern: ausatmen;
- entspannen, ohne das Gesäß herunterzulassen: einatmen;
- zehnmal wiederholen;
- dann tief einatmen und dabei wieder lang auf den Boden legen.

Weitere Übungen siehe unter *Beklemmungen*, S. 229f.

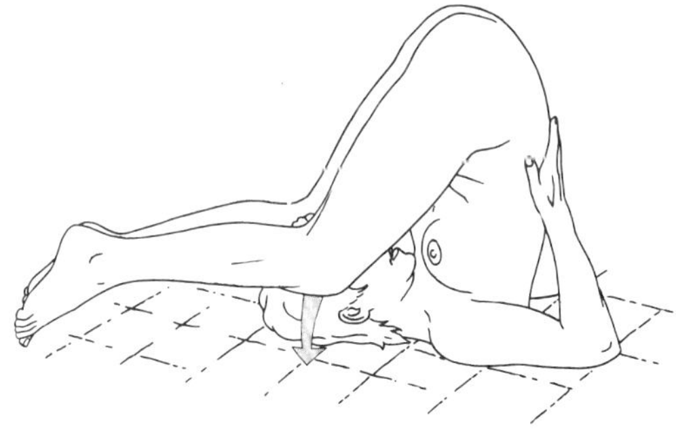

2. Streß abbauen

Auf den Rücken legen; Arme unter dem Nakken anwinkeln; Knie zusammen; Füße gespreizt auf den Boden stellen:

- gleichzeitig mit den Füßen auf den Boden stemmen und mit den Knien gegen den Leib, um das Kreuz zu strecken: einatmen;
- entspannen und in die Ausgangsposition zurückkehren: ausatmen;
- zehnmal wiederholen.

Bitte achten Sie darauf, daß Sie sich nicht zu stark krümmen; strecken Sie sich vielmehr, dabei Kopf und Arme nicht von der Stelle bewegen.

Weitere Übungen siehe unter *Streß*, S. 234f.

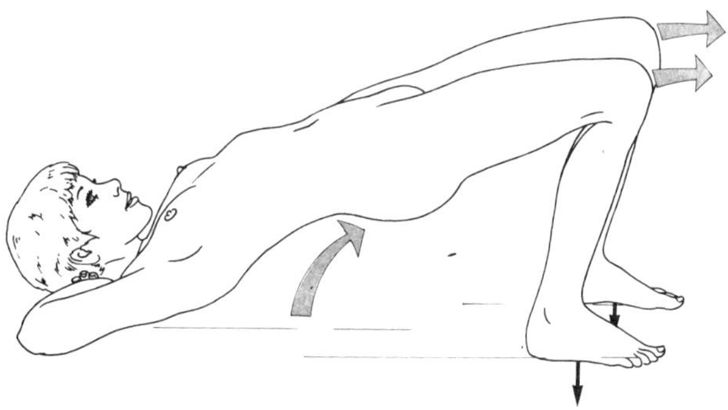

Blähungen

Eine anormal große Menge Luft staut sich im Magen oder in den Eingeweiden. Der Leib ist aufgebläht und verursacht mehr oder weniger schmerzhafte Beschwerden. Die Verdauung geht nur mühsam vonstatten, und sie ist oft von häufigem, unangenehmem Aufstoßen begleitet.

Blähungen können zwar ein Anzeichen für eine Erkrankung des Magens, der Leber, der Galle oder sogar des Herzens (Angor) sein; häufig werden sie jedoch auch von Störungen des vegetativen Nervensystems als Folge physischer oder psychischer Überanstrengung verursacht.

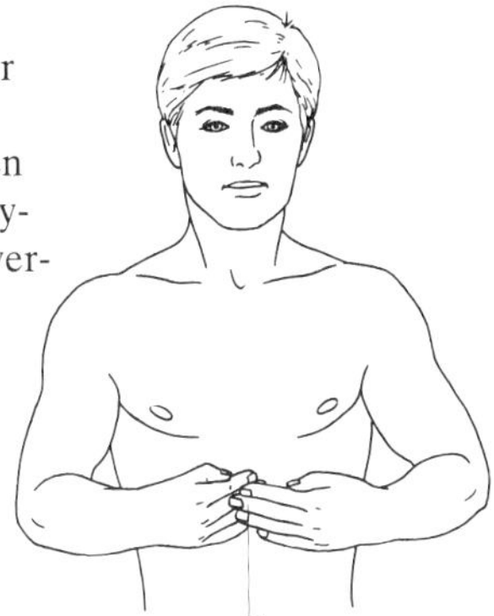

Erleichterung

1. Die Verdauung beruhigen

Charakteristisch für Blähungen ist eine von Krämpfen des Verdauungstraktes begleitete Atonie (Erschlaffung) der Eingeweide. Beruhigen wir diese unkontrollierten Reaktionen.

Finger zusammen; Hände flach auf das Sonnengeflecht legen:
- langsam und allmählich drücken: ausatmen;
- einige Sekunden bei konstantem Druck oberflächlich atmen;
- allmählich, keinesfalls ruckartig loslassen: langsam einatmen;
- zehnmal wiederholen;
- die Übung unter den rechten und unter den linken Rippen und dann bei den anderen Nervengeflechten des Bauches wiederholen.

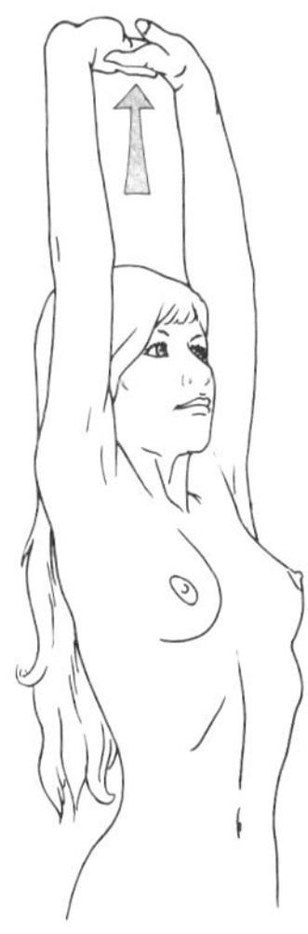

2. Die Atmung verbessern

Dazu am besten hinlegen. Hände falten; Arme über den Kopf:
- die obere Körperpartie erst rechts, dann links strecken, dabei langsam einatmen;
- in dieser Haltung entspannen: ausatmen;
- zehnmal wiederholen;
- danach beide Arme gleichzeitig strecken und die Übung wiederholen.

Stärkung

1. Komplexe Entspannungsübung für den Bauch

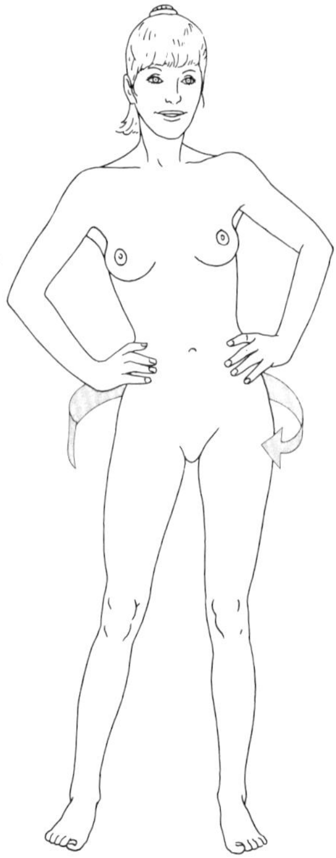

Hinstellen; Beine spreizen; Hände auf die Hüften; Oberkörper nicht bewegen:
- mit den Hüften Drehbewegungen ausführen: einatmen, wenn man sich zur einen Seite dreht, ausatmen, wenn man sich zur anderen Seite dreht;
- zehnmal wiederholen;
- danach in die entgegengesetzte Richtung drehen.

Gesäß an die Wand; Füße spreizen und Beine gerade; vornüberbeugen und Kopf und Arme hängen lassen;
- in dieser Position einige Sekunden lang atmen;
- Arme und Kopf nach rechts schwenken: ausatmen;
- in die Ausgangsposition zurückkehren: einatmen;
- Kopf und Arme nach links schwenken: ausatmen;
- in die Ausgangsposition zurückkehren: einatmen;
- zehnmal wiederholen;
- um sich wieder aufzurichten, die Hände auf die Knie legen und sich hochstemmen.

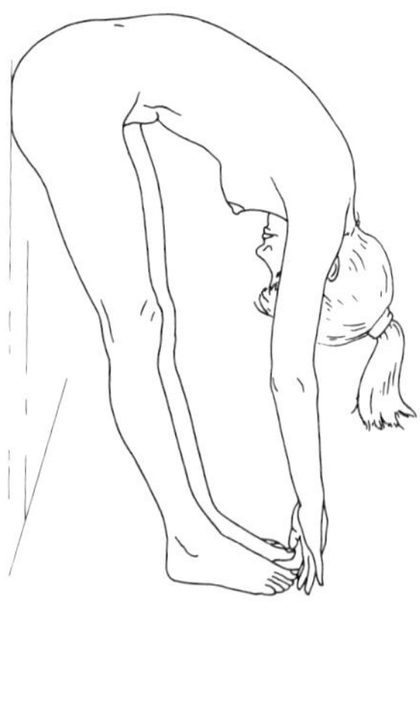

Lang auf den Boden legen; die Knie an die Brust ziehen; Hände auf die Knie:

- sich nach hinten rollen lassen: ausatmen;
- wieder nach vorn rollen: einatmen;
- zehnmal wiederholen.

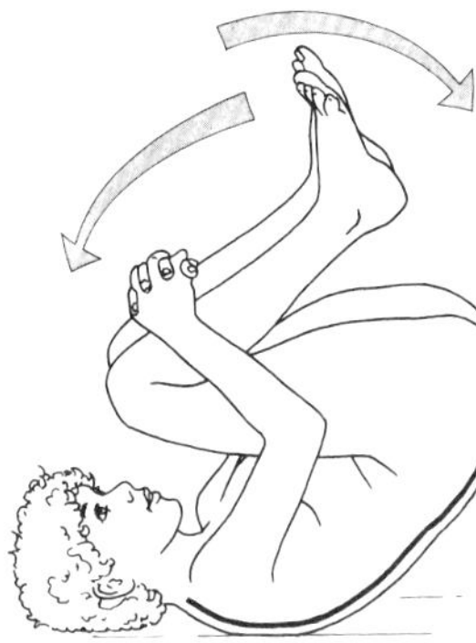

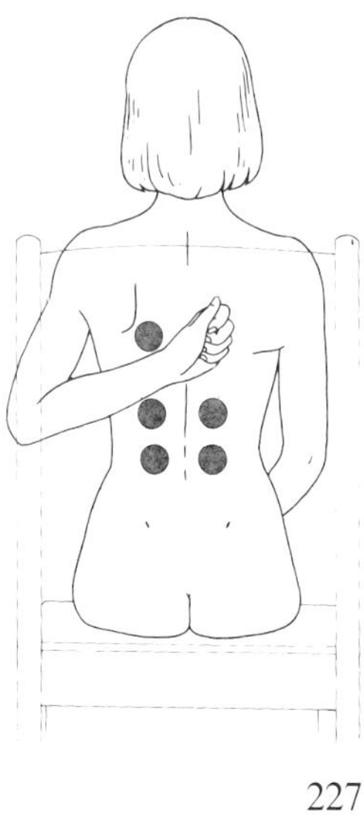

2. Die Nerven des Rückens stimulieren

Die linke Faust in Höhe der mittleren Rückenpartie (unter dem rechten Schulterblatt) zwischen Rücken und Stuhllehne klemmen:

- fest anlehnen: einatmen;
- bei konstantem Druck oberflächlich atmen;
- den Druck verringern, indem man sich wieder leicht nach vorn beugt: ausatmen;
- nach einer Folge von zehn Bewegungen die Seite wechseln.

Gesäß zur Wand; Füße an die Wand; Hände auf die Knie:

- gleichzeitig mit den Füßen gegen die Wand und mit den Händen gegen die Knie stemmen, um den Körper vom Becken an stufenweise anzuheben: einatmen;
- auf der mittleren Rückenpartie einige Sekunden anhalten: oberflächlich atmen;
- das Gesäß wieder herunterlassen: ausatmen;
- mehrmals wiederholen.

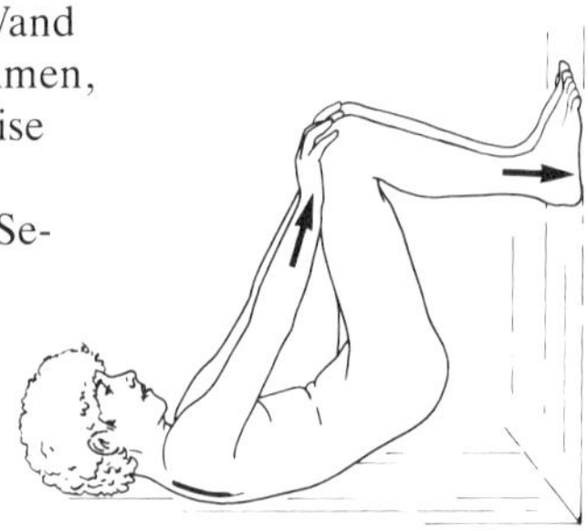

3. Die Atmung verbessern

Hauptsächlich mit dem Bauch atmen, und zwar ruhig und gleichmäßig.

Auf den Rücken legen, den Rücken dabei abstützen, damit er höher liegt als die Beine; Beine anwinkeln; Hände auf die Knie:

- die Knie mit Hilfe der Hände mit einer langsamen, keinesfalls abrupten Bewegung an die Brust ziehen: ausatmen;
- die Knie mit den Händen wieder von sich wegdrücken, dabei langsam einatmen;
- zehnmal wiederholen.

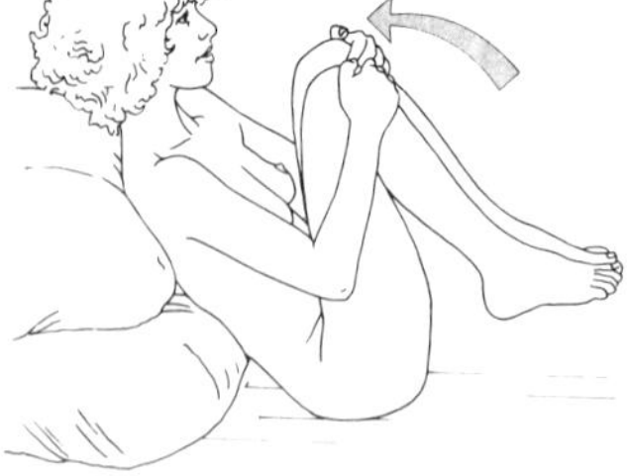

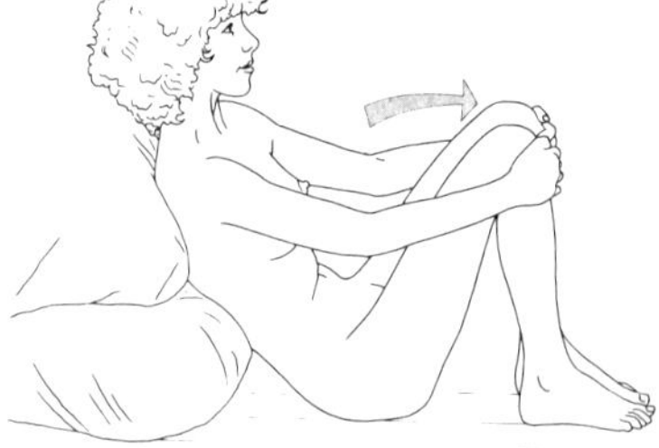

Nervöse Störungen

Beklommenheit, Beklemmungen

Innere Unruhe, Beklommenheit, Beklemmungen. Dies sind drei gängige Begriffe, mit denen man die Steigerungsstufen ein und desselben Gefühls der Unsicherheit oder einer nicht näher definierbaren Angst bezeichnet. Die Beklommenheit wird als permanente Beunruhigung empfunden, die keine greifbare Ursache hat. Sie überdeckt unser gesamtes Bewußtsein und verdüstert unsere eigene Zukunft und die unserer Angehörigen. Man grübelt und lebt nur noch in Erwartung einer Katastrophe. Dieser Zustand tritt manchmal in Zusammenhang mit einer bestimmten Situation auf: schwere berufliche oder emotionale Konflikte. Daraus können irgendwann Depressionen werden. Im allgemeinen hängt die Beklommenheit jedoch von unseren persönlichen Reaktionen auf die Ereignisse ab. Frühere Erfahrungen sowie die augenblickliche körperliche und seelische Verfassung lassen sie uns mehr oder weniger bedrohlich erscheinen. Steht man mit dem richtigen Bein auf, so ist das Leben (fast) rosarot; steht man mit dem falschen Bein auf, erscheint es düster und schwarz. Die Welt aber ist immer dieselbe.
Die Beklemmung hat nichts Seelisches an sich. Sie ist körperlich spürbar: die Angst schnürt einem die Brust zusammen, man hat Magendrücken, einen Kloß im Hals. Man leidet oft unter Herzklopfen, Bauchschmerzen, Kopfschmerzen, Schwindelgefühlen, Kreuzschmerzen, Schlaflosigkeit, und man muß plötzlich

ganz dringend zur Toilette usw. Irgendwann in unserem Leben geht es uns allen einmal so. Krankhaft sind diese Symptome erst, wenn sie häufiger auftreten.
Diese Gemütszustände sind Ausdruck einer Störung des vegetativen Nervensystems, das wir dann natürlich stärken müssen. Übrigens geschieht dies auf ganz natürlichem Wege nach ein paar Nächten gesunden Schlafes. Oft sind jedoch Freunde oder ärztliche Hilfe unerläßlich.

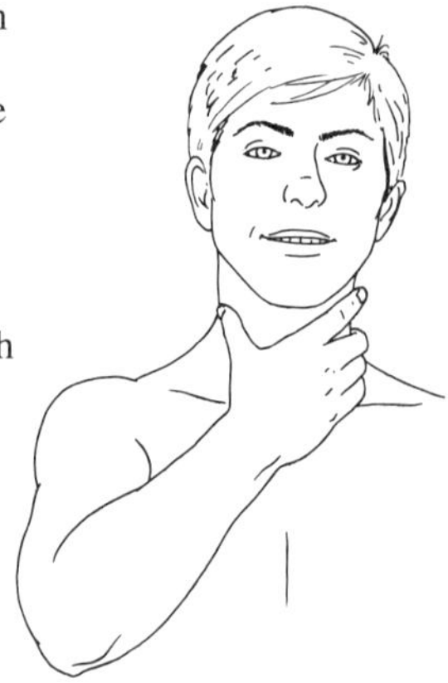

Erleichterung

Es ist festzustellen, daß die charakteristischen Symptome bei Beklemmung auf der Vorderseite des Körpers auftreten: Kloß im Hals, zusammengeschnürte Brust, Magendrücken. Man muß also zunächst hier ansetzen.

1. Die Gefühle der Enge und der Beklemmung lokal behandeln

Am Hals
Mit der rechten Hand die Vorderseite des Halses umfassen:
- langsam durch den Mund ausatmen und den Hals leicht mit der Hand zusammenpressen;
- bei konstantem Druck oberflächlich atmen;
- loslassen: langsam und tief durch den Mund einatmen;
- den Mund schließen und einige Sekunden den Atem anhalten;
- zehnmal wiederholen.

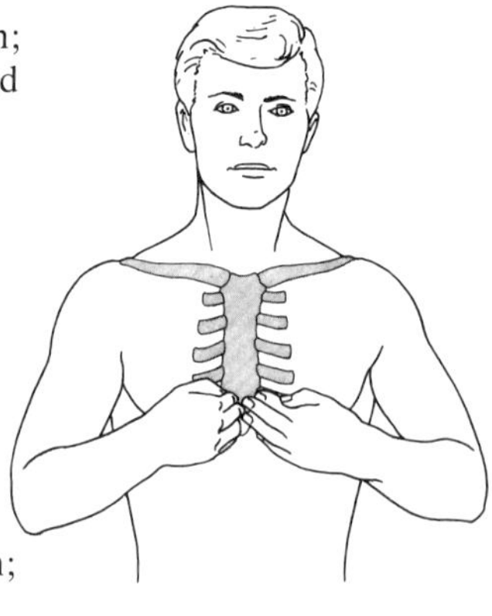

In der Brust
Die Finger beider Hände auf das Brustbein legen:
- mit den Fingern allmählich auf das Brustbein drücken: langsam ausatmen;
- bei konstantem Druck oberflächlich atmen;
- loslassen: langsam durch den Mund einatmen;

• zehnmal wiederholen;
• auf der gesamten Länge des Brustbeins so vorgehen.
Variante: mit Hilfe der übereinanderliegenden Handflächen drücken.

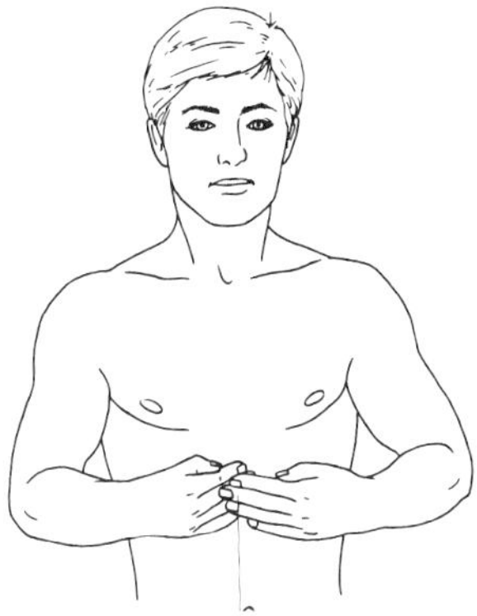

Im Bauch

Am besten hinsetzen oder auf den Bauch legen.
Finger zusammen; übereinander auf das Sonnengeflecht legen, da in diesem Bereich das Gefühl der Enge ganz besonders spürbar ist (gleiche Position bei den anderen Nervengeflechten):
• sanft, langsam und tief genug drücken, um den gewünschten beruhigenden Effekt zu erzielen: ausatmen;
• bei konstantem Druck oberflächlich atmen;
• allmählich loslassen: langsam und tief einatmen;
• zehnmal wiederholen.

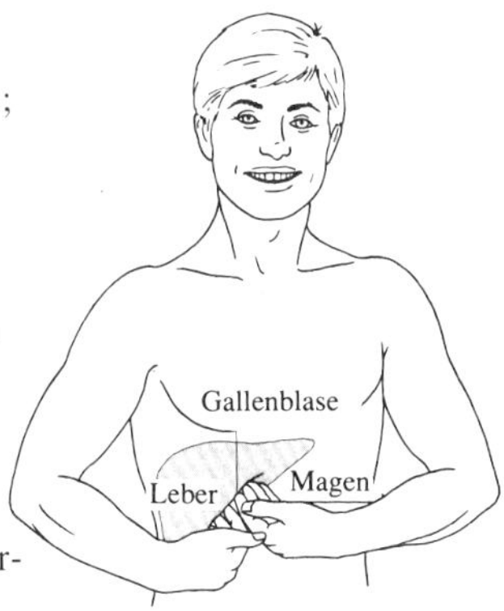

Gekrümmte Finger unter die rechten Rippen legen:
• sanft, langsam und tief genug drücken, um einen beruhigenden Effekt zu erzielen: ausatmen;
• bei konstantem Druck einige Sekunden normal atmen;
• allmählich loslassen: langsam und tief einatmen;
• nach einer Folge von zehn Bewegungen die Seite wechseln.

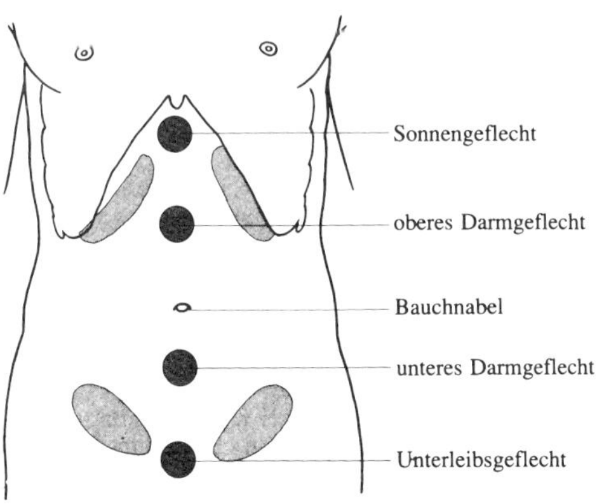

2. Die Gefühle der Enge und der Beklemmung global beruhigen

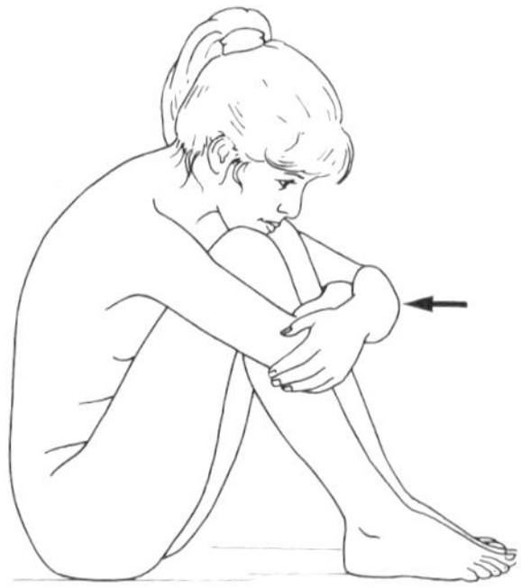

Die Arme um die angewinkelten Knie legen:

- den Druck auf Bauch und Brust überteiben, indem man die Knie mit den Armen gegen den Körper preßt: ausatmen;
- in dieser Position leicht entspannen: einatmen.

Mit dieser Bewegung preßt man Hals, Bauch und Brust zusammen und erzielt eine bessere Durchblutung der oberen Hälfte des Rückens sowie der für Herz, Atmung und Verdauung zuständigen Nervenstränge.

Auf den Boden legen; mit Hilfe der Ellbogen und Hände das Becken anheben; Beine locker lassen und das Gewicht nicht zu stark auf den Nacken verlagern:

- die Bewegung übertreiben, indem man leicht gegen die Lendengegend drückt: ausatmen;
- in dieser Position entspannen: einatmen;
- zehnmal wiederholen;
- danach flach auf den Boden legen und ausstrecken: tief einatmen.

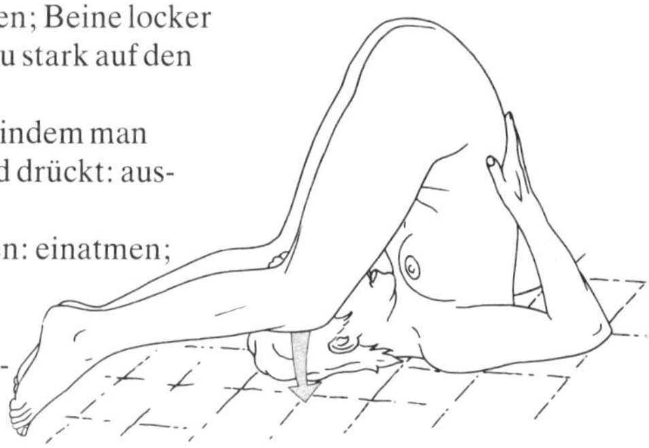

Stärkung

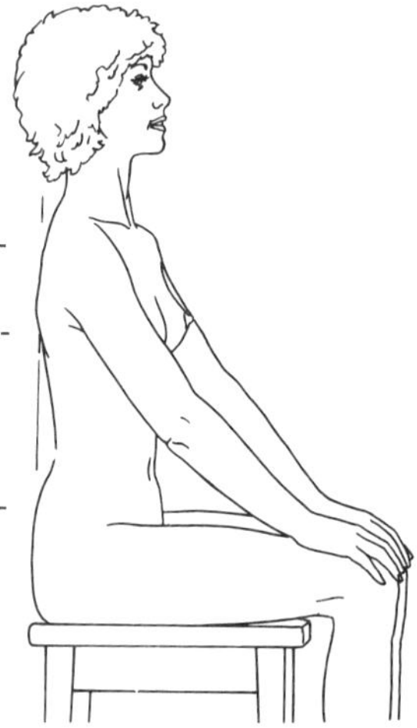

1. Die Beweglichkeit des Halses verbessern

Hände flach auf die Knie legen; Arme anspannen; Mund öffnen:

- Einatmen, indem man gleichzeitig mit angezogenen Knien die Brust hebt und sich auf die Hände stützt, um übertrieben einzuatmen; einen Augenblick so verweilen;
- die vorderen Halsmuskeln entspannen: ausatmen;
- zehnmal wiederholen.

2. Das Spiel der Atemmuskeln verbessern

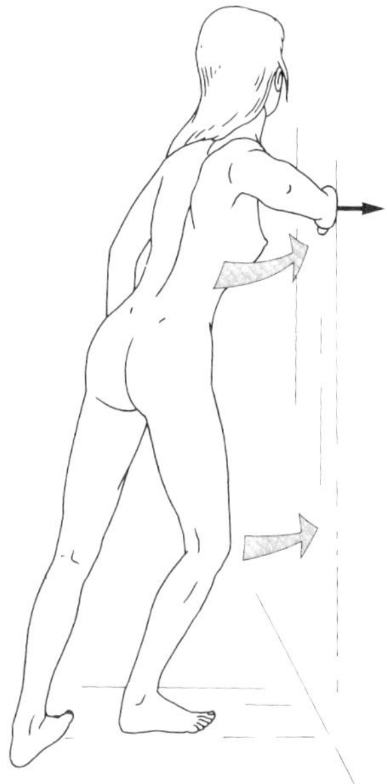

Bei dieser Übung werden vor allem die Brustmuskeln stimuliert.

Im Winkel von ca. 45 Grad vor eine Wand stellen; die rechte Hand in Brusthöhe heben, die Handfläche zeigt nach unten; die linke Hand in derselben Höhe an die Wand legen:

- das rechte Bein anwinkeln und dadurch das Körpergewicht zur Wand hin verlagern, wodurch die Brustmuskeln gestreckt werden: einatmen;
- in dieser Position entspannen: ausatmen;
- nach einer Folge von zehn Bewegungen die Seite wechseln;
- die Übung mit der Hand in Höhe des Gesichts wiederholen, dann in Scheitelhöhe. Auf diese Art werden sämtliche Muskelbündel der Brustmuskulatur gestreckt.

3. Den Bauch entspannen und die Durchblutung des Rückens fördern

Die Arme um die angewinkelten Knie legen:

- nach hinten rollen: ausatmen;
- nach vorn rollen, bis man wieder sitzt: einatmen;
- zehnmal wiederholen.

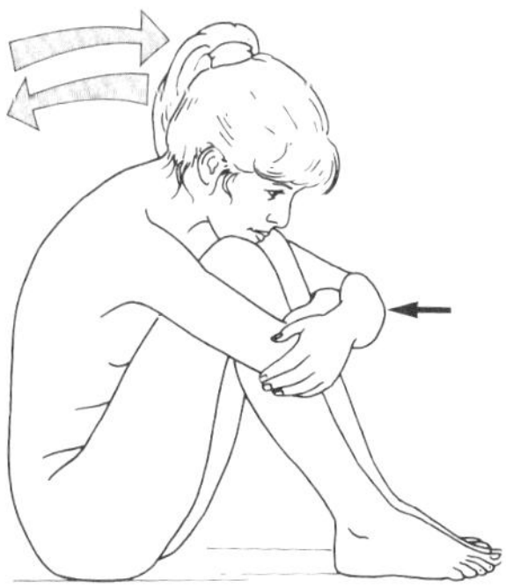

Streß, Nervosität

«Wir leben im Streß.» Das ist die schmerzliche Litanei unseres modernen Zeitalters. Streß im Verkehr, am Arbeitsplatz, Steuerstreß, Terminstreß, Wettbewerbsstreß, Familienstreß, Streß, wenn man sich freut, Kummer hat oder sich langweilt. Man geht mit ihm zu Bett und steht mit ihm auf.

Aber wer ist eigentlich dieser «Freund», der uns nicht in Ruhe läßt und uns das Leben sauer macht?

Es handelt sich dabei vor allem um das Gefühl, in Eile zu sein, «unter Druck» zu leben. Und gleichzeitig ist diese innere Anspannung eine Reaktion auf die als Zwang empfundenen äußeren Ereignisse. Wir kämpfen darum, in einer Welt, die uns ohne Unterlaß aus der Bahn zu werfen droht, nicht unterzugehen, um nicht beiseite geschoben und isoliert zu werden.

Wir leben unter Spannung, verkrampft, und unsere Nerven sind überreizt. Es ist uns fast unmöglich, uns zu entspannen und die guten Seiten des Lebens zu genießen. Durch den Streß rauchen wir mehr, trinken über alle Maßen, nehmen uns keine Zeit mehr zum Essen oder treffen Entscheidungen, die wir später bereuen. Der Streß schnürt uns den Atem ab, treibt unseren Blutdruck in die Höhe und bringt unseren Puls zum Rasen. Wir leiden unter tausend verschiedenen vorübergehenden Beschwerden, bis diese schließlich zu Anzeichen für das Vorhandensein oder Fortschreiten einer bestimmten Krankheit werden. Heimtückisch, nicht greifbar, vielgestaltig – ist der Streß das personifizierte Übel? Und doch ist er wie das Wohlbefinden ein Produkt des allgegenwärtigen vegetativen Nervensystems, ohne das wir nicht leben können. Gleichgültig, ob dieses Leben nun unschön, einfach oder herrlich ist.

Die Nervosität scheint lediglich eine weniger

starke, weniger beunruhigende Bezeichnung für den Streß zu sein.
Sämtliche, in diesem Buch gezeigten Übungen sind oft dazu bestimmt, bei allen schädlichen Äußerungen des Streß Erleichterung zu verschaffen. Damit wir wieder Zeit und Raum finden zu leben.

Erleichterung

1. Sämtliche Verspannungen des Rückens und der Schultern lindern

Mit den Händen in Brusthöhe gegen eine Wand, einen Schrank oder einen Türrahmen stützen; Beine gerade und leicht spreizen; in einiger Entfernung zur Wand aufstellen, so daß der Rücken eine Ebene bildet:
- die Brust elastisch nach unten federn lassen: einatmen;
- den Rücken wieder in die Ausgangsposition zurückkehren lassen: ausatmen;
- zehnmal wiederholen.

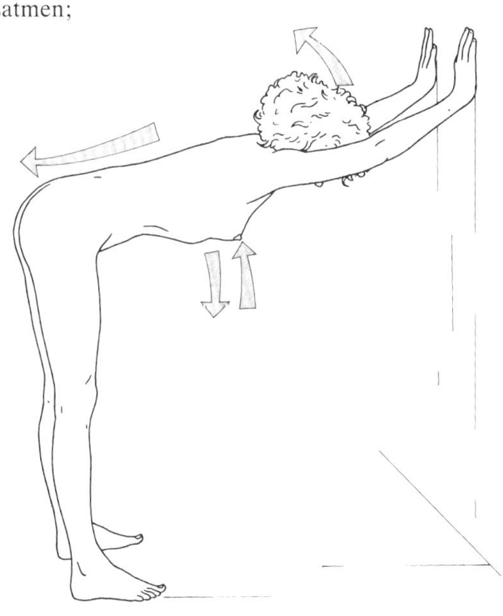

Auf einen Stuhl oder auf den Boden setzen; die Arme um die angewinkelten Knie legen; Kinn zwischen die Knie:

- die Knie enger an die Brust ziehen: ausatmen;
- die Knie in die Ausgangsposition zurückkehren lassen: einatmen;
- zehnmal wiederholen.

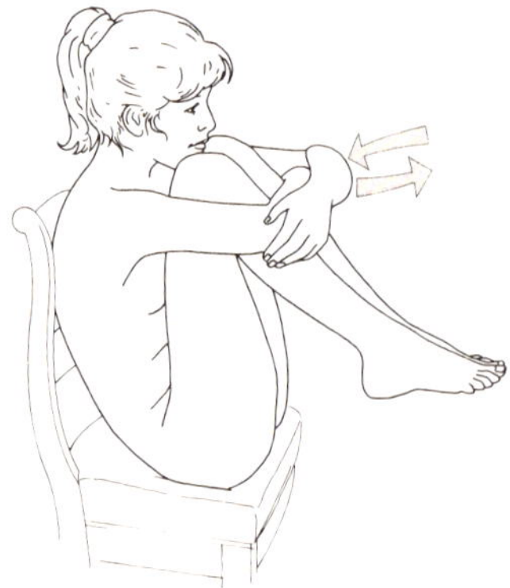

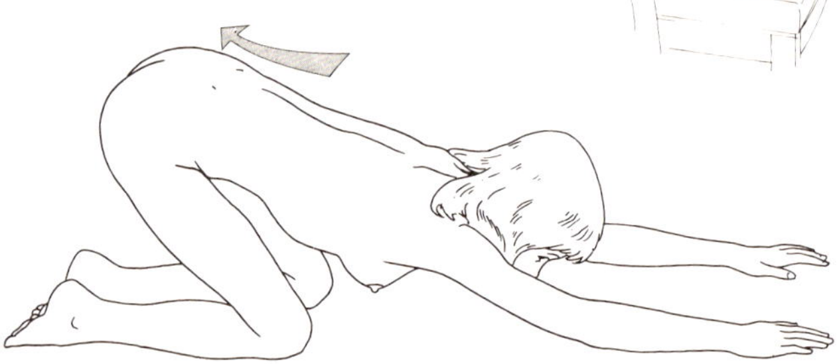

Hinknien; Rücken waagerecht; Arme nach vorn strecken; Stirn auf den Boden legen:

- den Körper strecken, das Kinn zur Decke heben, die Arme anspannen und das Körpergewicht abstützen, dabei nicht zu stark krümmen: einatmen;
- ohne die Hände zu bewegen in die Ausgangsposition zurückkehren: ausatmen;
- zehnmal wiederholen.

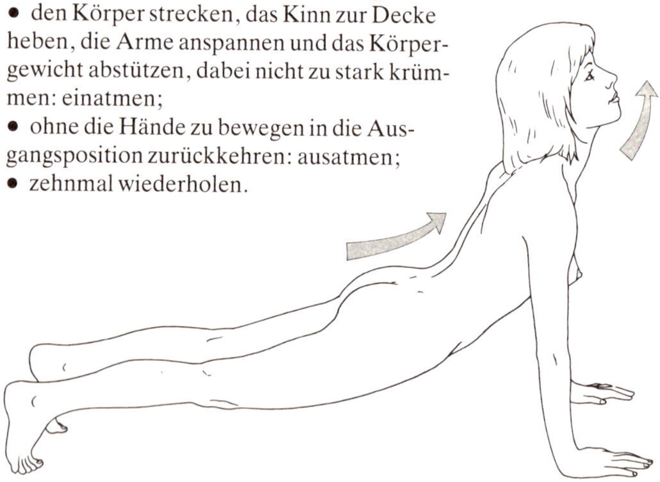

2. Die Verspannungen an Nacken und Schultern lindern

Sie sind ständig da und bewirken, daß der ganze Körper sich verkrampft. Durch Kompression der Muskulatur soll die Durchblutung der Nacken- und Schultermuskeln gefördert werden.

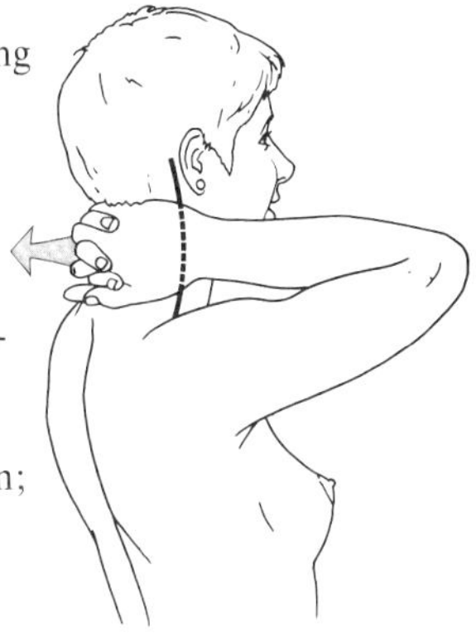

Hände übereinander auf den Nacken legen; Arme locker lassen:
- allmählich Druck auf die hinteren Nackenmuskeln ausüben, indem man die Handflächen zusammenpreßt: ausatmen;
- bei konstantem Druck oberflächlich atmen;
- loslassen: einatmen;
- zehnmal wiederholen;
- am ganzen Nacken entlang so vorgehen.

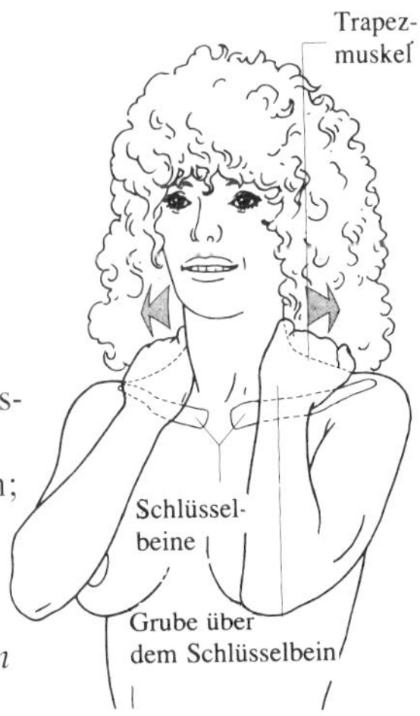

Mit beiden Händen rechts und links den Trapezmuskel oben an der Schulter umfassen:
- auf jeder Seite die Grube über dem Schlüsselbein gegen den Trapezmuskel drücken: ausatmen;
- bei konstantem Druck oberflächlich atmen;
- loslassen: einatmen;
- zehnmal wiederholen.

Weitere Übungen siehe unter *Verspannungen an Nacken und Schultern*, S. 79f.

3. Verspannungen im Gesicht und am Kopf lindern

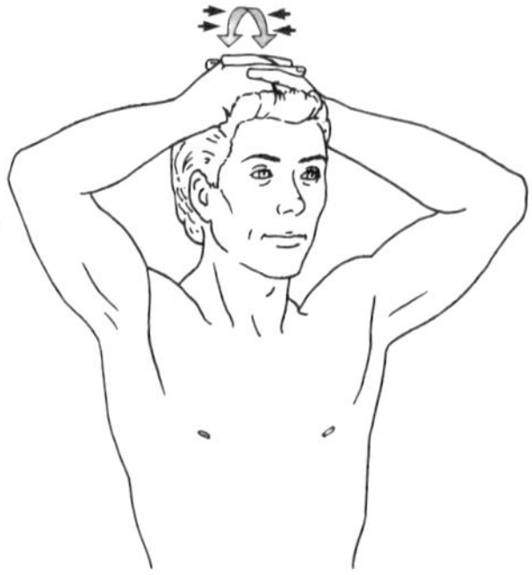

Hände übereinander auf den Kopf legen:

- die Handflächen nach oben schieben und so die Kopfhaut anheben: einatmen;
- bei konstantem Druck normal atmen;
- loslassen: ausatmen;
- zehnmal wiederholen;
- zunächst am Scheitel entlang so vorgehen, dann die Bewegung auf die gesamte Kopfhaut ausdehnen.

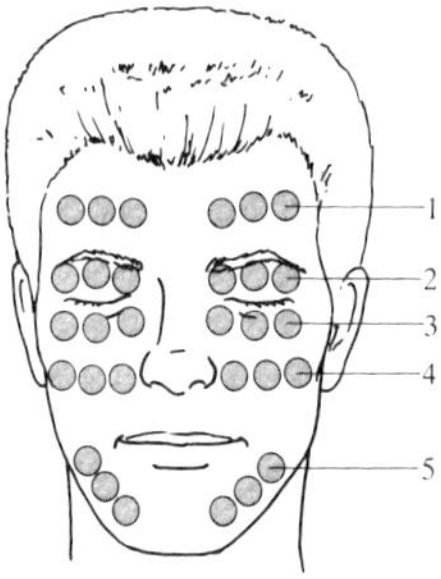

Mit den drei mittleren Fingern beider Hände kurze Auf- und Abbewegungen ausführen, mit denen die Haut auf den Knochen hin- und hergeschoben wird:

- normal atmen;
- die Übung zehnmal wiederholen:
  1. auf der Stirn;
  2. dicht unter den Augenbrauen;
  3. auf dem unteren Teil der Augenhöhlen;
  4. unter den Backenknochen;
  5. am Kinn;
  6. an den Schläfen (ein sehr empfindlicher Bereich);
  7. über dem Kieferknochen, vor dem Ohr (sehr empfindlich);
  8. unter dem Hinterhauptsbein am Nacken.

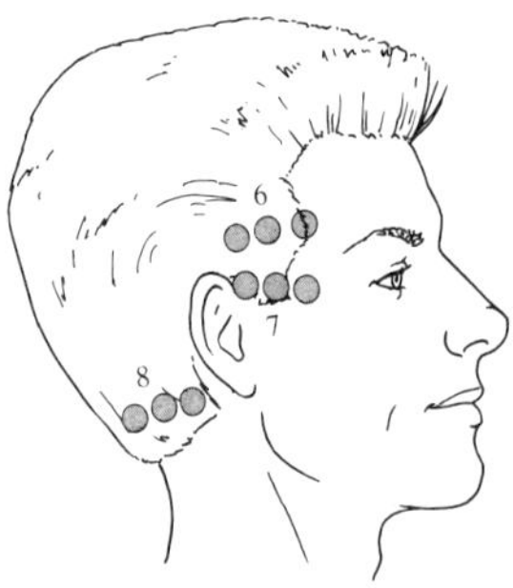

4. Die Spannung des Sonnengeflechts lindern

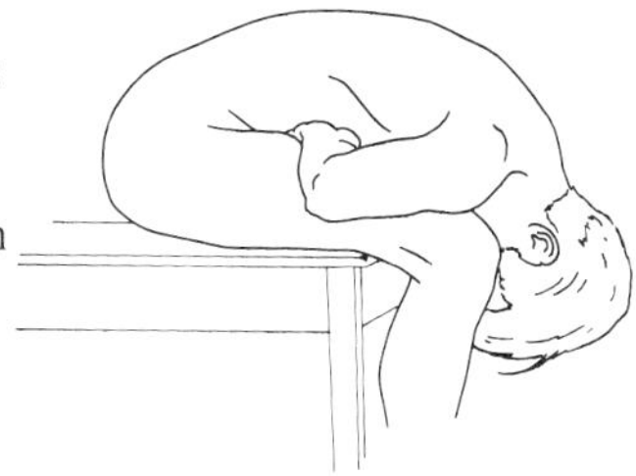

Sie ist quasi ständig vorhanden.
Nach vorn beugen; Kopf zwischen die Beine; angewinkelte Arme auf die Schenkel legen; Finger zusammen und in Höhe der Magengrube unter der Spitze des Brustbeins auf den Bauch legen:

- vorsichtig die Region des Sonnengeflechts zusammendrücken, aufhören, bevor es wehtut: ausatmen, dabei den Bauch einziehen;
- bei konstantem Druck einige Sekunden oberflächlich atmen;
- einatmen, dabei den Bauch aufblähen und den Druck allmählich verringern;
- zehnmal wiederholen.

5. Die Sauerstoffzufuhr fördern

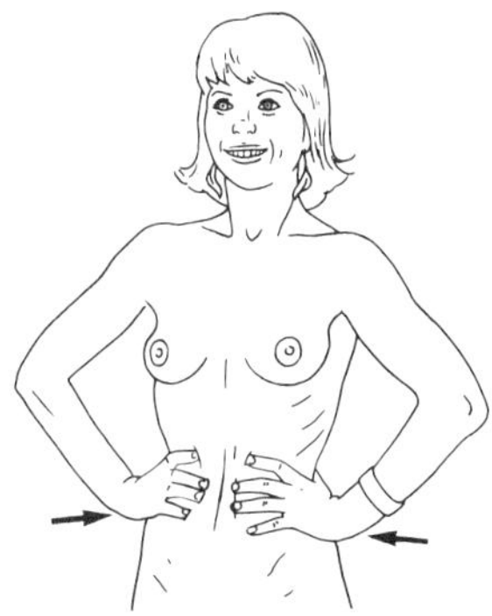

Bauchmuskeln
Die Hände über dem Becken um die Hüften legen:

- drücken, dabei ausatmen;
- bei konstantem Druck normal atmen;
- beim Einatmen immer noch leicht drücken;
- nach dem Einatmen die Luft anhalten;
- zehnmal wiederholen.

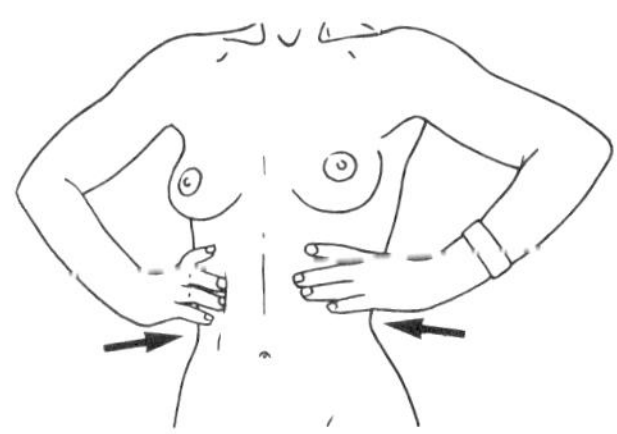

Zwerchfell
Hände auf die untersten Rippen:

- vorsichtig drücken, um die Rippen nicht zu verletzen: ausatmen;
- bei konstantem Druck normal atmen;
- loslassen: einatmen;
- zehnmal wiederholen.

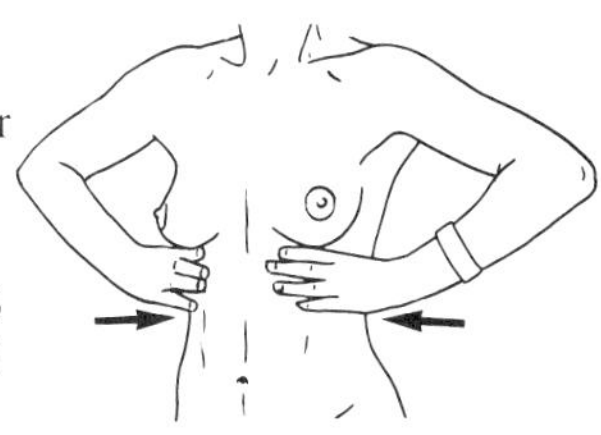

Zwischenrippenmuskeln
Mit beiden Händen die Rippen ein Stück unter den Achselhöhlen umfassen:

- vorsichtig drücken, dabei ausatmen;
- bei konstantem Druck oberflächlich atmen;
- beim Einatmen noch immer leicht drücken;
- zehnmal wiederholen.

Stärkung

1. Die Schwerpunkte des Blutkreislaufs im Körper anders verteilen

Wenn wir unter Streß stehen, haben wir die Tendenz, immer dieselben Muskelgruppen zu verkrampfen. Es genügt schon, daß wir uns aus dem Stand heraus hinlegen, damit der Blutdruck sich der neuen Situation anpassen und die Blutmenge neu verteilen muß, denn der Faktor der Schwerkraft fällt nun weg. Auch die Durchblutung der inneren Organe ist betroffen. Bei Bewegungen in zwar ungewohnten, für den Körper jedoch bequemen Positionen werden andere Nervenverbindungen benutzt, außerdem wird – wie wir alle feststellen konnten – der Zustand der Verkrampfung gelindert und gleichzeitig das Gefühl der körperlichen Einheit und des Wohlbefindens gefördert.

Bewegung für die Seiten des Körpers
Auf die Seite legen; den rechten Arm anwinkeln; die rechte Hand unter den Kopf schieben; den linken Arm locker lassen; die linke Hand vor sich auf den Boden legen; die Beine anwinkeln und locker lassen:

- mit der linken Hand und dem rechten Ellbogen abstützen, um gleichzeitig den Kopf und die geschlossenen Beine zur Seite zu heben: ausatmen;
- wieder hinlegen: einatmen;
- zehnmal wiederholen.

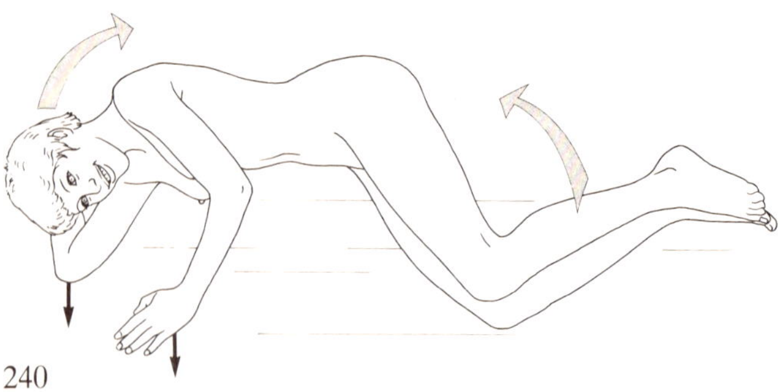

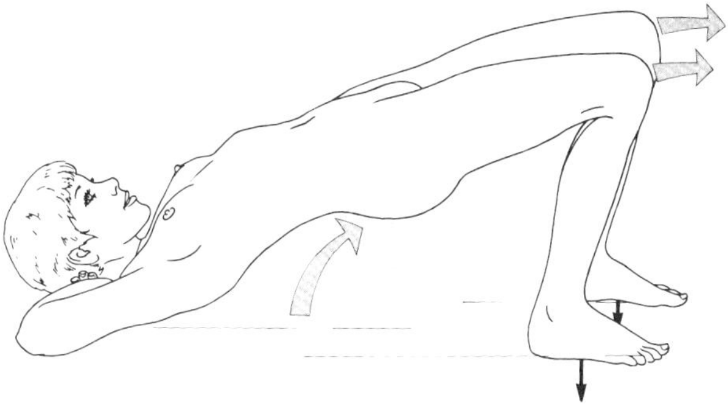

Bewegung für die Beine und zum Strecken des Körpers

Auf den Rücken legen; Hände unter den Nakken; Füße auf den Boden stellen und spreizen; Beine anwinkeln; Knie zusammen:

- gleichzeitig mit den Füßen auf den Boden stemmen und die Knie nach unten drücken, um das Kreuz zu strecken: einatmen;
- entspannen und wieder hinlegen: ausatmen;
- zehnmal wiederholen.

Achten Sie darauf, den unteren Teil des Rükkens nicht zu stark durchzubiegen und Arme und Kopf nicht zu bewegen.

Bewegung für Arme, Beine und Rücken

Auf alle viere hinhocken; Arme und Beine strecken; Rücken parallel zum Fußboden; Hände und Füße in so einem Abstand voneinander hinstellen, daß man eine leichte Spannung in den Beinmuskeln verspürt:

- das Gesäß nach hinten strecken, um die Anspannung der Beinmuskeln zu verstärken: ausatmen; mit den Fersen wieder den Boden berühren;
- das Gesäß elastisch wieder in die Ausgangsposition zurückkehren lassen, um eine Anspannung der Armmuskeln zu spüren: einatmen; dadurch stellt man sich wieder auf die Zehenspitzen.

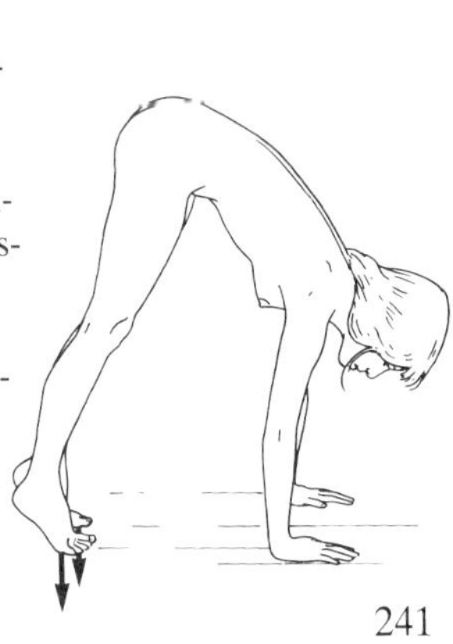

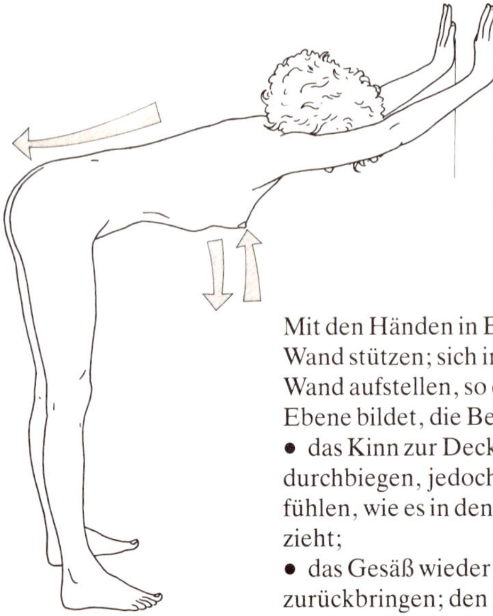

Mit den Händen in Brusthöhe gegen eine Wand stützen; sich in einiger Entfernung zur Wand aufstellen, so daß der Rücken eine Ebene bildet, die Beine leicht spreizen:

- das Kinn zur Decke heben und den Körper durchbiegen, jedoch nicht zu stark: einatmen; fühlen, wie es in den gestreckten Armen zieht;
- das Gesäß wieder in die Ausgangsposition zurückbringen; den Rücken wieder gerade machen, die Hände dabei nicht bewegen: ausatmen; fühlen, wie es in den Beinen zieht;
- zehnmal wiederholen.

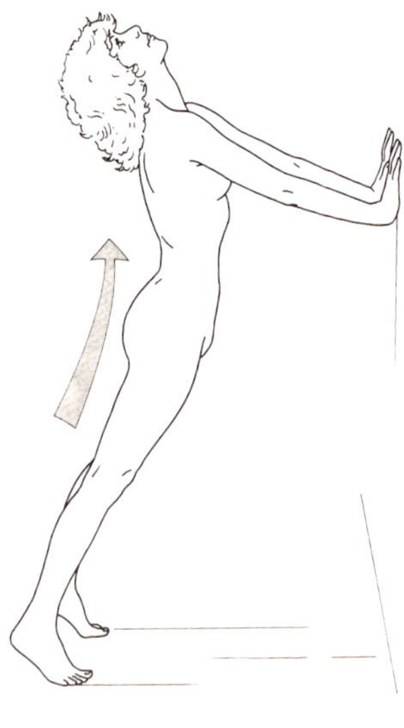

2. Die Atmung aktivieren

Beine anwinkeln, Knie zusammen, Füße spreizen, Arme zu beiden Seiten des Körpers auf den Boden legen:

- die Arme über den Boden gleiten lassen, versuchen, immer Bodenkontakt zu haben: langsam einatmen;
- wenn die Arme über dem Kopf angelangt sind, die Hände falten und die Handflächen nach oben drehen, um sich noch mehr zu strekken: weiter so tief wie möglich einatmen; fühlen, wie wir ohne unser Zutun ein Hohlkreuz machen und das Kinn auf den Hals senken;

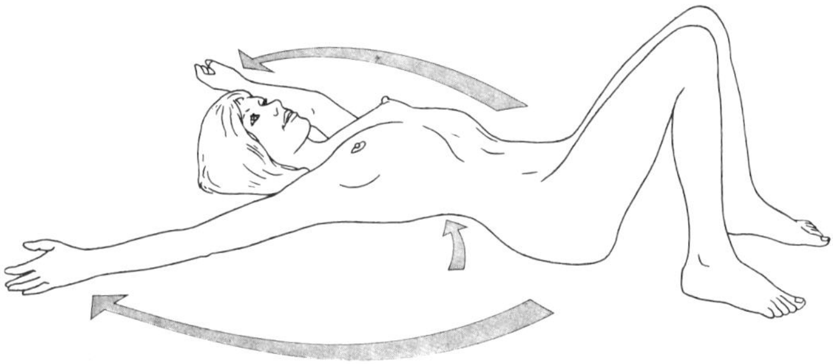

- die gefalteten Hände und die entspannten, angewinkelten Arme über den Kopf hinweg auf die Brust senken; langsam ausatmen; fühlen, wie das Kreuz wieder Kontakt zum Fußboden bekommt und wie Kopf und Kinn sich nach hinten bewegen.

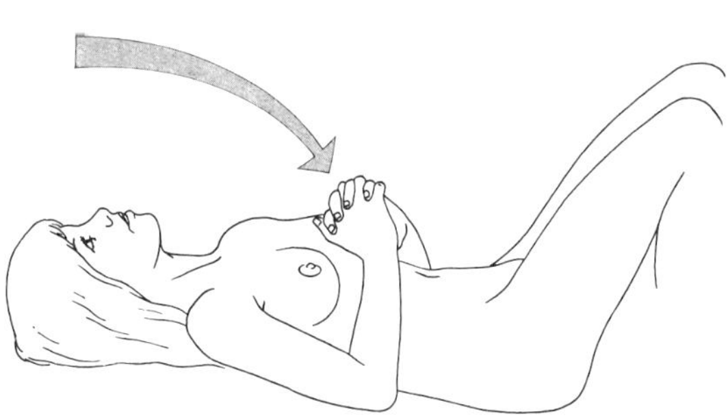

3. Die Durchblutung der vegetativen Nervenzentren und -stränge des Rückens fördern

Oben am Rücken setzen die für Herz und Atmung zuständigen Nerven an.

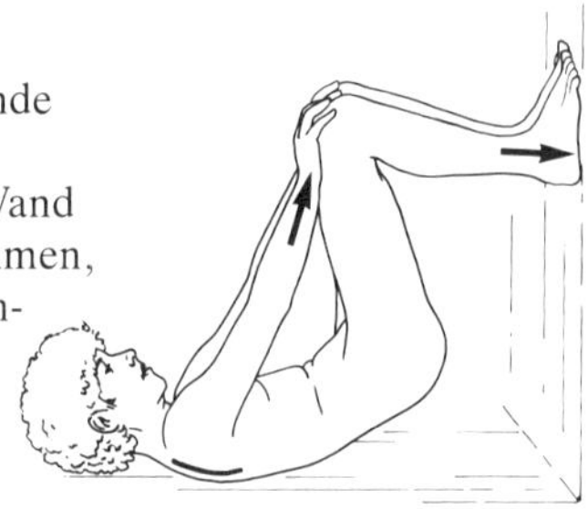

Gesäß zur Wand; Füße an die Wand; Hände auf die Knie:

- gleichzeitig mit den Füßen gegen die Wand und mit den Händen gegen die Knie stemmen, um den Körper von den Lenden an stufenweise anzuheben: langsam einatmen;
- auf der obersten Rückenpartie einige Sekunden anhalten und oberflächlich atmen;
- allmählich den Druck verringern und das Gesäß wieder herunterlassen: ausatmen, während man den Körper herunterläßt.

Nervöse Erschöpfung, Depressionen

Noch ein «Schlag» nach so vielen anderen, und es ist soweit: Man ist deprimiert. Manchmal genügt schon ein einziges erschütterndes Ereignis: der Verlust eines geliebten Menschen, eine schmerzliche Trennung, Unglück in der Liebe, beruflicher Mißerfolg, man geht in Rente, man hat Angst vor dem Altwerden oder Geldsorgen. Eine existentielle Erschöpfung überkommt uns: Wir fühlen uns hilflos, unverstanden, abgelehnt, verlassen. Alles, was wir anfangen, geht schief, und es kann höchstens noch schlimmer werden. Wir sind niedergeschlagen, gleichgültig, manchmal auch reizbar.
Beim aktiven Mann scheinen berufliche Probleme und Sorgen im Vordergrund zu stehen. Man fühlt sich kaum als «Mann», wenn man seinen Lebensunterhalt nicht anständig verdienen kann. Wirtschaftskrisen und der inter-

nationale Wettbewerb, eine ungewisse Zukunft oder Arbeitslosigkeit machen uns besonders anfällig für Depressionen.
Emotionale Konflikte scheinen eher die aktive Frau in ihrem tiefsten Innern zu treffen. Die Zwänge, unter denen zahlreiche Frauen heute leben – sowohl was den Beruf als auch was die Familie angeht – erklären jedoch leicht, warum sie manchmal zusammenbrechen können.
Eine große Rolle bei der Anfälligkeit spielt auch das Gefühl der Entwurzelung bei denjenigen, die ihre Heimat verlassen haben, die verpflanzt wurden, bei Landmenschen, die sich in der Großstadt isoliert fühlen.
Und man kann sich gut vorstellen, daß auch schwere körperliche Krankheiten, verschiedene Behinderungen – die zu Frustration und Verlust des Selbstwertgefühls führen – sowie die Verschlimmerung von Angstzuständen Depressionen hervorrufen können.

Wenn man Depressionen hat, leidet man unter einem seelischen Schmerz und unter nicht zu unterdrückender Traurigkeit, aber auch unter diversen Störungen: Schlaflosigkeit, Appetitlosigkeit, Gewichtsverlust und Verstopfung, sexuellen Problemen und Libidoverlust, physischer und geistiger Erschöpfung mit Gedächtnis- und Konzentrationsschwäche, der Unfähigkeit, die Initiative zu ergreifen und völliger Wunschlosigkeit. Alkoholismus, Flucht und inkohärente Verhaltensweisen sind häufig die Folge. Im Extremfall hat man Selbstmordgedanken. In diesem Zustand ist ärztliche Hilfe unerläßlich.
Man kann indessen – solange es noch möglich ist – versuchen, seine nervösen Störungen mit ein paar Bewegungen zu lindern und nach einem verständnisvollen, tröstlichen menschlichen Rückhalt Ausschau halten, um zu versuchen, das Tief zu überwinden.

Erleichterung

1. Die Atmung verbessern

Depression bedeutet wörtlich «mangelnder Druck». Im Extremfall kommt man sich vor wie ein völlig platter Reifen.
Sie werden verstehen, daß wir vor allem mehr Luft holen müssen, denn daran mangelt es uns auf geradezu dramatische Art und Weise. Und manchmal müssen wir uns beim Atmen so anstrengen, daß wir uns gleich noch müder fühlen.
Nun lebt unser Nervensystem, das bei einem Anfall von Depressionen ganz besonders betroffen ist, hauptsächlich vom Sauerstoff aus der Luft. Wenn wir die Phänomene der Atmung und der Ventilation unseres Organismus nicht wiedererlangen, dauert der depressive Zustand an und verhindert, daß das lebenswichtige Gleichgewicht sich wieder einstellt.

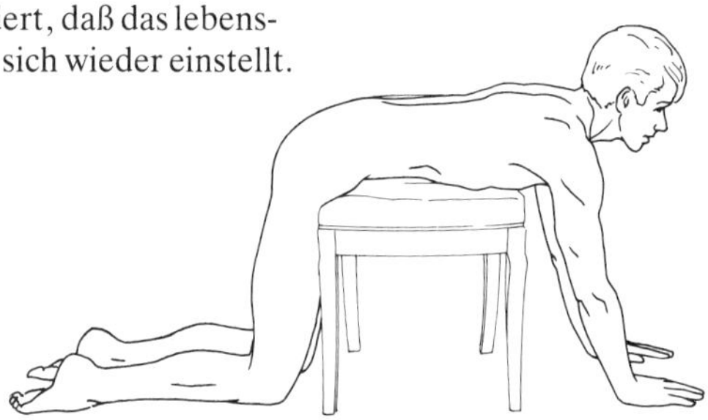

Auf alle viere hinhocken; die Brust auf einen Stuhl (Kissen unterlegen) legen; Arme hängen lassen; Beine locker lassen:
- benutzen Sie hier den unbewußten Einatmungsreflex, indem Sie die Lungen ein paar Sekunden lang zum Atemstillstand zwingen;
- so weit wie möglich die Luft aus den Lungen drücken und so lange wie möglich die Luft anhalten;
- sobald man Luft holen muß, den Mund öffnen und ohne sich zu bewegen automatisch einatmen;
- zehnmal wiederholen.

Die angewinkelten Ellbogen auf einen Tisch legen; die Hände flach übereinanderlegen; den Kopf zur Seite drehen; die linke Wange auf die Hände legen; Rücken und Schultern strecken; das Gesäß auf dem Stuhl weit nach hinten schieben:

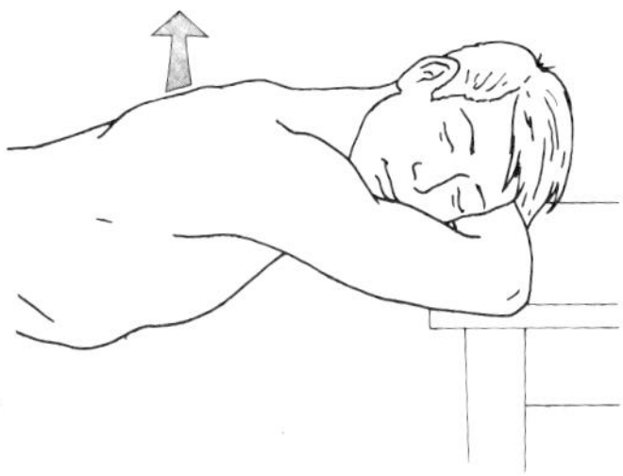

- tief ausatmen und die Luft anhalten, indem man den Mund zumacht; fühlen, wie der Rükken noch mehr in die Waagerechte gerät;
- sobald man Luft holen muß, den Mund zum automatischen Einatmen leicht öffnen, ohne sich zu bewegen; fühlen, wie der Rücken rund wird, wenn die Luft in die Lungen dringt;
- zehnmal wiederholen.

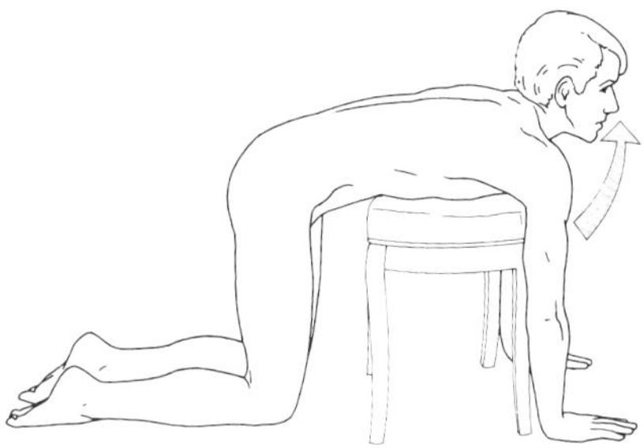

2. Die Durchblutung fördern

Gleiche Ausgangsposition wie oben beschrieben. Eine Übung, die einer sanften «Brustmassage» gleicht, bei der die Brust im regelmäßigen Rhythmus zusammengedrückt wird:

- auf die Hände stützen: einatmen;
- auf das Kissen fallen lassen: ausatmen;
- so lange wiederholen, bis Sie merken, daß Ihnen warm wird.

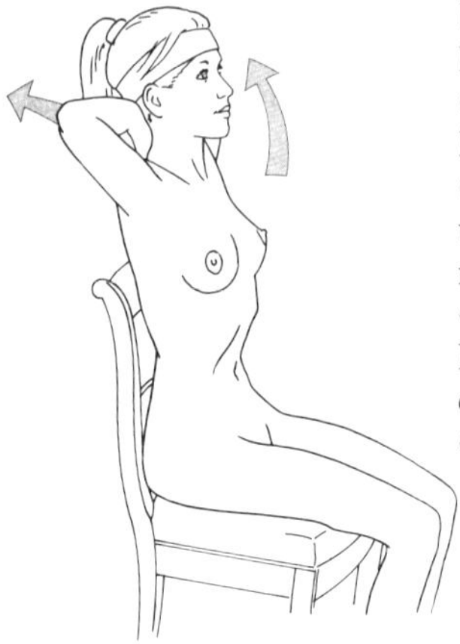

Hände über dem Nacken falten, Arme locker lassen; Beine zusammen:

- Kopf und Ellbogen nach hinten bewegen: langsam einatmen;
- die gefalteten Hände über den Kopf heben und den Brustkorb mit den Ellbogen zusammenpressen: tief ausatmen;
- sobald man Luft holen muß, die gefalteten Hände wieder um den Nacken legen: ruhig einatmen;
- zehnmal wiederholen.

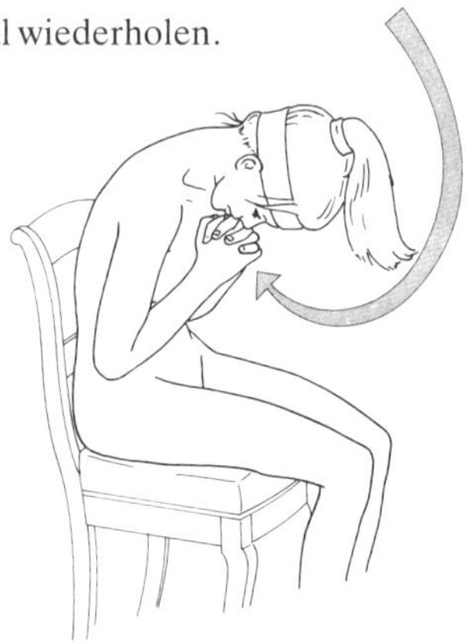

3. Die Verdauung fördern

Auf alle viere hinhocken; den Bauch auf einen Stuhl legen (Kissen unterlegen); Beine halb gestreckt, um den Druck auf den Bauch zu verstärken; Arme strecken, um die Brust abzustützen:

- Einatmen und die Luft in den unteren Teil der Lunge drücken, damit der Bauch sich aufbläht; wenn nötig, leicht auf die Hände stützen;

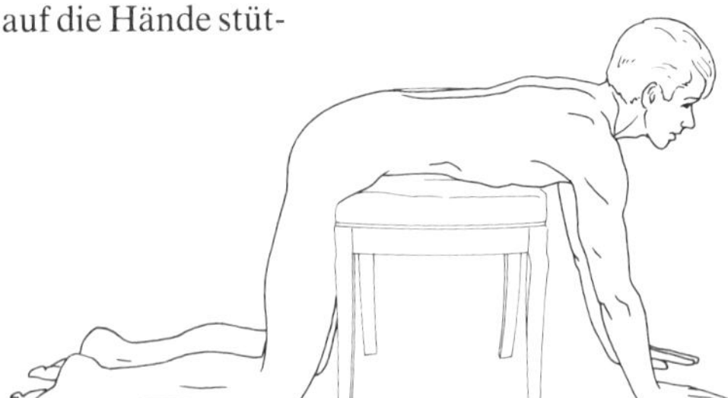

• ausatmen und den Bauch vom Körpergewicht zusammendrücken lassen;
• so lange wie möglich die Luft anhalten, bevor man wieder einatmet und wieder von vorn beginnt;
• zehnmal wiederholen.

4. Sämtliche Rücken- und Nackenmuskeln entspannen und lockern

Wenn man Depressionen hat, tut einem häufig alles weh, man hat keine Energie und ist zum Teil verkrampft. Oft hat man so gut wie überall Schmerzen: insbesondere im Kreuz, im Nakken und in den Schultern. Das ist ganz logisch, denn diese Zonen sind für die aufrechte Haltung zuständig.

Flach auf den Rücken legen; Beine anwinkeln, Hände über dem Kopf falten:
• die geschlossenen Knie nach rechts kippen lassen und die Arme nach links strecken: einatmen;
• die noch immer angewinkelten Knie in die Ausgangsposition zurückbringen: ausatmen;
• zehnmal wiederholen.
Bei dieser Übung werden sämtliche Rückenmuskeln sanft und allmählich gestreckt. Der Körper streckt sich ganz automatisch nach unten in Richtung der Füße. Lassen Sie den Nakken und den Kopf den Bewegungen des Körpers folgen.

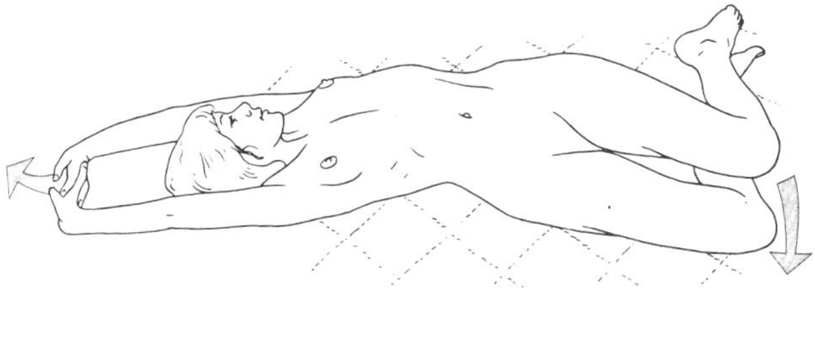

Stärkung

1. Die Atmung verbessern

Mit Hilfe der Hände und der Ellbogen auf dem Boden das Becken anheben; Beine locker lassen; das Gewicht nicht zu stark auf den Nacken verlagern:

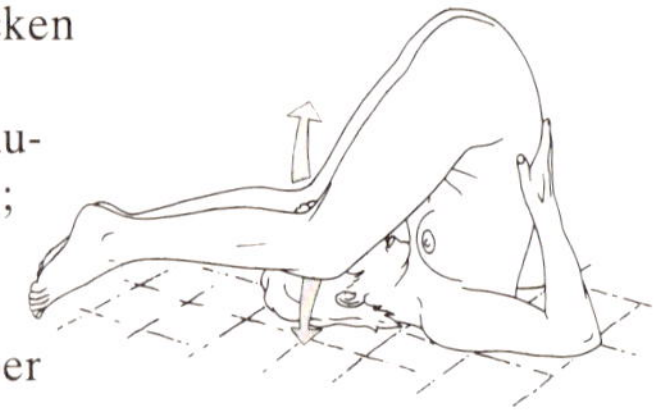

- in dieser Position einige Sekunden lang automatisch atmen: danach die Luft anhalten;
- sobald man Luft holen muß, das Becken wieder herunterlassen, dabei einatmen;
- weiter einatmen, dabei den ganzen Körper strecken;
- zehnmal wiederholen.

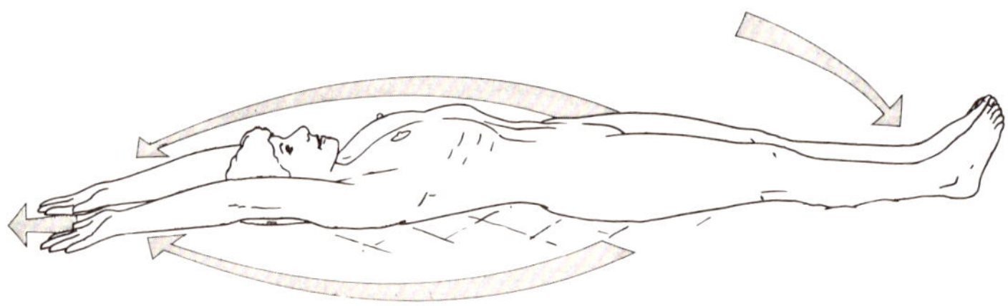

2. Die Durchblutung des gesamten Rückens fördern

Diese Übung tut den Rückenmuskeln sowie den aus dem Rückenmark austretenden Nerven gut.

Gesäß zur Wand; Füße an die Wand; Hände auf die Knie:

- gleichzeitig mit den Füßen gegen die Wand und mit den Händen gegen die Knie stemmen, um den Körper stufenweise anzuheben: einatmen;
- einige Sekunden lang auf jeder empfindlichen Zone anhalten: normal atmen;
- das Gesäß wieder herunterlassen: ausatmen;
- die Übung wiederholen.

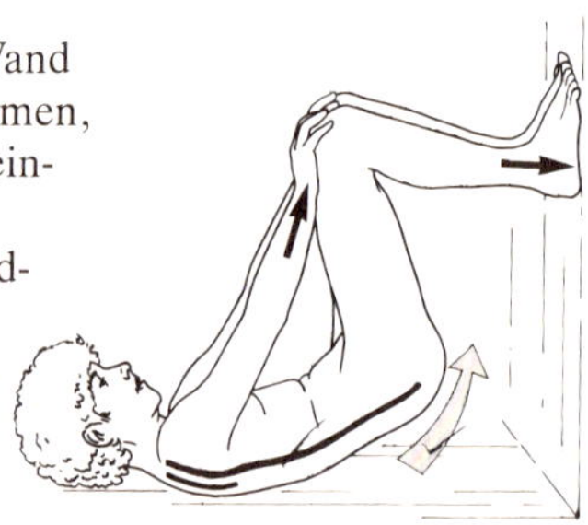

3. Die Durchblutung fördern

Die Beinarbeit bewirkt, daß das Blut auch durch weit vom Herzen entfernte Regionen strömt und fördert so den Kreislauf.

Arme auf dem Boden zur Seite strecken; das linke angewinkelte Bein auf die Außenseite legen:

- das rechte Bein über das linke werfen: ausatmen;
- das rechte Bein elastisch in die Ausgangsposition zurückbringen: einatmen;
- so lange wiederholen, bis man warm wird;
- nach einer Folge von zehn Bewegungen die Seite wechseln.

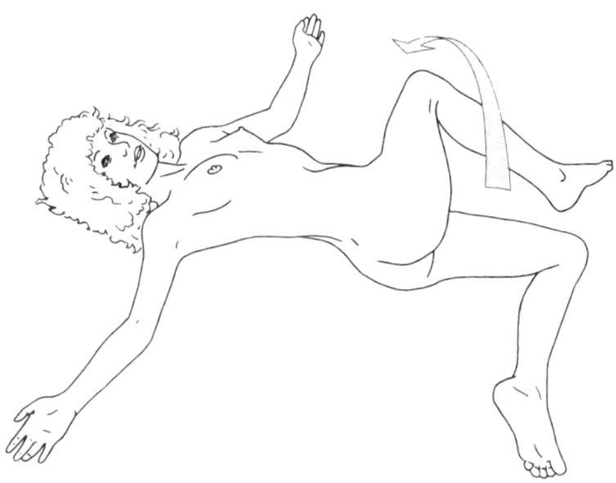

Schwierigkeiten beim Wasserlassen

Blasenentzündung

Man verspürt ein heftiges Brennen beim Wasserlassen, oder man hat ständig das Bedürfnis, die Blase zu entleeren, obwohl jedesmal nur ein paar armselige Tropfen kommen.
Nach einer Entbindung oder einer Infektion der Scheide kommt es bei Frauen oft zu einer Blasenentzündung. Sie kann auch durch Kolitis, Verstopfung und durch Infektionen und Erkrankungen der Nieren und der Harnwege ausgelöst werden.
Manchmal ist auch emotionaler Streß dafür verantwortlich.

Erleichterung

1. Die Reizung des Unterleibs lindern

Am besten hinlegen; Beine anwinkeln; Knie zusammen; Füße spreizen; Hände auf das Schambein legen:

- langsam und allmählich auf das Unterleibsgeflecht drücken: ausatmen;

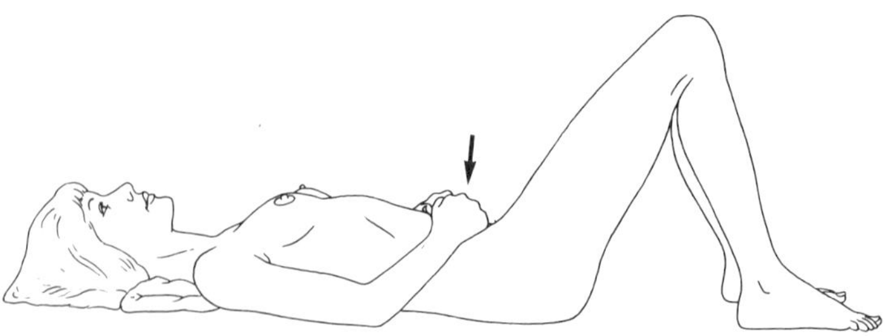

• bei konstantem Druck oberflächlich atmen;
• allmählich loslassen: einatmen;
• zehnmal wiederholen;
• die Übung auf dem unteren Darmgeflecht und auf den angegebenen benachbarten Zonen wiederholen.

Variante: In den anderen Positionen.

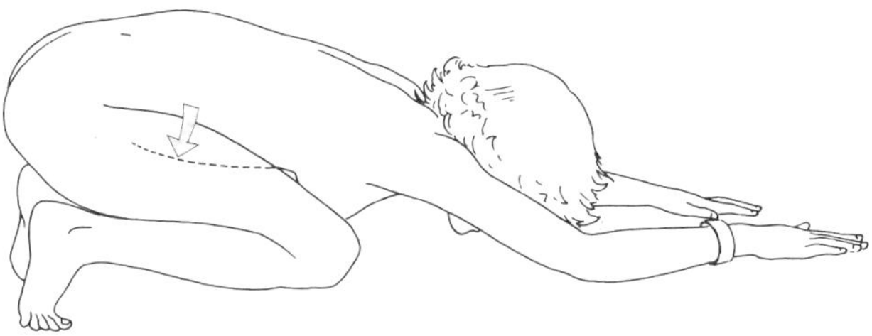

2. Die Atmung verbessern

Hinknien; Arme halb angewinkelt nach vorn strecken; Stirn auf den Boden; Gesäß auf die Fersen; Fußrücken auf den Boden oder auf die Zehenspitzen hocken:
• langsam den Bauch aufblähen: langsam einatmen;
• allmählich die Luft aus dem Bauch lassen: langsam ausatmen;
• zehnmal wiederholen

Stärkung

1. Die Durchblutung der vegetativen Nervenstränge fördern

Hinlegen; so weit von der Wand entfernt, daß die Beine fast gerade sind, wenn man die Füße an die Wand stellt; die Hände übereinander auf den Bauch legen:

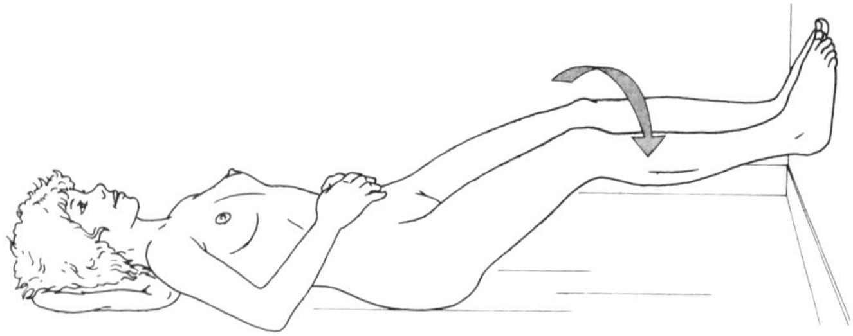

• mit dem linken Fuß gegen die Wand stemmen: einatmen; den Druck auf das Kreuzbein fühlen;
• zehnmal wiederholen.

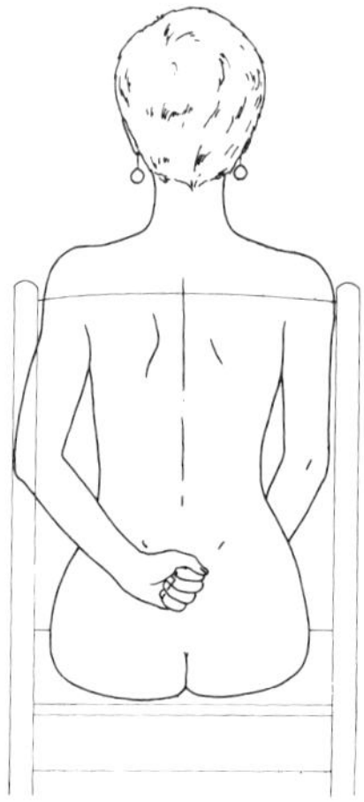

Gleiche Position wie eben:
• Knie und Becken nach rechts kippen, dabei die Füße nicht bewegen: einatmen;
• in die Ausgangsposition zurückkehren; ausatmen; den Druck auf das Kreuzbein fühlen;
• nach einer Folge von zehn Bewegungen die Seite wechseln.

Die linke Faust in Höhe des Kreuzbeins zwischen Rücken und Stuhllehne schieben:
• nach hinten lehnen, um das Kreuzbein zusammenzupressen: einatmen;
• bei konstantem Druck oberflächlich atmen;
• wieder nach vorn beugen, um den Druck zu verringern: ausatmen;
• zehnmal wiederholen.

2. Die Atmung verbessern

Auf alle viere hinhocken:
• einen runden Rücken machen und den Kopf an die Brust ziehen: ausatmen;

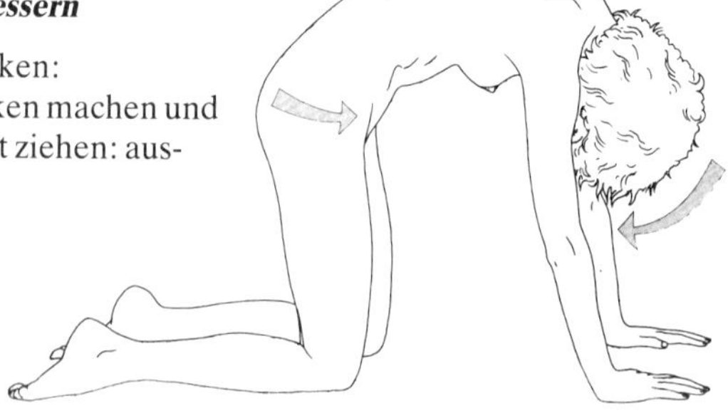

- den Kopf heben und das Kinn so hoch rekken, wie es geht, während man das Kreuz – nicht zu stark – durchdrückt: einatmen; fühlen, wie Brust und Bauch sich strecken;
- zehnmal wiederholen.

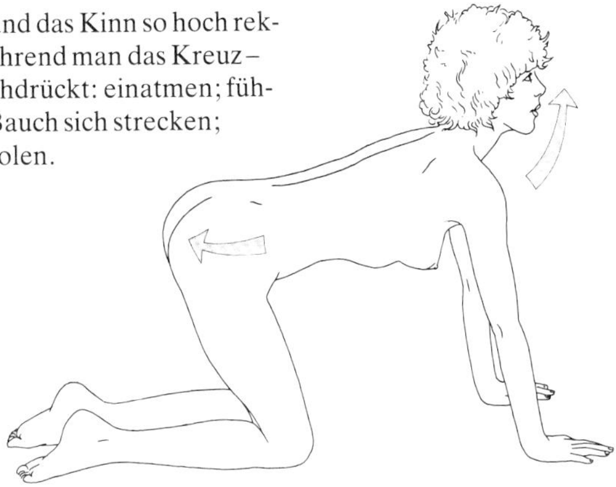

Unwillkürlicher Harnfluß

Man hustet, niest oder bricht in Gelächter aus ... und man läßt Wasser, obwohl man gar nicht das Bedürfnis dazu verspürt hat. Unwillkürlich. Manchmal tritt dies auch auf, wenn man sich erhebt.

Im allgemeinen wird dieser Harnfluß durch Schädigungen des Blasenschließmuskels verursacht, der z. B. bei einer Entbindung eingerissen ist, oder von einem Blasen-, Scheiden- oder Mastdarm-Prolaps (Organvorfall). Es sind aber auch eine Anzahl ältere Menschen betroffen, die ihren Schließmuskel nicht richtig kontrollieren können, was sie in ihren Aktivitäten hemmt.

Ein Training der Beckenmuskulatur ist in jedem Fall von Vorteil, entweder um einen chirurgischen Eingriff zu umgehen, zu dem man sich oft entschließen muß, oder vor oder nach einem Eingriff.

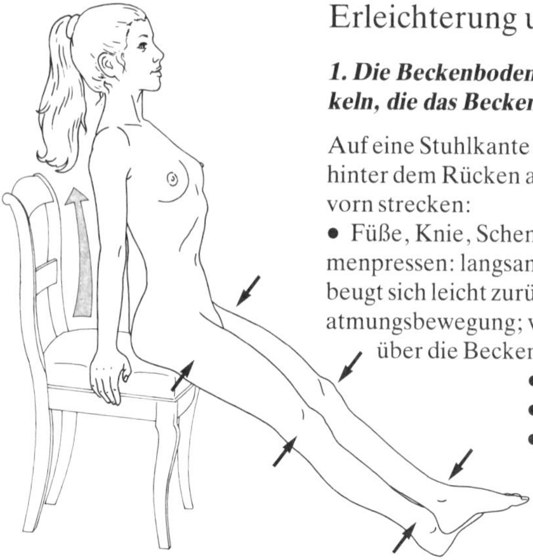

Erleichterung und Stärkung

1. Die Beckenbodenmuskeln aktivieren (Muskeln, die das Becken nach unten abschließen)

Auf eine Stuhlkante setzen, mit den Händen hinter dem Rücken aufstützen; Beine nach vorn strecken:

- Füße, Knie, Schenkel und Gesäß zusammenpressen: langsam einatmen; der Körper beugt sich leicht zurück und verstärkt die Einatmungsbewegung; versuchen, eine Kontrolle über die Beckenbodenmuskeln auszuüben;
- entspannen: ausatmen;
- zehnmal wiederholen;
- die Beine wechseln und die Übung wiederholen.

Gleiche Bewegung wie eben als passives Mittel gegen den Organvorfall.
Auf den Rücken legen, Beine strecken, Füße an die Wand stellen, Beine überschlagen; Hände auf die Schenkel:

- Füße, Knie, Schenkel und Gesäß zusammenpressen, wodurch der ganze Körper sich anspannt: langsam einatmen; trainieren Sie, die Beckenmuskeln zu kontrollieren, die sich gleichzeitig zusammenziehen;
- entspannen: ausatmen;
- zehnmal wiederholen;
- die Beine wechseln und die Übung wiederholen.

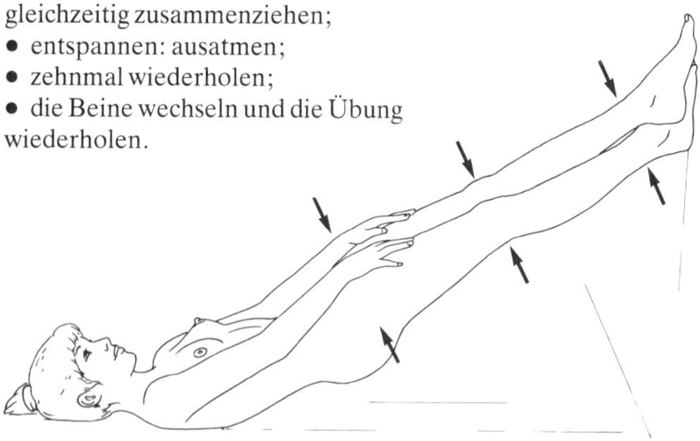

2. Die Atmung verbessern

Ein zu hoher Druck in der Bauchhöhle ist zu vermeiden. Jegliche Bewegung, die dazu dient, den Brustkorb zu weiten und bei der man gleichzeitig die Gesäßmuskeln und die Beckenmuskeln unter Kontrolle hat, bringt eine Besserung der Schwäche.

Auf den Bauch legen; auf die Ellbogen stützen; Beine spreizen:
- den Kopf nach hinten heben und auf die Ellbogen stützen: langsam und tief einatmen, dabei die Gesäß- und Beckenmuskeln zusammenpressen;
- den Kopf wieder senken: ausatmen;
- zehnmal wiederholen.

Auf die rechte Seite legen; den rechten angewinkelten Arm unter den Kopf legen; den linken Arm locker lassen, die linke Hand nach vorn; die Beine anwinkeln und übereinanderlegen:
- das oben liegende linke Bein strecken und mit dem linken Fuß auf dem Boden einen Halbkreis beschreiben: langsam und tief einatmen; fühlen, wie die Gesäß- und Beckenmuskeln sich spannen;
- mit dem gestreckten linken Bein einen Halbkreis nach vorn beschreiben: ausatmen;
- nach einer Folge von zehn Bewegungen die Seite wechseln.

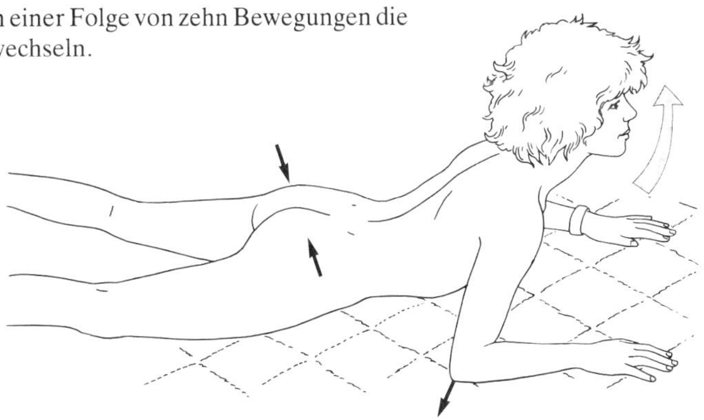

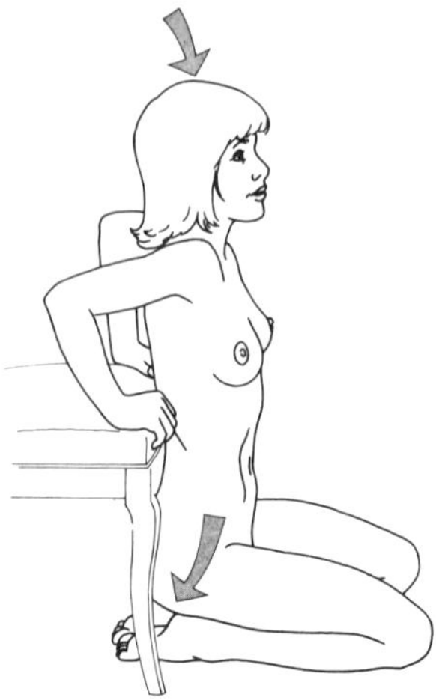

Vor einen Stuhl knien; die Hände auf die Sitzfläche legen; Knie spreizen; das Körpergewicht auf die Fersen verlagern:

- das Becken anheben und das Kinn zur Decke recken, um den Körper zu straffen (jedoch nicht übertreiben): langsam und tief einatmen; fühlen, wie die Gesäß- und Beckenmuskeln sich spannen;
- in die Ausgangsposition zurückkehren: ausatmen;
- zehnmal wiederholen.

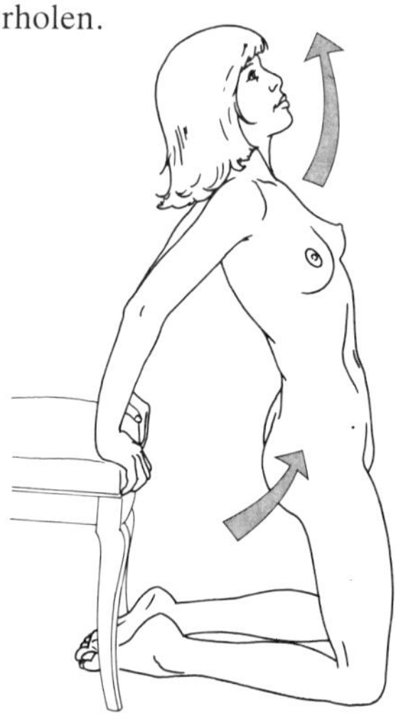

3. Das vegetative Nervensystem anregen

Auf den Rücken legen; die Hände auf die Knie oder die Arme um die Knie legen:

- nach hinten rollen: ausatmen;
- nach vorn rollen: einatmen;
- zehnmal wiederholen.

Achten Sie darauf, gut auf dem Kreuzbein zu rollen.

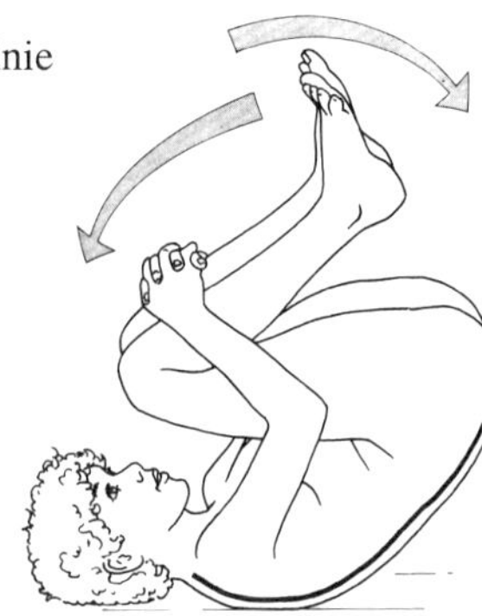

Die linke Faust in Höhe des Kreuzbeins zwischen Rücken und Stuhllehne schieben:
- nach hinten lehnen, um das Kreuzbein zusammenzupressen: einatmen;
- bei konstantem Druck oberflächlich atmen;
- nach vorn beugen, um den Druck zu lösen: ausatmen;
- zehnmal wiederholen.

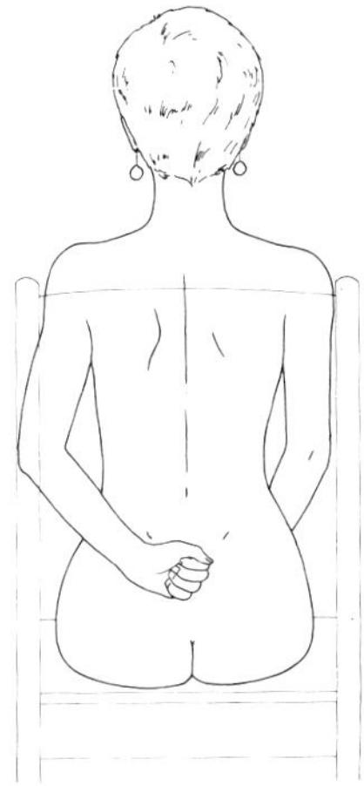

Neigung zu Nierensteinen

All jene, die es schon einmal durchgemacht haben, werden den plötzlichen, heftigen Schmerz nicht vergessen, der sich bis in die Schenkel und in den Genitalbereich ausbreitet und der in keiner Körperlage nachläßt. Die Nerven sind zum Zerreißen gespannt, und man hat solche Schmerzen, daß man nicht stillsitzen kann. Oft muß man erbrechen, der Leib ist aufgedunsen, man hat Schmerzen beim Wasserlassen und Beklemmungen. Der Anfall kann mehrere Stunden dauern, bis der Stein in die Blase abgeht.
Manchmal hat man allerdings nur Ischiasschmerzen oder Hexenschuß. Der Schmerz kann auch eine Blinddarmentzündung, ein durchgebrochenes Magengeschwür oder sogar einen Herzinfarkt vortäuschen.
Oft treten die Anfälle nach einer Reise, großer Erschöpfung oder nach zu reichlichem Essen oder Alkoholgenuß auf. Verursacht werden sie dadurch, daß ein oft winziger Stein in den Harnleitern steckengeblieben ist. Der heftige, unerträgliche Schmerz wird durch die daraus entstehenden Krämpfe und das Ödem (lokale Schwellung) ausgelöst. Nur sofortige ärztliche Behandlung kann noch schlimmere Schädigungen der Nieren verhindern.

Abgesehen davon, daß man zwischen den Anfällen eine ausreichende Menge Flüssigkeit zu sich nehmen sollte, um die Bildung von Steinen zu verhindern, kann man durch bestimmte Bewegungen die Urinausscheidung fördern.
Im Hinblick auf die Flüssigkeitsmenge scheint mir der Hinweis angebracht zu sein, daß die meisten unter uns täglich nicht genug trinken, um den Körper zu entgiften, und daß sie sich dadurch früher oder später Nierenkrankheiten aussetzen. Körperliche Überanstrengung und der Alterungsprozeß tragen das Ihrige dazu bei.
Der durchschnittliche tägliche Flüssigkeitsbedarf liegt bei 1,5 bis 2 Litern, am besten Mineralwasser. Das entspricht etwa sechs bis acht großen Gläsern, die man leicht in einer Pause im Abstand von eineinhalb bis zwei Stunden zu sich nehmen kann.
Vergessen wir nicht, daß wir damit nicht nur die Urinausscheidung fördern, sondern auch unsere Zellflüssigkeit erneuern. Abgesehen von Luft braucht unser Körper also vor allem Wasser.

Erleichterung

Nehmen wir als Beispiel einen Schmerz in der rechten Lendengegend und im rechten Unterbauch, der außerhalb eines akuten, schmerzhaften Anfalls auftritt.

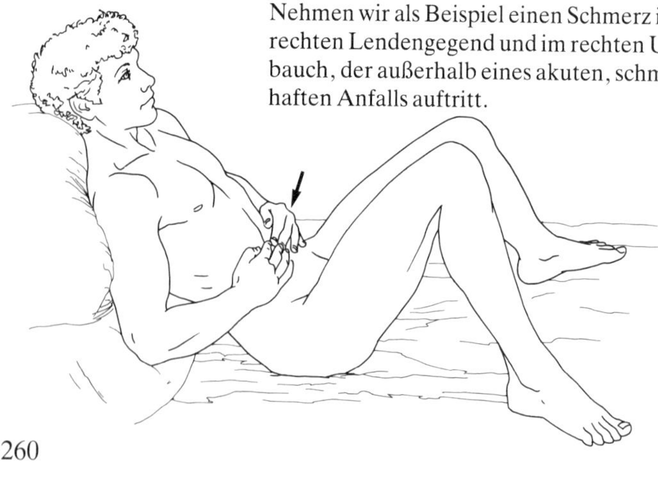

1. Die tiefen Verkrampfungen im Bauch lindern

Hinlegen, der Rumpf sollte höher liegen, um dem Urin und dem eventuell vorhandenen Stein den Weg zu ebnen; die Finger beider Hände treffen sich an der schmerzenden Seite; Beine anwinkeln, damit die Bauchdecke entspannt ist; Knie zusammen; Füße spreizen:

- Ausatmen, dabei die Finger beider Hände in die rechte obere Bauchpartie drücken;
- einige Sekunden lang den Druck konstant halten;
- einatmen, dabei allmählich loslassen;
- die Übung auf der ganzen rechten Bauchseite wiederholen;
- zum Schluß dieselbe Übung im Bereich über dem Schambein anwenden, um die Entleerung der Blase zu erleichtern.

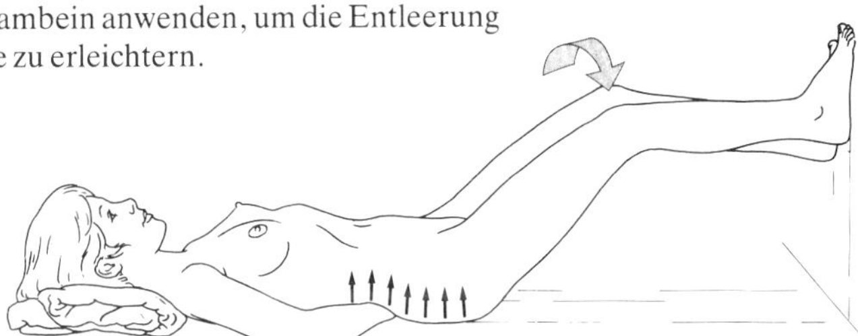

2. Die Verspannungen der mittleren Rückenpartie lindern

Auf den Rücken legen; Füße an die Wand; die rechte Hand flach unter das Kreuz schieben; den linken Arm an den Körper nehmen:

- die Knie leicht nach rechts kippen, Füße nicht bewegen: ausatmen; den Druck der Hand gegen das Kreuz fühlen;
- einige Sekunden bei konstantem Druck oberflächlich atmen;
- die Knie in die Ausgangsposition zurückbewegen: einatmen; fühlen, wie der Druck auf das Kreuz nachläßt;
- die Übung das ganze Kreuz entlang und dann auf dem Kreuzbein wiederholen. Bei die-

ser Übung entspannen sich nicht nur die Muskeln der unteren Rückenpartie, sie hat gleichzeitig den Vorteil, die Durchblutung der für die Urinausscheidung zuständigen Nerven zu fördern.
Variante: Faust zwischen Rücken und Stuhllehne:
- nach hinten lehnen, um einen Druck zu verspüren: einatmen;
- bei konstantem Druck oberflächlich atmen;
- wieder nach vorn beugen, um den Druck aufzuheben: ausatmen;
- zehnmal wiederholen.

3. Die Atmung aktivieren

Damit der Körper besser mit der Krankheit fertig wird, ist es wichtig, ihm mehr Sauerstoff zuzuführen. Aber auch eine verbesserte Atmung trägt durch die Bewegungen des Zwerchfells zu einer Entspannung der verkrampften Region des Bauches und zu einer besseren Durchblutung bei, da das venöse Blut nun besser zum Herzen zurückströmt.
Mit der hier gezeigten Übung kann man eine Eigenmassage des Rückens an der Wand durchführen und gleichzeitig die Entspannung der Schließmuskeln im unteren Körperbereich sowie die Urinausscheidung fördern.

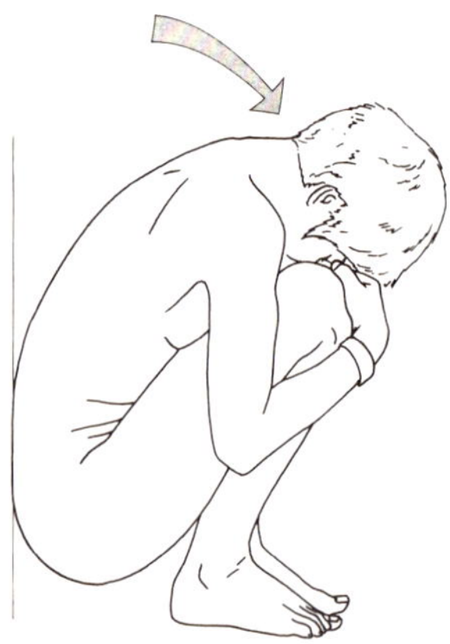

Hinhocken; Rücken an die Wand; Hände auf die Knie:
- nach vorn beugen, dabei den Körper zusammenrollen: ausatmen;

• wieder aufrichten, indem man sich mit den Händen auf die Knie stützt: tief einatmen;
• zehnmal wiederholen.

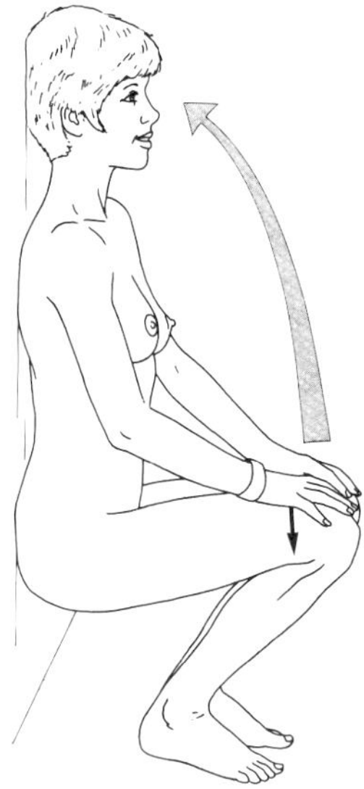

Hinsetzen, das Gesäß auf der Sitzfläche nach vorn schieben, anlehnen; mit den Händen die Knie umfassen:
• die Knie an die Brust ziehen: ausatmen;
• Arme strecken und die Knie von sich wegdrücken: einatmen;
• zehnmal wiederholen.

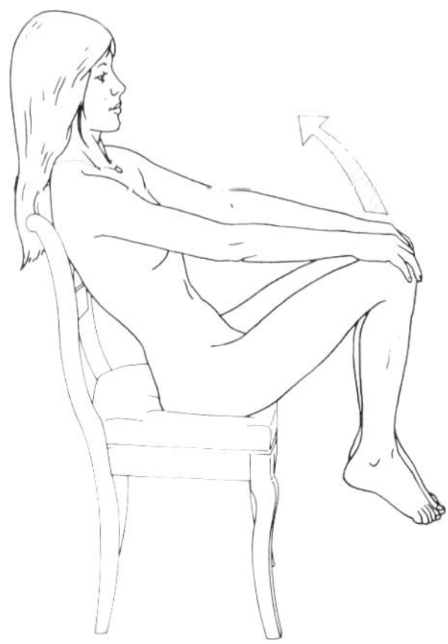

Stärkung

1. Die Durchblutung der Lendengegend und des Kreuzbeinbereiches fördern

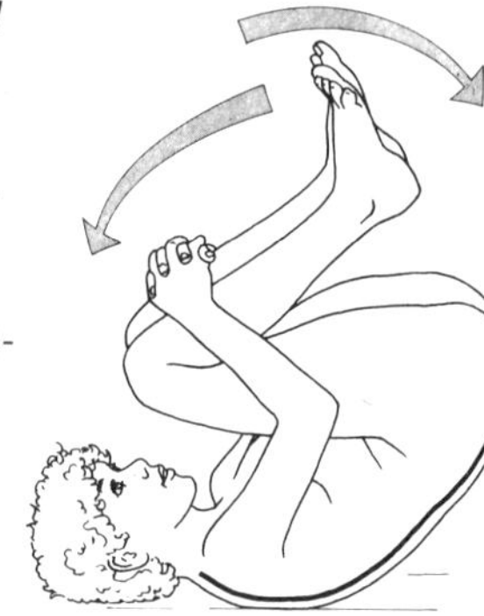

Sie ist wichtig für die Nervenstränge, die für die Nierenfunktion und für die Urinausscheidung zuständig sind.

Auf den Boden setzen; die Arme um die angewinkelten Knie legen:

- nach hinten rollen lassen: ausatmen;
- nach vorn rollen: einatmen.

Achten Sie darauf, vor allem auf dem Kreuz und auf dem Kreuzbein zu rollen.

2. Das Spiel zwischen Rücken- und Lendenwirbeln verbessern

Die Region, wo sich die Krümmung der Brustwirbelsäule in die Krümmung der Lendenwirbelsäule umkehrt, ist eine der wichtigsten Regionen des Rückens. Dieser Bereich ist häufig verkrampft, was die Beweglichkeit des Zwerchfells beeinträchtigt, das dort seine Ansatzpunkte hat, und die Durchblutung derjenigen Nerven hemmt, die u. a. für die Nierenfunktion zuständig sind.

Hinknien; Gesäß nach vorn strecken; Arme zu beiden Seiten des Kopfes nach vorn strecken, eine Wange auf den Boden legen;

- das Gesäß nach hinten strecken, ohne daß die Arme den Kontakt zum Boden verlieren:

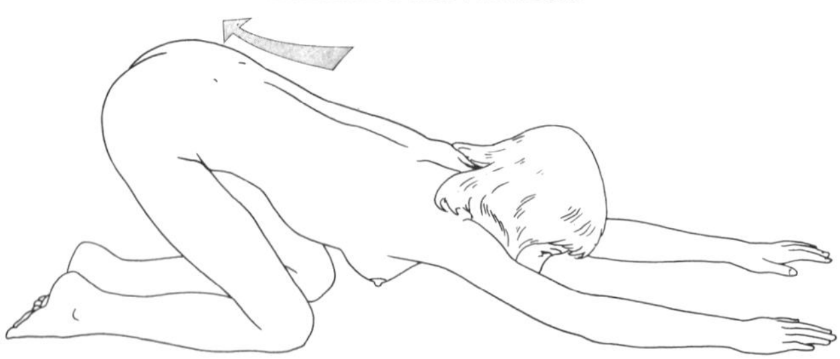

ausatmen; fühlen, wie der ganze Rücken sich streckt und ein Hohlkreuz entsteht;
- das Gesäß wieder in die Ausgangsposition bringen und den Kopf zur Seite rollen lassen: einatmen; fühlen, wie der Rücken und insbesondere das Kreuz rund werden;
- zehnmal wiederholen.

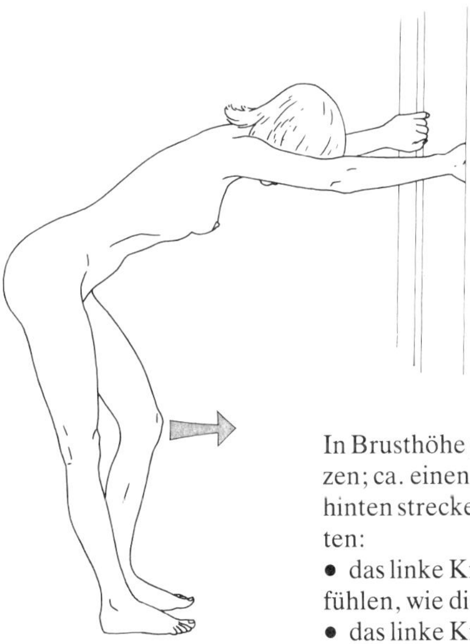

In Brusthöhe gegen einen Türrahmen stützen; ca. einen Meter zurücktreten; Gesäß nach hinten strecken, dabei mit den Händen festhalten:
- das linke Knie leicht anwinkeln: ausatmen; fühlen, wie die rechte Seite sich streckt;
- das linke Knie wieder durchdrücken: einatmen;
- nach einer Folge von zehn Bewegungen die Seite wechseln.

Vorsicht beim Aufstehen: hinhocken, dann aufrichten, indem man sich mit den Händen auf die Knie stützt.

3. Die Muskeln, die den Rumpf drehen, kräftigen

Sie verhindern, daß die Muskeln der unteren Rückenpartie und die Muskeln im Bereich der Verbindung zwischen Lenden- und Rückenwirbelsäule sich verspannen. Sie bestehen zum großen Teil aus Bauchmuskeln.
Ihr Tonus verhindert Stauungen bei der Verdauung und bei der Durchblutung und beeinflußt – indirekt zwar, jedoch nicht unwesentlich – die Regulation sämtlicher in der Bauchhöhle liegender Organe durch Nerven und Blutkreislauf.

Auf den Boden setzen; das rechte Bein anwinkeln, die Innenseite liegt auf dem Boden; das linke Bein anwinkeln, die Außenseite liegt auf dem Boden; den linken Fuß gegen das rechte Knie, mit den Händen links hinter sich auf den Boden stützen; Arme ausstrecken:

- den Rumpf etwas mehr nach hinten und nach links beugen, indem man den linken Ellbogen und die linke Schulter senkt: ausatmen;
- in die Ausgangsposition zurückkehren: einatmen;
- nach einer Folge von zehn Bewegungen die Seite wechseln.

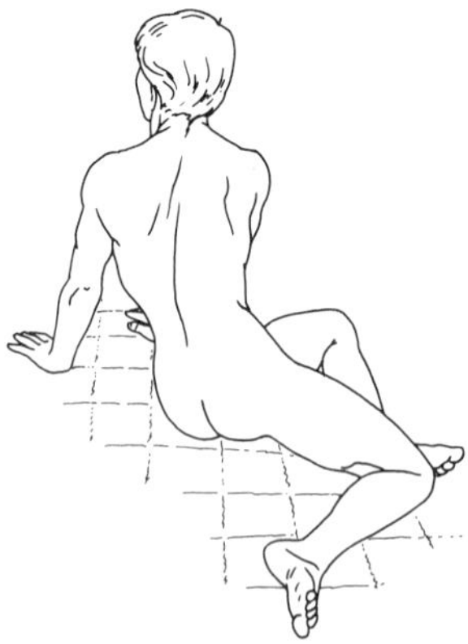

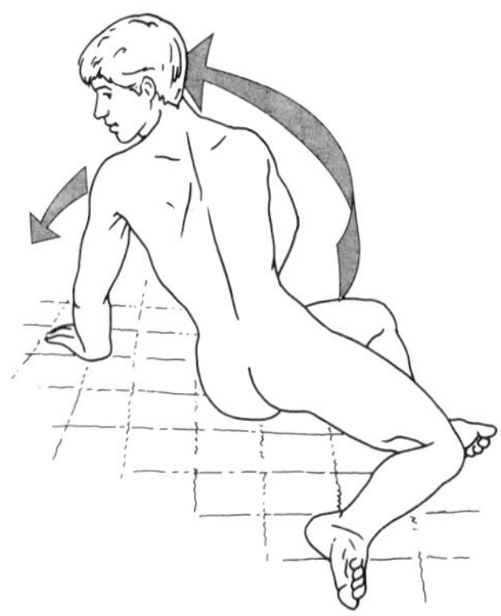

Auf einen Stuhl setzen; Beine zusammen; den Oberkörper nach rechts drehen; die rechte Schulter ragt über die Rückenlehne hinaus; mit der rechten Hand von hinten auf die Lehne stützen; mit der linken Hand den senkrechten Teil der Lehne umfassen:

- gleichzeitig:
  - mit der rechten Hand gegen die Lehne stemmen;
  - mit der linken Hand die Lehne zu sich hinziehen: ausatmen; die Drehung sämtlicher Muskeln des Oberkörpers fühlen;
  - in die Ausgangsposition zurückkehren: einatmen;
- nach einer Folge von zehn Bewegungen die Seite wechseln.

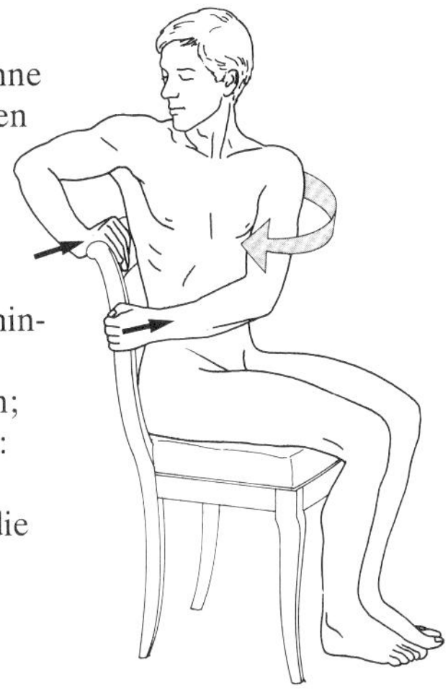

Auf den Rücken legen; Hände über dem Kopf falten; die angewinkelten Beine nach rechts kippen:

- den Kopf nach links drehen, die Arme über sich strecken, die Schenkel strecken, indem man die Knie von sich wegdrückt: einatmen;
- in die Ausgangsposition zurückkehren: ausatmen;
- nach einer Folge von zehn Bewegungen die Seite wechseln.

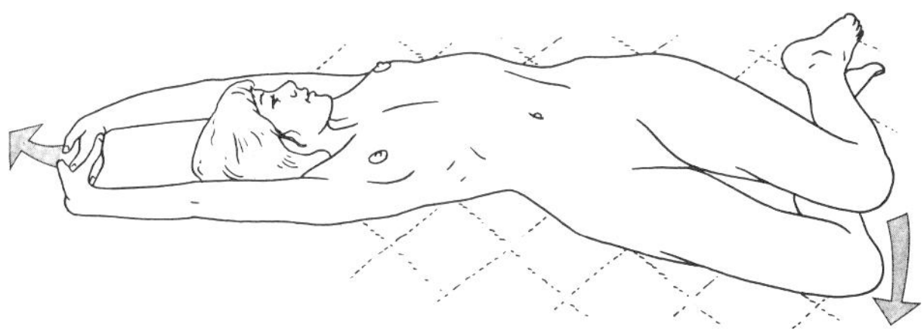

4. Die Atmung verbessern

Man neigt dazu, hauptsächlich mit den Seiten zu atmen.

Hinsetzen; Beine spreizen; linker Ellbogen auf das linke Knie; den rechten Arm über den Kopf heben:

- den rechten Arm übertrieben ausstrecken: einatmen;
- in dieser Position entspannen: ausatmen;
- nach einer Folge von zehn Bewegungen die Seite wechseln.

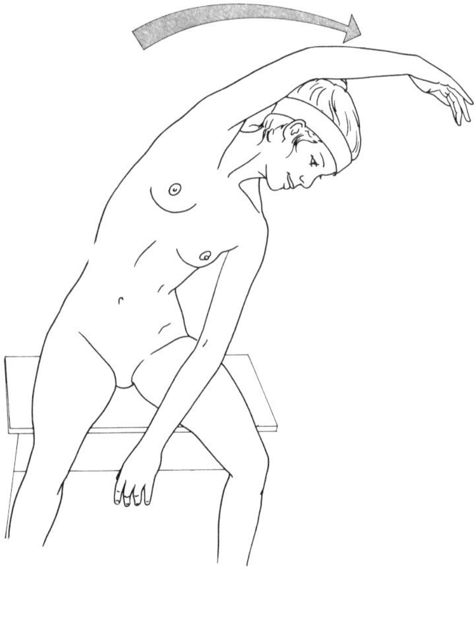

Frauenleiden

Beschwerden während der Monatsregel

Nur wenige Frauen haben noch nie Beschwerden bei der Monatsregel gehabt. Man verspürt nur einen Druck im Unterleib, oder man hat das unangenehme Gefühl, man sei in diesem Bereich verkrampft. Im Extremfall hat man plötzlich heftige Schmerzen im Genitalbereich, die bis zum Kreuz ausstrahlen und uns zwingen, jegliche Tätigkeit auf der Stelle zu unterbrechen. Oft hilft nur ein Tag oder mehrere Tage Bettruhe, während derer wir unter Übelkeit, Erbrechen und Kopfschmerzen leiden. Wir sind unfähig, uns zu bewegen und unseren beruflichen, familiären und gesellschaftlichen Pflichten nachzukommen, wir glänzen während dieser Tage durch unsere Abwesenheit!

Wie viele Gelegenheiten hat man dadurch auch schon verpaßt, wie viele Vergnügungen oder – bei manchen – wie viele Prüfungen!

In den meisten Fällen handelt es sich bei den Beschwerden um Funktionsstörungen: Schwankungen des Hormonspiegels, Hyperaktivität des für die Geschlechtsorgane zuständigen Nervensystems, Kreislaufstörungen oder die Wirkung von Lipiden (sogenannte Prostaglandine) auf die Gebärmutterkontraktion. Seltener werden regelmäßig auftretende Beschwerden von einer organischen Schädigung hervorgerufen: Von einer Infektion der Geschlechtsteile in erster Linie oder von verschiedenen Frauenleiden.

Sie können außerdem auch psychische Ursachen haben.

Erleichterung

1. Die spasmischen Krämpfe lindern

Besonders wirkungsvoll ist die direkte Einwirkung auf das Unterleibsgeflecht sowie auf die am Kreuzbein ansetzenden vegetativen Nervenstränge. Sanft und vorsichtig vorgehen.

Auf den Boden legen; Beine anwinkeln; Knie zusammen und Füße spreizen; die Finger beider Hände in Höhe der vorher entleerten Blase gleich über dem Schambein auf den Unterleib legen:
- allmählich drücken: ausatmen;
- einige Sekunden bei konstantem Druck oberflächlich atmen;

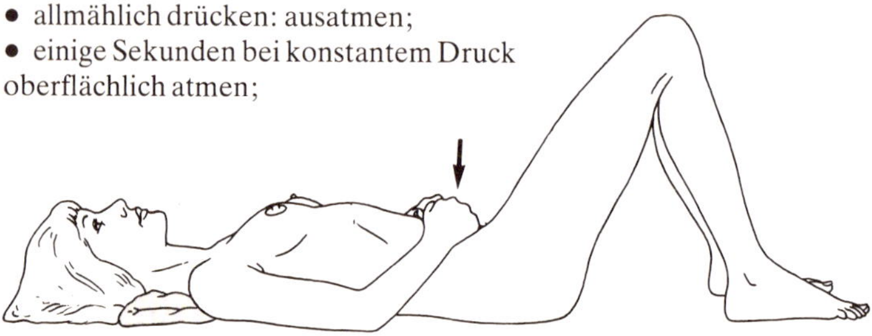

- allmählich loslassen: einatmen;
- zehnmal wiederholen.

In einiger Entfernung zur Wand auf den Boden legen, so daß die Beine leicht angewinkelt sind; Füße an die Wand; Arme locker auf den Boden legen:
- mit den Füßen gegen die Wand stemmen: einatmen;

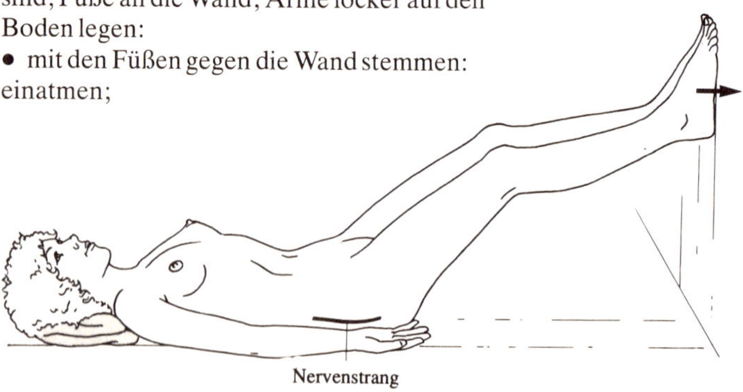

• den Druck auf das Kreuzbein fühlen und spüren, wie das Becken leicht in Schwingung versetzt wird;
• entspannen, dabei die Füße nicht bewegen: ausatmen;
• die Übung wiederholen, dabei erst mit dem einen, dann mit dem anderen Fuß gegen die Wand stemmen (an der Wand auf der Stelle laufen): abwechselnd ein- und ausatmen.
Variante: Hinsetzen, die Faust zwischen Rükken und Stuhllehne klemmen, um dieselben Regionen zusammenzupressen.

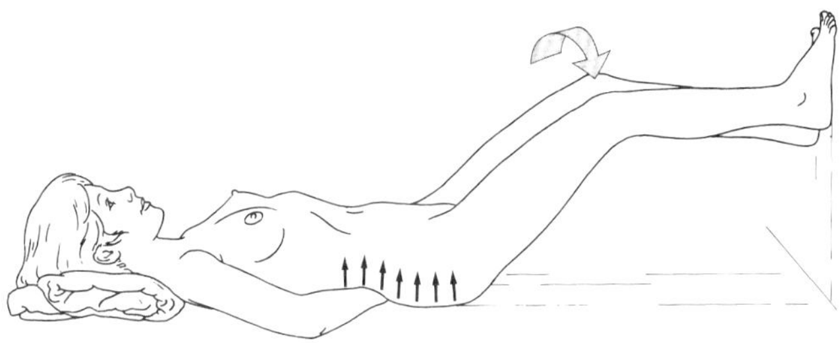

2. Die Kreuzschmerzen lindern

In einiger Entfernung zur Wand auf den Boden legen, so daß die Beine leicht angewinkelt sind; die Füße an die Wand stellen; die rechte Hand rechts unter das Kreuz schieben; die linke Hand auf den Boden legen:
• die Knie leicht nach links kippen: einatmen;
• die Knie wieder nach rechts bewegen, wodurch das Kreuz auf der rechten Hand zusammengepreßt wird: ausatmen;
• zehnmal wiederholen;
• die Seite wechseln.

Hinknien; Arme nach vorn strecken; Stirn auf den Boden; entweder auf die ganze Fußsohle oder auf die Zehenspitzen stellen:

- das Gesäß auf die Fersen senken, ohne die Unterarme und die Hände zu bewegen: ausatmen;
- entspannen und das Gesäß wieder leicht anheben: einatmen; darauf achten, daß die Stirn über den Boden gleitet;
- zehnmal wiederholen.

Weitere Übungen siehe unter *Rückenschmerzen*, S. 85f.

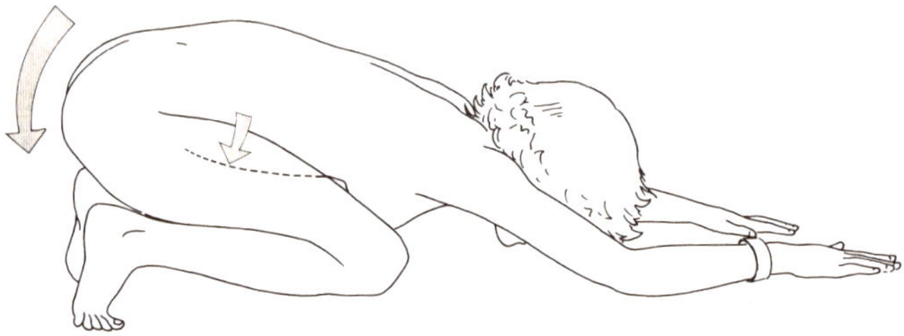

3. Die Atmung verbessern

In nach vorn geneigter Haltung die Bauchmuskeln lockern und den Rückstrom des venösen Blutes zum Herzen fördern.
Hinknien; Arme locker zu beiden Seiten des Kopfes auf den Boden legen; auf die Fußsohlen oder auf die Zehenspitzen stellen:

- Einatmen, dabei den Bauch aufblähen;
- ausatmen, dabei die Luft aus dem Bauch lassen;
- zehnmal wiederholen.

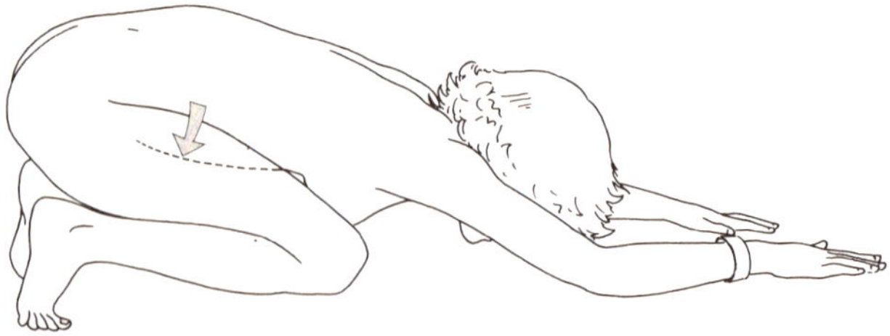

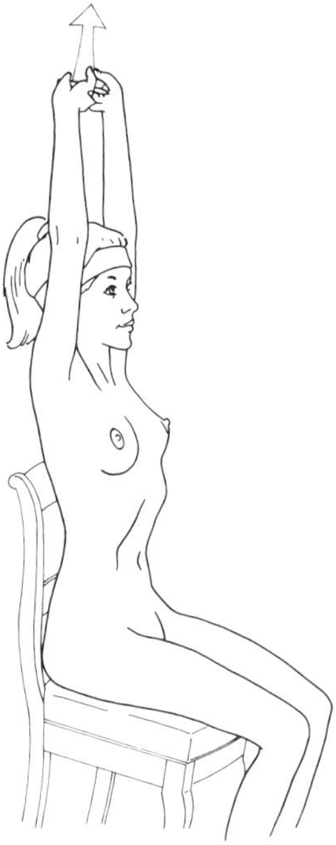

Hände falten und auf den Kopf legen:
- die Arme strecken, dabei die Handflächen zur Decke drehen: einatmen; bis in die Fingerspitzen strecken, dies auch spüren;
- die Hände wieder auf den Kopf legen: ausatmen;
- zehnmal wiederholen.

Stärkung

1. Bewegungen zur Kräftigung der Beckenmuskeln

Hinknien; Hände vor sich auf den Boden legen; Arme strecken:
- die Hüften nach rechts schwingen, um sich auf der rechten Gesäßhälfte niederzulassen: ausatmen;
- in die Ausgangsposition zurückkehren: einatmen;
- die Hüften nach links schwingen, um sich auf der linken Gesäßhälfte niederzulassen: ausatmen;
- in die Ausgangsposition zurückkehren: einatmen;
- zehnmal wiederholen.

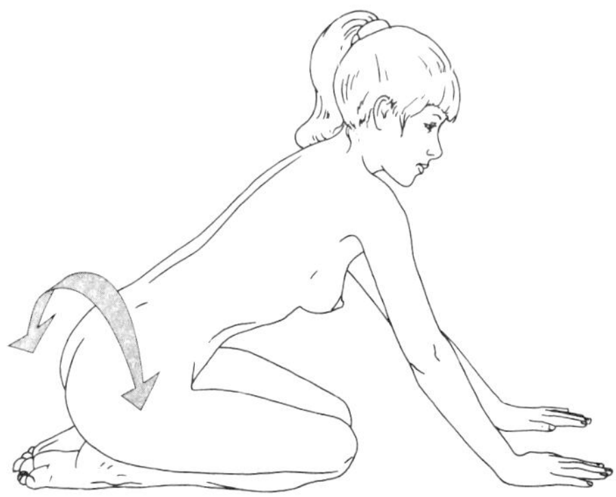

Auf eine Stuhlkante setzen, so daß die rechte Gesäßhälfte ‹in der Luft› hängt und die linke auf der Sitzfläche ruht; die linke Hand auf den Stuhl legen, um das Gleichgewicht zu wahren; rechte Hand auf den rechten Schenkel:

- das Körpergewicht auf die rechte Gesäßhälfte verlagern, die sich ins Leere senkt: ausatmen;
- das Gewicht wieder auf die linke Gesäßhälfte verlagern, damit die rechte sich hebt: einatmen;
- nach einer Folge von zehn Bewegungen die Seite wechseln.

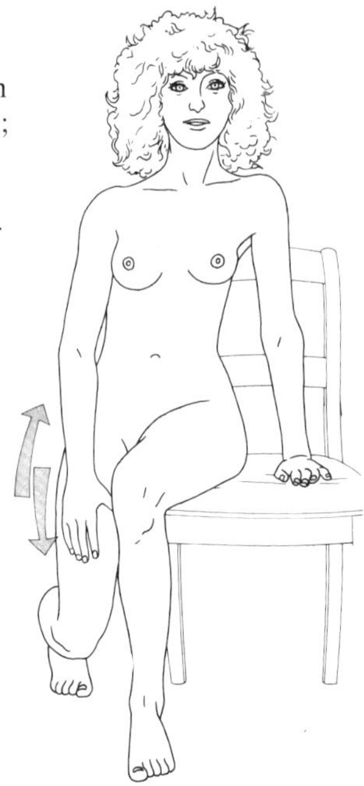

Auf alle viere hinhocken; Knie leicht spreizen; Hände im Abstand der Schulterbreite auf den Boden; Arme strecken:

- gleichzeitig das Kinn zur Decke heben und das Gesäß leicht nach hinten strecken: einatmen: nicht versuchen, den Rücken zu sehr durchzudrücken;

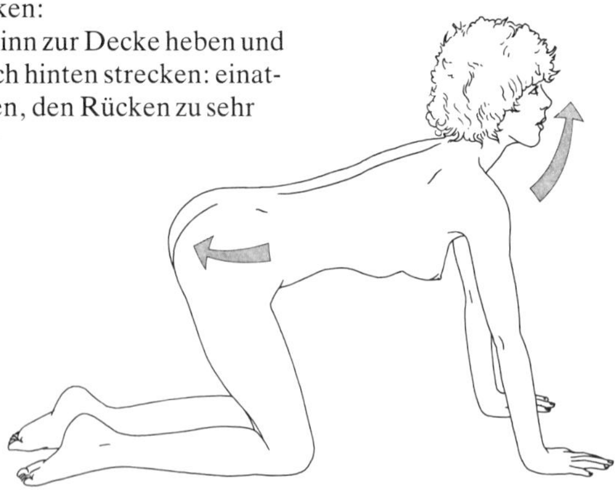

• gleichzeitig das Kinn an die Brust ziehen, um seinen Bauch zu betrachten, und das Becken in Richtung des Gesichts bewegen: ausatmen;
• zehnmal wiederholen.

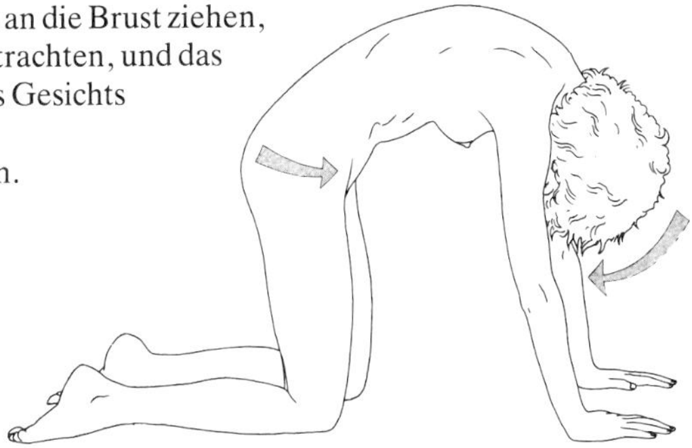

Vor einen Stuhl knien; Hände hinter sich auf die Sitzfläche; Knie spreizen; Gesäß auf die Fersen:
• das Becken anheben und das Kinn zur Decke heben, ohne die Brust übertrieben zu wölben: einatmen;
• unter Zuhilfenahme der Hände aufrichten;
• wieder auf den Fersen niederlassen: ausatmen;
• zehnmal wiederholen.

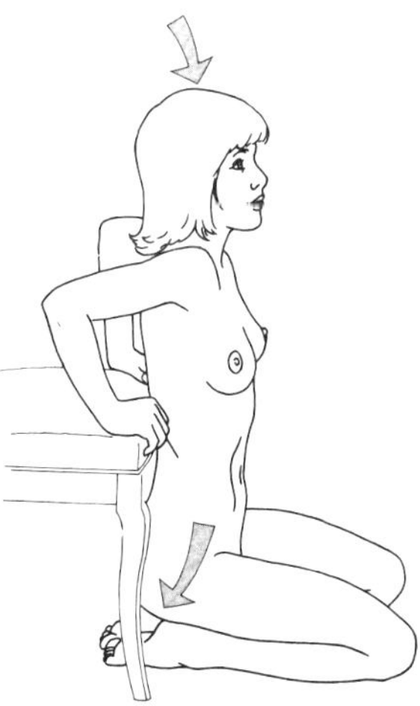

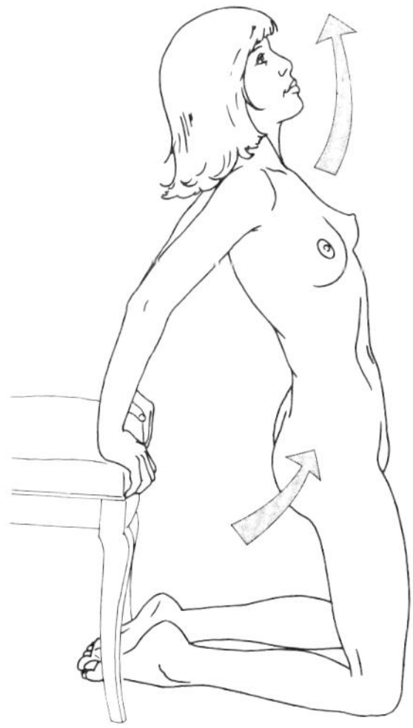

Auf den Boden setzen; Beine zusammen, nach vorn strecken; mit beiden Armen seitlich aufstützen:

- das rechte Knie leicht anwinkeln und die rechte Gesäßhälfte anheben, um sie etwas weiter nach hinten zu bewegen: ausatmen; so tun, als würde man mit dem Gesäß statt mit den Füßen laufen, allerdings rückwärts;
- die rechte Gesäßhälfte auf den Boden herunterlassen: einatmen; die rechte Hand entsprechend automatisch nach hinten bewegen;
- das linke Knie anwinkeln, die linke Gesäßhälfte anheben, um sie nach hinten zu bewegen: ausatmen;
- die linke Gesäßhälfte herunterlassen: einatmen;
- zehnmal wiederholen.

Variante: Auf dem Gesäß vorwärts laufen.

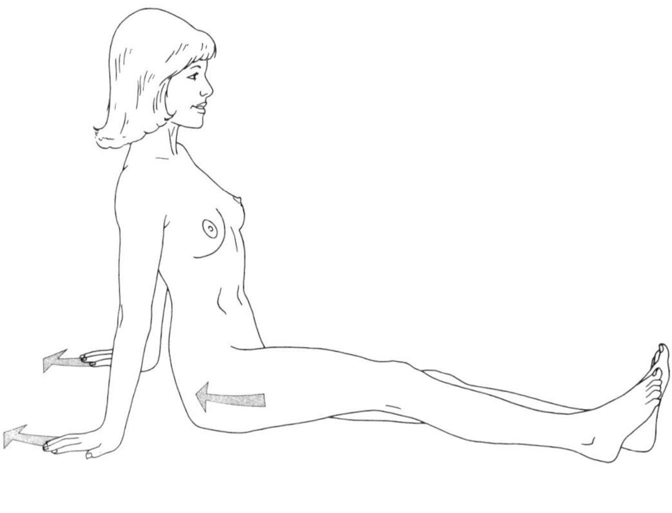

2. Bewegungen zur Kräftigung der Bauch- und Lendenmuskeln

Mit den Händen an die Knie fassen; Beine anwinkeln und locker lassen:
- mit den Händen die Knie an die Brust ziehen: ausatmen;
- die Knie so weit von sich wegdrücken, daß die Arme gestreckt sind: einatmen;
- wenn die Bewegung fast wie von selbst geht, als Variante die Hände unter die Schenkel legen und die Füße auf den Boden fallen lassen;
- zehnmal wiederholen.

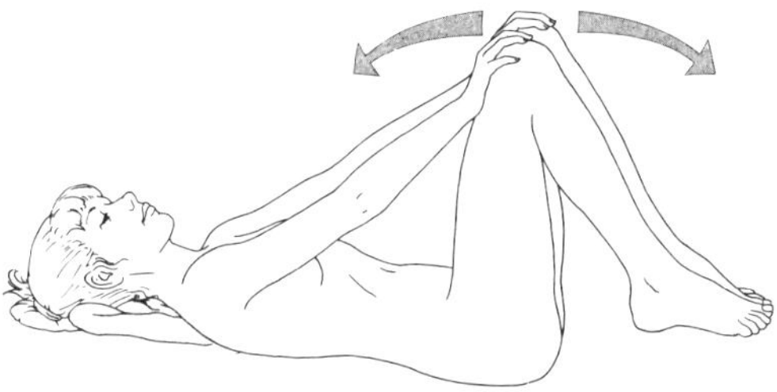

Den rechten Arm anwinkeln, die Hand unter den Nacken schieben; den linken Arm im rechten Winkel zum Körper auf den Boden legen: das linke Bein auf dem Boden anwinkeln; das rechte Bein anwinkeln, den rechten Fuß auf den Boden stellen:
- das rechte Bein allmählich immer weiter über das linke werfen, nicht versuchen, es zu strecken: ausatmen;

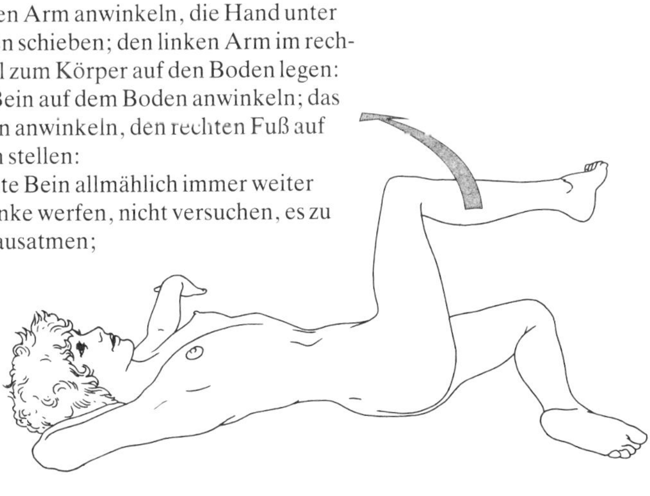

• das rechte Bein elastisch in die Mittelposition zurückbewegen: einatmen;
• nach einer Folge von zehn Bewegungen die Seite wechseln.

Weitere Übungen siehe unter *Rückenschmerzen*, S. 85f.

3. Die Atmung aktivieren

Hinhocken; Hände im Abstand der Schulterbreite vor sich auf den Boden legen, Arme strecken; auf die Zehenspitzen stellen; Kopf an die Brust ziehen:
• auf die Hände stützen und noch mehr zusammenrollen: ausatmen;
• sich «entrollen» und gleichzeitig die Knie auf den Boden herunterlassen und das Kinn zur Decke recken: einatmen;
• zehnmal wiederholen.

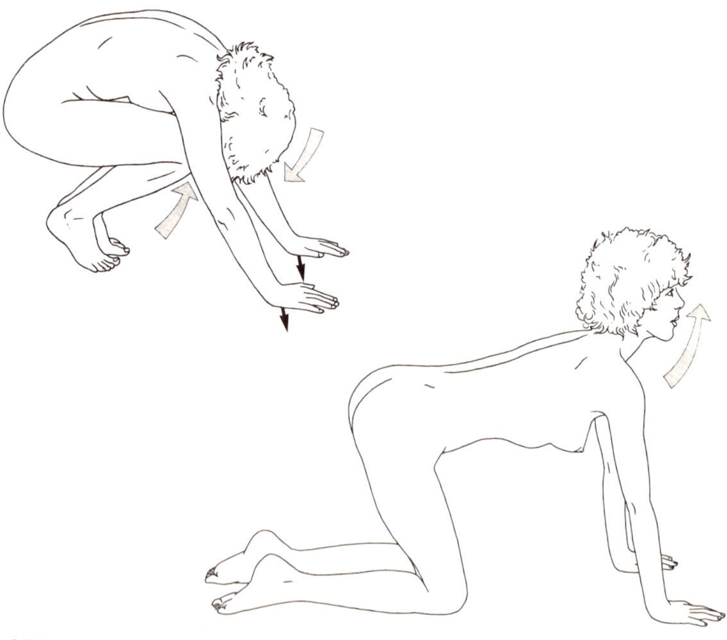

Prämenstruelles Syndrom (sämtliche Beschwerden vor Einsetzen der Monatsregel)

Eine von drei Frauen leidet unter diesem sehr häufig vorkommenden Syndrom. Ein paar Tage vor Einsetzen der Monatsregel schwellen die Brüste an und spannen schmerzhaft, man verspürt einen Druck in der Gegend des Bekkens, der Bauch bläht sich auf, die Verdauung gerät durcheinander. Der Schlaf spielt einem Streiche. Man wird reizbar. Man wäre es schon bei einem geringeren Anlaß! Man fühlt sich machtlos gegenüber diesem Blutandrang oder der Unfähigkeit, den Körper zu entwässern, wodurch Körper und Fesseln anschwellen, was eine Gewichtszunahme von ein bis zwei Kilo bedeuten kann.
Unser Frauenarzt erklärt uns, all diese Beschwerden würden durch Hormone, Kreislaufstörungen oder nervöse Störungen verursacht. Meistens findet man sich damit ab und wartet darauf, daß es mit Einsetzen der Monatsregel «vorbei ist».

Erleichterung

1. Die Müdigkeit und Reizbarkeit des gesamten Rückens lindern

Für die obere Hälfte des Rückens
Gesäß zur Wand; Füße an die Wand; Hände auf die Knie:

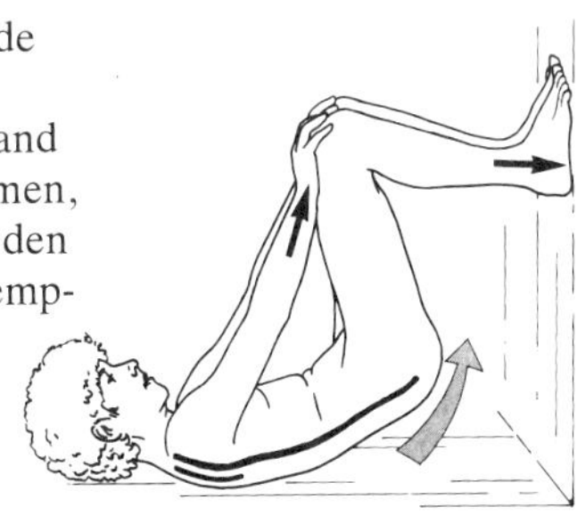

- gleichzeitig mit den Füßen gegen die Wand und mit den Händen gegen die Knie stemmen, um stufenweise erst das Becken und dann den Rücken anzuheben: einatmen; auf jeder empfindlichen Region des Rückens anhalten;
- in dieser Position den Druck der Füße und Hände leicht verringern: ausatmen;
- erneut gegen die Knie und gegen die

Wand stemmen, um eine weitere empfindliche Region des Rückens zu erreichen: einatmen;
- das Gesäß wieder herunterlassen: ausatmen;
- zehnmal wiederholen.

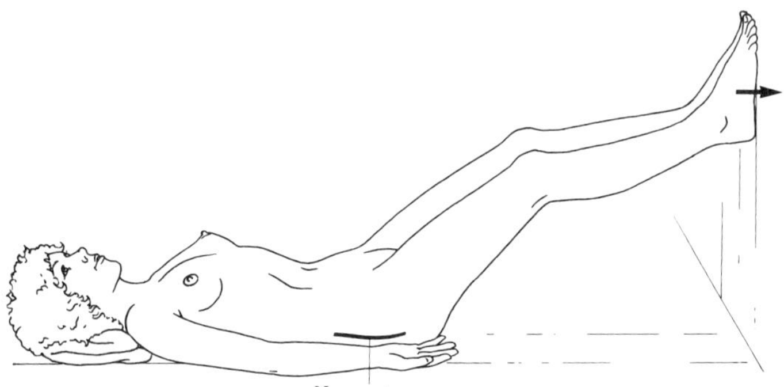

Für die untere Hälfte des Rückens
In einiger Entfernung zur Wand auf den Boden legen, so daß die Beine leicht angewinkelt sind, Füße an die Wand stellen; Arme locker auf den Boden legen:
- mit den Füßen gegen die Wand stemmen: einatmen; einen Druck auf das Kreuzbein, danach auf das Kreuz verspüren, fühlen, wie das Becken leicht schwingt;

entspannen, dabei die Füße nicht bewegen: ausatmen;
- zehnmal wiederholen.

Variante: Hinsetzen, Faust zwischen Rücken und Stuhllehne klemmen, um den Rücken zusammenzupressen.

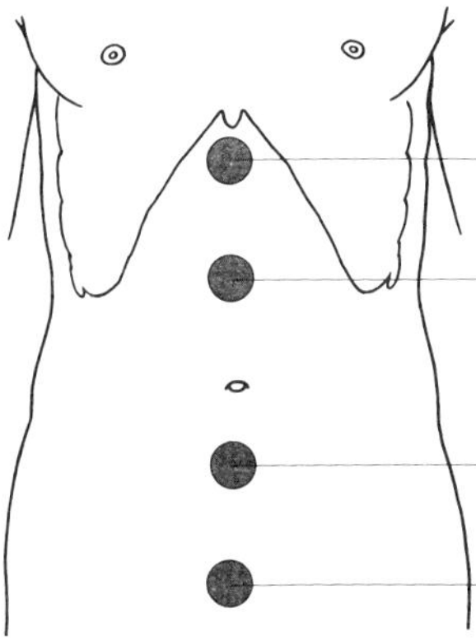

2. Die kongestiven Störungen im Bauch reduzieren

Kompression des Sonnengeflechts
Finger zusammen, unter der Spitze des Brustbeins auf den Bauch legen:
- allmählich drücken: ausatmen;
- einige Sekunden bei konstantem Druck oberflächlich atmen;
- allmählich loslassen: einatmen;
- zehnmal wiederholen;
- die Übung bei den anderen Nervengeflechten wiederholen.

Kompression des Bereiches unter den rechten Rippen
Gekrümmte Finger unter die rechten Rippen legen:
- allmählich drücken, um unter den Rippen ‹einzudringen›, dabei die Schmerzschwelle nicht überschreiten: ausatmen;
- bei konstantem Druck ein paar Sekunden oberflächlich atmen;
- allmählich loslassen: einatmen;
- nach einer Folge von zehn Bewegungen die Seite wechseln.

3. Die Durchblutung der Beine fördern

Das rechte Knie über das linke schlagen; Beine angewinkelt, locker lassen; Hände auf die Knie:

- die angewinkelten Knie an die Brust ziehen: ausatmen;
- entspannen: einatmen;
- nach einer Folge von zehn Bewegungen die Seite wechseln.

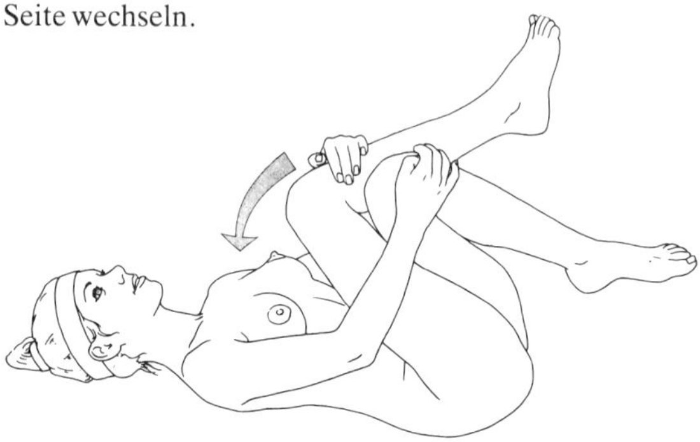

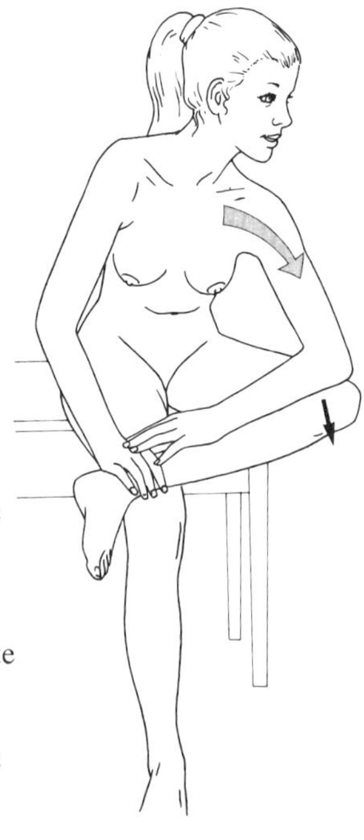

Den linken Fuß auf das rechte Knie legen; die rechte Hand auf den linken Knöchel; den linken Unterarm auf das linke Bein:

- den Oberkörper über das linke Knie beugen: ausatmen; spüren, wie es in der Rückseite des linken Schenkels zieht;
- entspannen: einatmen;
- nach einer Folge von zehn Bewegungen die Seite wechseln.

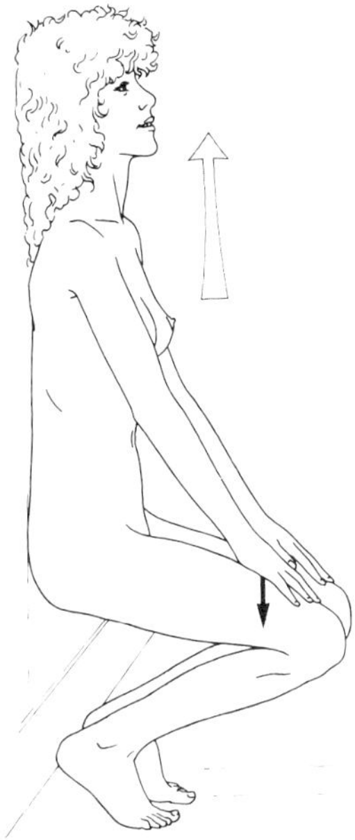

1. Hinhocken, Rücken gegen eine Wand lehnen; Hände auf die Knie; geradeaus schauen:

• aufrichten, indem man sich mit den Händen auf die Knie stützt, den Rücken dabei an der Wand entlanggleiten lassen: einatmen;

2. Steht man aufrecht, die Hände auf die Schenkel legen; geradeaus schauen:

• die Hände langsam die Schenkel hinuntergleiten lassen (bis zu den Knien oder etwas tiefer), das Gesäß dabei an der Wand lassen: ausatmen; fühlen, wie es in der Rückseite der Beine zieht.

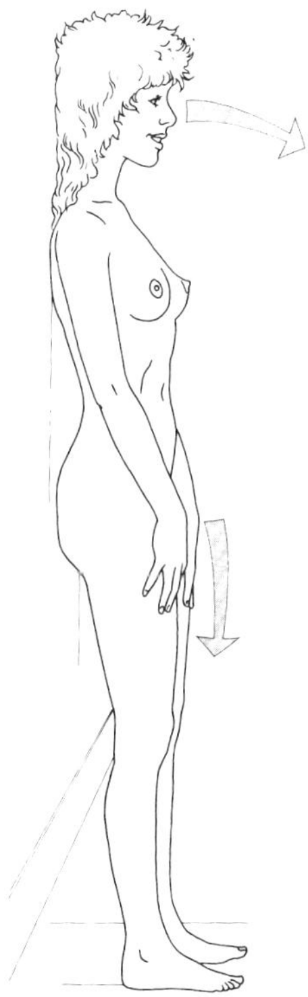

3. Wenn man in vorgebeugter Haltung angelangt ist, die Hände auf den Knien lassen:

- den Kopf heben und das Kreuz durchdrükken, so daß der Rücken eine Ebene bildet: einatmen;
- das Gesäß an der Wand hinuntergleiten lassen und den Rücken wieder an die Wand lehnen, so daß man wieder die Ausgangsposition einnimmt: ausatmen;
- zehnmal wiederholen.

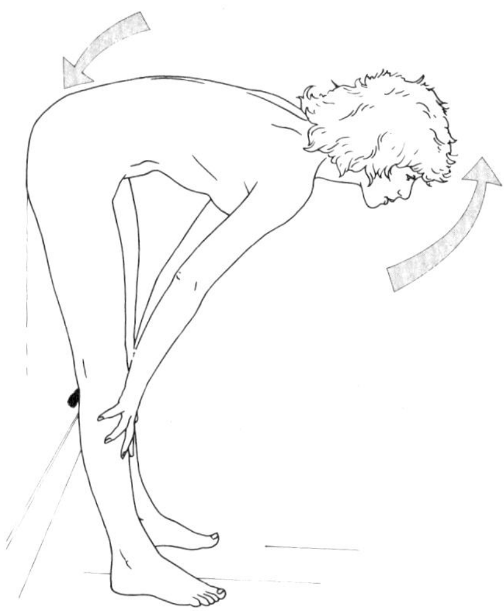

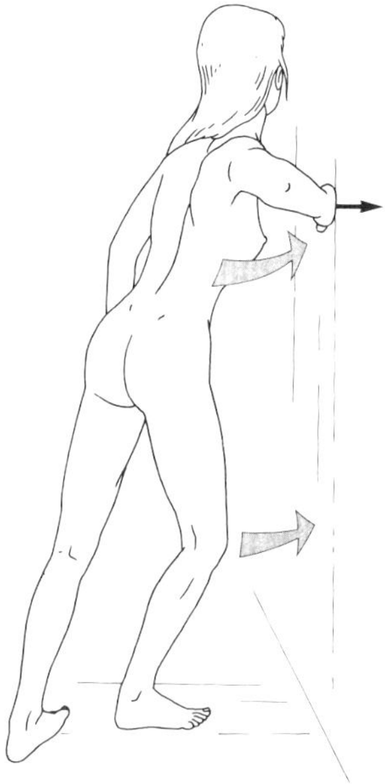

4. Die Atmung intensivieren

Der Bereich zwischen den Schulterblättern und die obere Rückenpartie sind im allgemeinen gespannt, was mit der Spannung der Brüste in Zusammenhang steht. Für diese Regionen Atemübungen machen.

Schräg zur Wand aufstellen; die rechte Hand in Brusthöhe flach auf die Wand legen; die Finger zeigen nach vorn; die linke Hand an die Wand legen, um das Gleichgewicht zu halten; die Beine leicht spreizen; den rechten Fuß vor den linken stellen:

- das Körpergewicht zur Wand hin verlagern, indem man das rechte Bein leicht anwinkelt: einatmen; man fühlt, wie die Brustmuskeln sich strecken und wie sich gleichzeitig der Bereich zwischen den Schulterblättern lockert;
- in dieser Position entspannen: ausatmen;
- zehnmal wiederholen;
- die Übung wiederholen, dabei die rechte Hand in unterschiedlicher Höhe (Hals, Gesicht) gegen die Wand stützen;
- die Seite wechseln.

Auf die linke Seite legen; das rechte Bein angewinkelt und locker über das linke legen, dieses ebenfalls locker lassen; Arme locker lassen und nach links ausstrecken; das Gesicht auf die linke Wange legen:

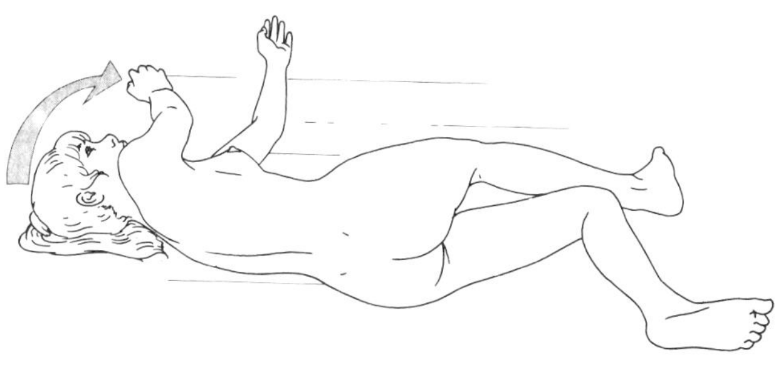

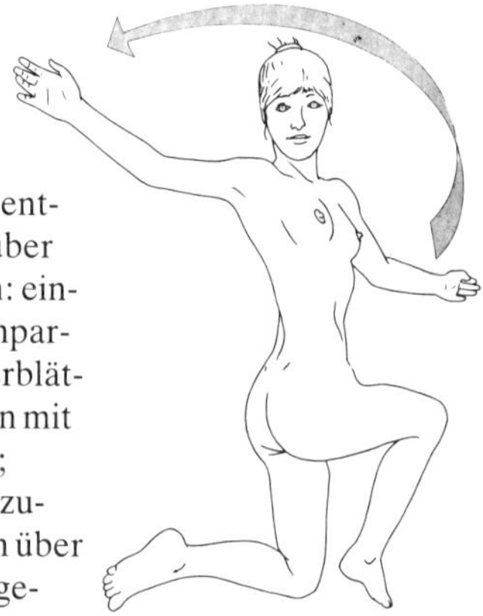

• die rechte Hand und den rechten Arm entspannt nach rechts gleiten lassen, dabei über dem Kopf einen Kreisbogen beschreiben: einatmen; fühlen, wie sich die obere Rückenpartie und der Bereich zwischen den Schulterblättern entspannen; Kopf und Nacken gehen mit und drehen sich automatisch nach rechts;
• die rechte Hand und den rechten Arm zurück nach links gleiten lassen, indem man über dem Kopf einen Kreisbogen in entgegengesetzter Richtung beschreibt: ausatmen; man kehrt so in die Ausgangsposition zurück;
• nach einer Folge von zehn Bewegungen die Seite wechseln.

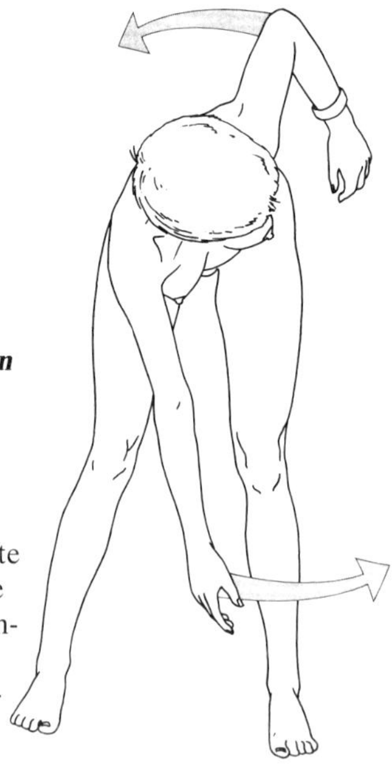

Stärkung

1. Lockerungsübung für den ganzen Rücken

Mit dem Gesäß zur Wand aufstellen; Beine leicht spreizen; mit den Füßen ca. 20 cm vortreten; nach vorn beugen und die Arme hängen lassen:
• gleichzeitig den rechten Arm und die rechte Hand nach links werfen, und zwar so nah wie möglich am Boden, und den rechten angewinkelten Ellbogen zum Rücken heben: ausatmen; ein leichtes Schwingen der Hüften feststellen; das Körpergewicht verlagert sich

auf das rechte Bein, das ganz leicht nachgibt, während das linke Bein sich spannt;
• die Arme wieder in die Ausgangsposition zurückkehren lassen: einatmen;
• nach einer Folge von zehn Bewegungen die Seite wechseln.

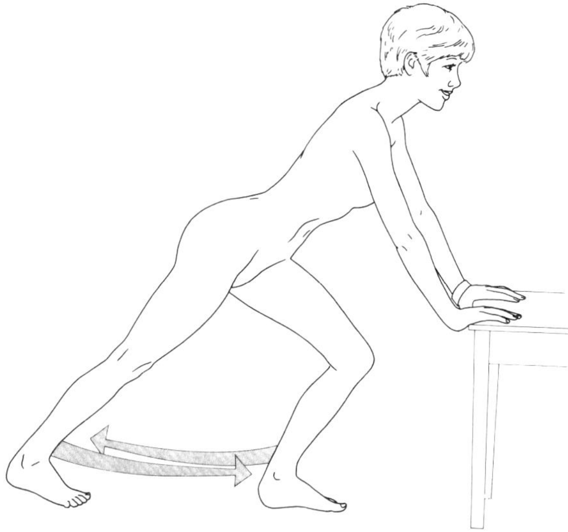

2. Lockerungsübung für die Beine

Die Hände gespreizt auf ein Möbelstück legen; das linke Knie anwinkeln; das rechte Bein weit nach hinten strecken:
• die Position der Beine wechseln, indem man springt und den rechten Fuß nach vorn bringt, das rechte Knie anwinkelt und den linken Fuß nach hinten, das linke Bein strecken: einatmen beim Springen, ausatmen beim Aufkommen;
• zehnmal wiederholen.

Auf den Boden legen, das rechte Knie anwinkeln, so daß die Innenkante des rechten Fußes zur rechten Hüfte zeigt; den linken Fuß auf das rechte Knie legen; die Arme zu beiden Seiten des Körpers auf dem Boden liegen lassen:

- mit dem linken Fuß das rechte Knie herunterdrücken: einatmen;
- wieder nachgeben und das Knie elastisch zurückschnellen lassen: ausatmen;
- nach einer Folge von zehn Bewegungen die Seite wechseln.

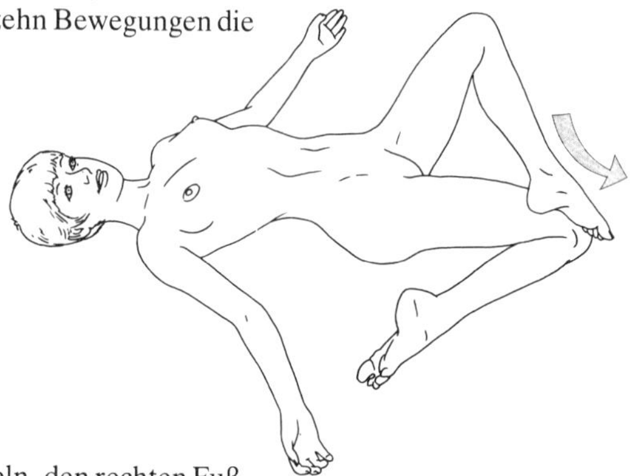

Das rechte Bein anwinkeln, den rechten Fuß auf den Boden stellen; den linken Fuß auf das rechte Knie legen; die Hände auf den linken Schenkel;

- mit beiden Händen gegen den linken Schenkel drücken: einatmen; fühlen, wie es in der Innenseite des Schenkels zieht;
- entspannen: ausatmen;
- nach einer Folge von zehn Bewegungen die Seite wechseln.

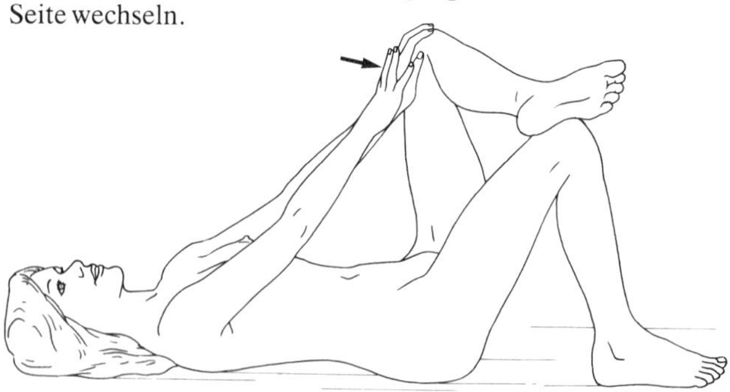

3. *Die Atmung aktivieren*

Quer auf ein Bett legen; den Nacken auf die Bettkante legen, so daß der Kopf nach hinten herunterhängt; die Beine lang machen und spreizen; die Arme locker nach hinten herunterhängen lassen:

- die Hände weiter nach unten schlenkern: einatmen;
- entspannen: ausatmen;
- zehnmal wiederholen.

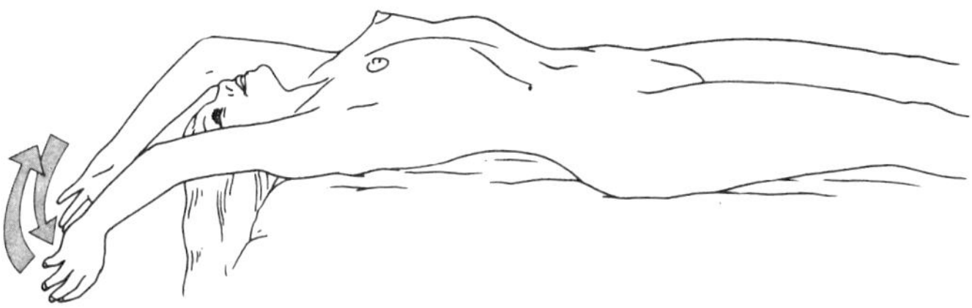

Schwangerschaftsbeschwerden

Welch wunderbare Zeit für die Frau, die heute fast völlig frei darüber entscheiden kann! Eine Zeit, die man möglichst glücklich verbringen und genießen möchte.

Manche Frauen haben überhaupt keine Beschwerden. Weitaus zahlreicher sind diejenigen, die die ersten drei Monate nur unter Schwierigkeiten hinter sich bringen. Übelkeit, Erbrechen, Verdauungsstörungen, häufiges Bedürfnis, Wasser zu lassen. Aber auch Reizbarkeit und Schlaflosigkeit. Später dann, wenn man an Gewicht zunimmt und der Bauchumfang wächst, besteht die Tendenz zu Rückenschmerzen, insbesondere zu Kreuzschmerzen, zu müden Beinen und Kurzatmigkeit.

Obwohl es nicht allgemein üblich ist, scheint es mir nützlich zu sein, den schwangeren Frauenkörper regelmäßig zu trainieren, damit

er sich den fortwährenden Veränderungen anpassen kann. Das Becken, der Kreislauf, die Atmung sowie alle anderen Funktionen müssen sich ständig auf die neuen Gegebenheiten einstellen, was uns oft Schwierigkeiten bereitet.
Stellen Sie sich nur einmal das allgemeine Protestgeschrei vor, würde man von den Männern verlangen, das Gewicht ihrer Aktentasche nach und nach bis auf etwa zehn Kilo zu erhöhen! Die einzigen, die die schwangeren Frauen im Hinblick auf ihren Körper wirklich verstehen können, wenn auch unbewußt, sind vielleicht die Kinder, die einen oft schweren Schulranzen oder sonst eine gewichtige Ausrüstung herumschleppen.

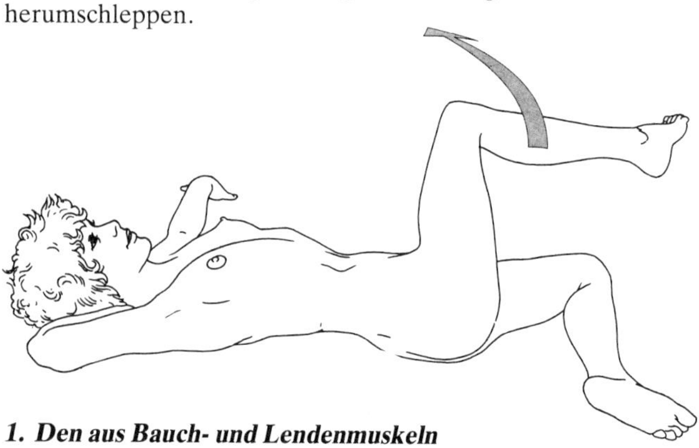

1. Den aus Bauch- und Lendenmuskeln bestehenden Muskelgürtel kräftigen

Hinlegen; das linke Bein liegt angewinkelt auf dem Boden; das rechte Bein angewinkelt über das linke heben; den rechten Arm anwinkeln, die rechte Hand unter den Nacken schieben; den linken Arm im rechten Winkel zum Körper auf den Boden legen:

- das rechte Bein allmählich etwas weiter nach links werfen: ausatmen;
- das rechte Bein elastisch zurückkehren lassen: einatmen;
- nach einer Folge von zehn Bewegungen die Seite wechseln.

Auf den Rücken legen; Hände über dem Kopf falten; Beine anwinkeln, nach rechts kippen, Kopf nach links drehen:

- gleichzeitig:
  - die Arme nach links strecken;
  - die Schenkel strecken, indem man die Knie nach rechts drückt (wenn nötig, mit den Füßen auf dem Boden nachhelfen): langsam und tief einatmen;
- entspannen und in die Ausgangsposition zurückkehren: ausatmen;
- nach einer Folge von zehn Bewegungen die Seite wechseln.

Weitere Übungen siehe unter *Rückenschmerzen*, S. 85f.

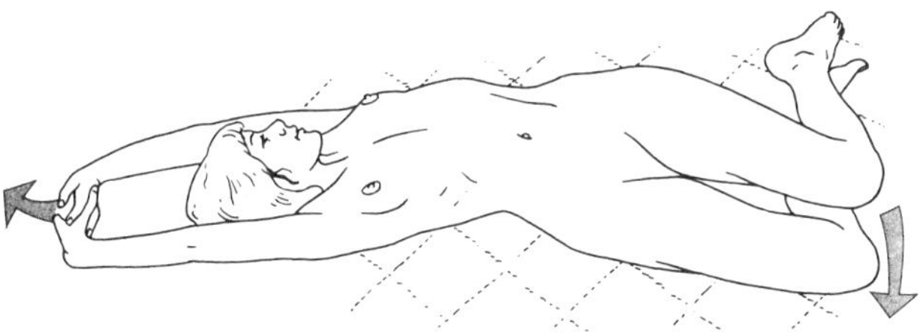

2. Die Beinmuskeln kräftigen

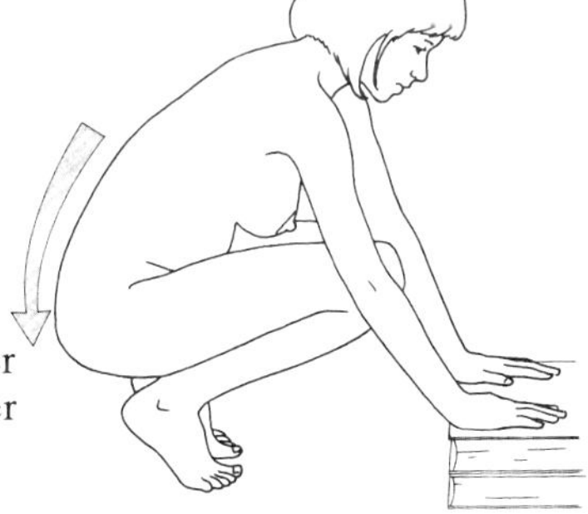

Erinnern wir uns daran, daß eine Schwäche der Gesäßmuskeln zu Kreuzschmerzen führen kann.

Hinhocken; die Hände auf einen Stapel dicker Bücher (z. B. Telefonbücher) legen, damit der Bauch mehr Spielraum hat, oder auf den Boden:

• mit den Füßen gegen den Boden stemmen und die Beine strecken, die Hände dabei nicht bewegen: tief einatmen;
• das Gesäß wieder auf die Fersen herunterlassen: ausatmen;
• zehnmal wiederholen.

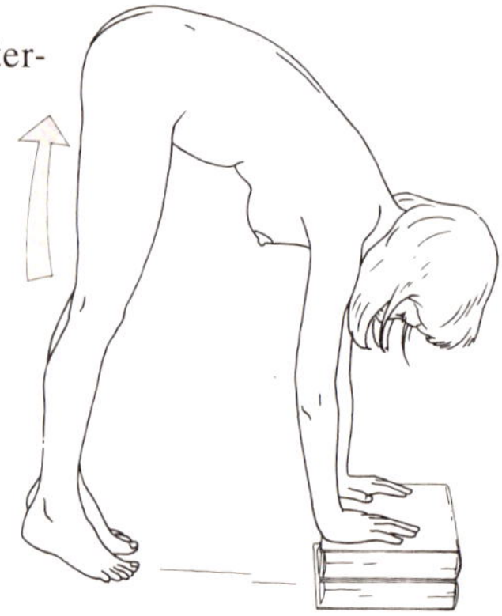

Auf alle viere hinhocken; Beine strecken und spreizen; Hände am Boden, Arme von sich strecken:
• das rechte Knie anwinkeln und das Körpergewicht auf das rechte Bein verlagern: ausatmen; fühlen, wie das linke Bein sich streckt:
• mit dem rechten Fuß abstützen und in die Ausgangsposition zurückkehren: einatmen;
• nach einer Folge von zehn Bewegungen die Seite wechseln.
Variante: Hände auf einem Stuhl.

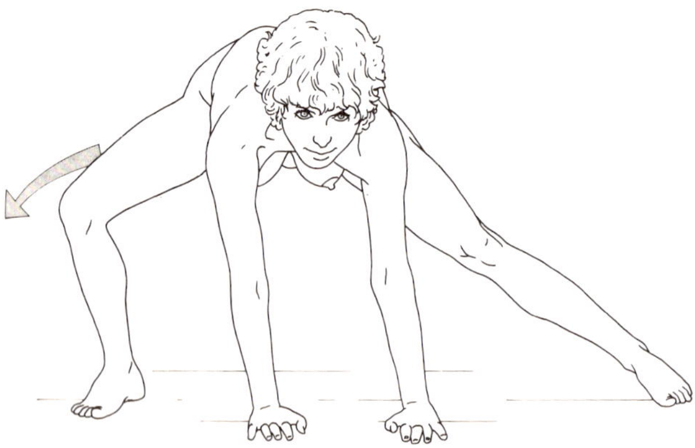

3. Die Beckenmuskeln kräftigen

Hinknien; Hände vor sich auf den Boden legen; Arme strecken:

- die Hüften nach rechts schwingen, so daß man auf der rechten Gesäßhälfte zum Sitzen kommt: ausatmen;
- in die Ausgangsposition zurückkehren, indem man die Hüften nach der anderen Seite schwingt: einatmen;
- die Hüften nach links schwingen, so daß man auf der linken Gesäßhälfte zum Sitzen kommt: ausatmen;
- in die Ausgangsposition zurückkehren: einatmen;
- zehnmal wiederholen.

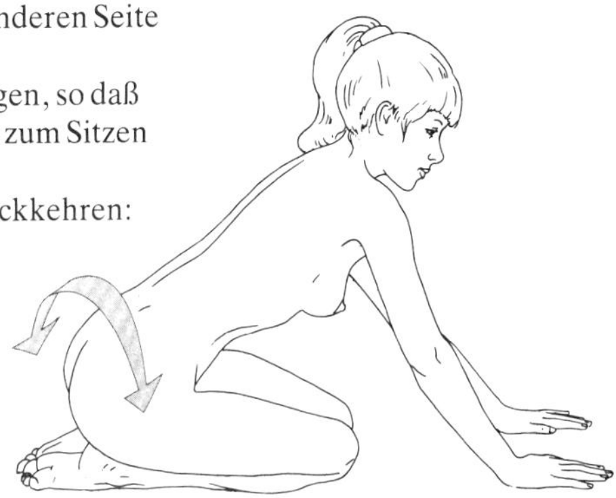

Auf alle viere hinhocken; Knie auf dem Boden leicht auseinander; die Hände im Abstand der Schulterbreite auf den Boden legen; Arme strecken:

- gleichzeitig:
  - das Kinn zur Decke heben;
  - das Gesäß leicht nach hinten strecken: einatmen; vermeiden Sie es, das Kreuz zu stark durchzudrücken.

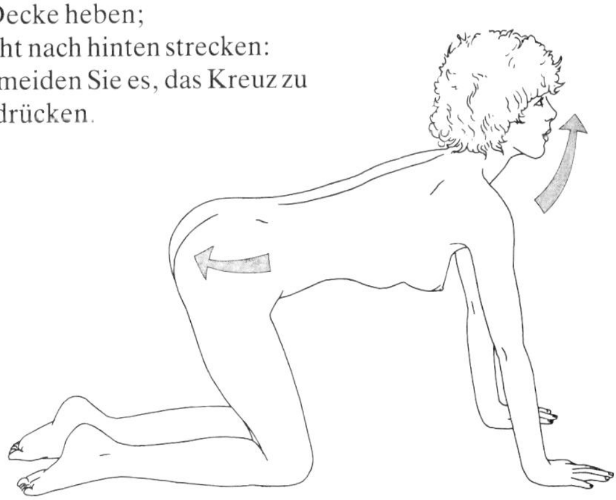

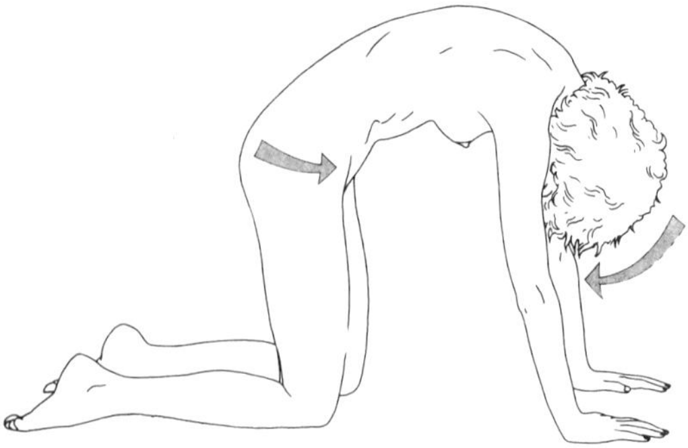

- gleichzeitig:
  - das Kinn an die Brust ziehen, um seinen Bauch zu betrachten;
  - das Becken nach vorn zum Gesicht hin drücken, indem man die Beckenmuskeln anspannt: ausatmen;
- zehnmal wiederholen.

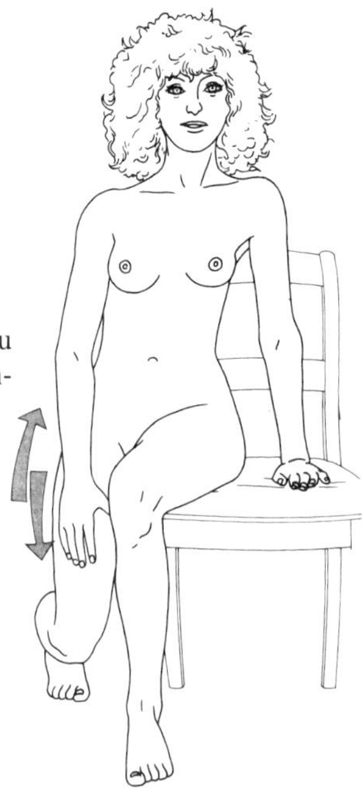

Auf eine Stuhlkante setzen, so daß die rechte Gesäßhälfte ‹in der Luft› hängt und die linke auf der Sitzfläche ruht; mit der linken Hand auf den Stuhl stützen, um das Gleichgewicht zu halten; die rechte Hand auf den rechten Schenkel legen:

- das Körpergewicht auf die rechte Gesäßhälfte verlagern, so daß sie sich nach unten senkt: ausatmen;
- das Körpergewicht wieder auf die linke Gesäßhälfte verlagern, so daß die rechte sich hebt: einatmen;
- nach einer Folge von zehn Bewegungen die Seite wechseln.

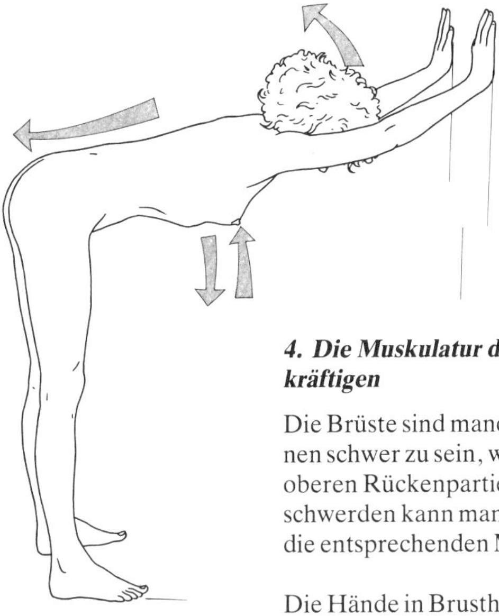

4. Die Muskulatur der oberen Rückenpartie kräftigen

Die Brüste sind manchmal gespannt und scheinen schwer zu sein, was zu Spannungen in der oberen Rückenpartie führt. Gegen diese Beschwerden kann man vorgehen, indem man die entsprechenden Muskeln kräftigt.

Die Hände in Brusthöhe gegen einen Schrank, eine Wand oder einen Türrahmen stützen; Beine strecken und spreizen; zurücktreten, so daß der Rücken eine Ebene bildet:
- die Brust fallen lassen, dabei die Hände nicht von der Stelle rühren: einatmen;
- den Rücken elastisch wieder heben: ausatmen;
- zehnmal wiederholen.

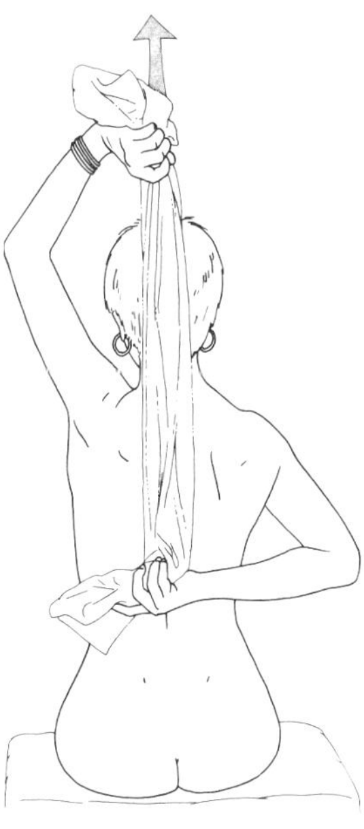

Auf einen Stuhl setzen oder hinstellen, ein Handtuch in beide Hände nehmen, und es über die linke Schulter legen:
- mit der linken Hand am Handtuch ziehen: ausatmen; die rechte Hand macht die Bewegung mit, wodurch der rechte Arm noch mehr gebeugt wird;
- mit der rechten Hand am Handtuch ziehen: einatmen; fühlen, wie die linke Hand sich der linken Schulter nähert;
- nach einer Folge von zehn Bewegungen die Seite wechseln.

5. Die tiefen Beckenmuskeln trainieren

Auf eine Stuhlkante setzen; Arme strecken, die Hände hinter sich auf die Sitzfläche stützen; Beine nach vorn strecken und überschlagen:

- gleichzeitig Füße, Knie, Schenkel und Gesäß zusammenpressen: langsam einatmen; fühlen, wie sich die tiefe Beckenmuskulatur und die Schließmuskeln zusammenziehen; während der Bewegung beugt der Oberkörper sich leicht zurück;
- entspannen: ausatmen;
- nach einer Folge von zehn Bewegungen die Seite wechseln.

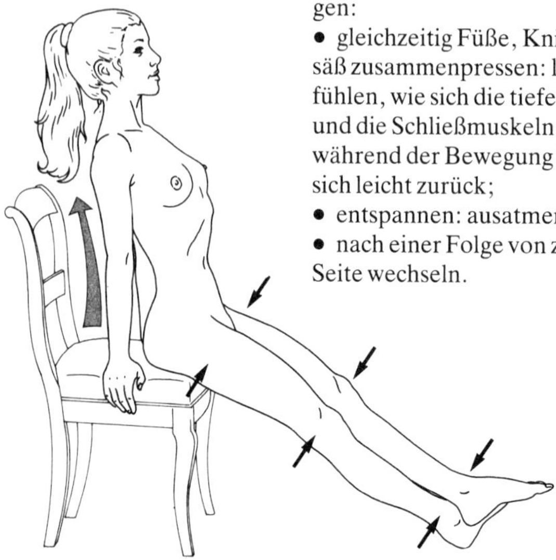

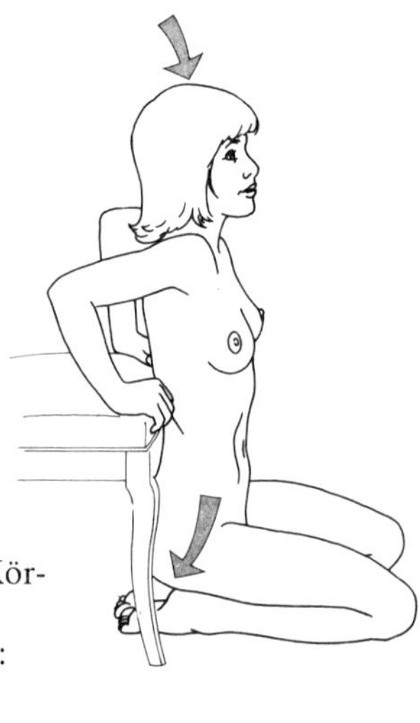

Vor einen Stuhl knien; Knie spreizen, das Körpergewicht auf die Fersen verlagern; die Hände hinter sich auf die Sitzfläche stützen:

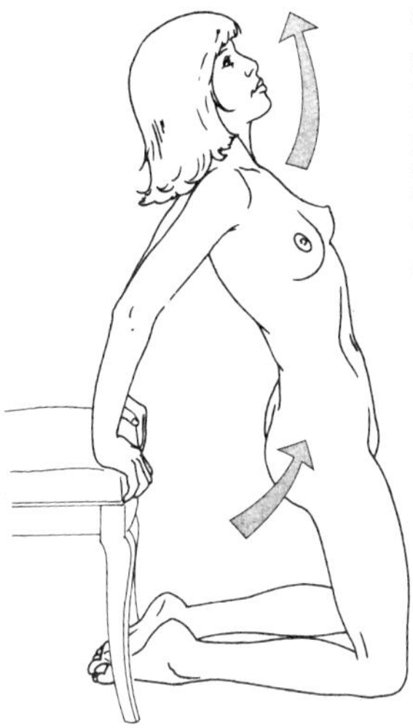

- mit Hilfe der Hände das Becken anheben und das Kinn zur Decke recken, ohne das Kreuz allzusehr durchzudrücken: tief einatmen; fühlen, wie die Gesäß- und Beckenmuskeln sich zusammenziehen;
- in die Ausgangsposition zurückkehren: ausatmen;
- zehnmal wiederholen.

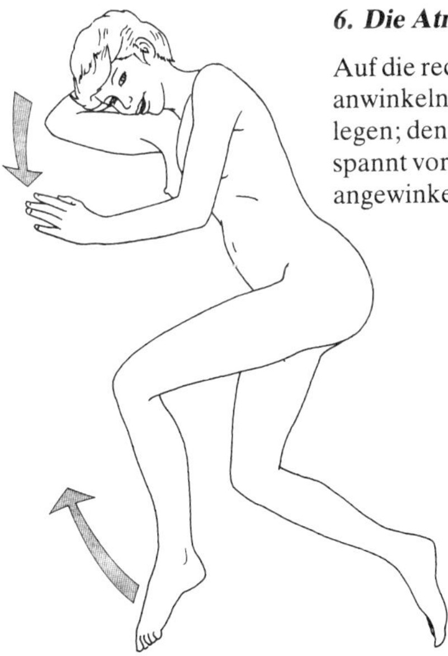

6. Die Atmung aktivieren

Auf die rechte Seite legen; den rechten Arm anwinkeln, die rechte Hand unter den Nacken legen; den linken Arm und das linke Bein entspannt vor sich hinlegen; das rechte Bein liegt angewinkelt auf dem Boden:

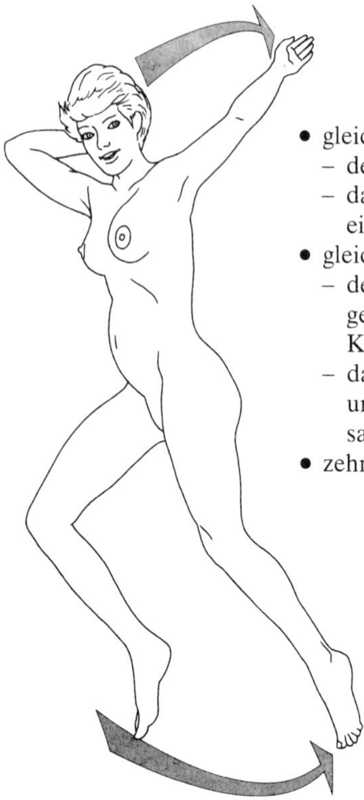

- gleichzeitig:
  - den linken Arm nach hinten strecken;
  - das linke Bein nach hinten strecken: tief einatmen;
- gleichzeitig:
  - den linken Arm wieder nach vorn bewegen, indem man über dem Kopf einen Kreisbogen beschreibt;
  - das linke Bein mit einem Kreisbogen nach unten wieder nach vorn bewegen: langsam ausatmen;
- zehnmal wiederholen.

Auf den Bauch legen; das rechte Bein anwinkeln; das linke Bein lang auf den Boden legen; die Hände schulterbreit zu beiden Seiten des Kopfes, der auf der linken Wange ruht, auf den Boden legen:

- auf die rechte Hand stützen, um den rechten Arm zu strecken und die rechte Seite des Kör-

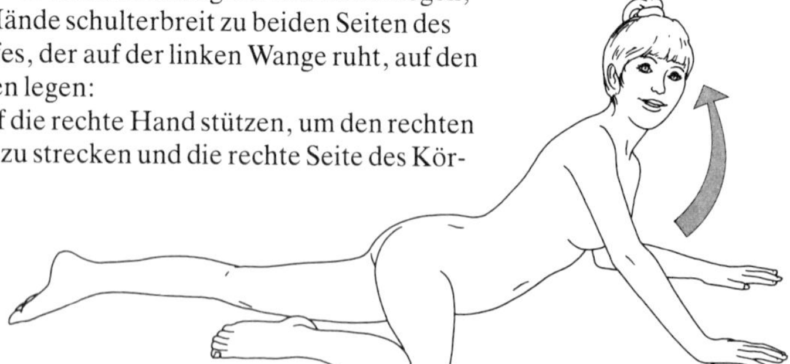

pers anzuheben: tief einatmen; der Körper dreht sich leicht, um sich auf den linken Ellbogen auf dem Boden zu stützen;

- wieder auf den Boden legen, indem man den rechten Arm anwinkelt: ausatmen;
- nach einer Folge von zehn Bewegungen die Seite wechseln.

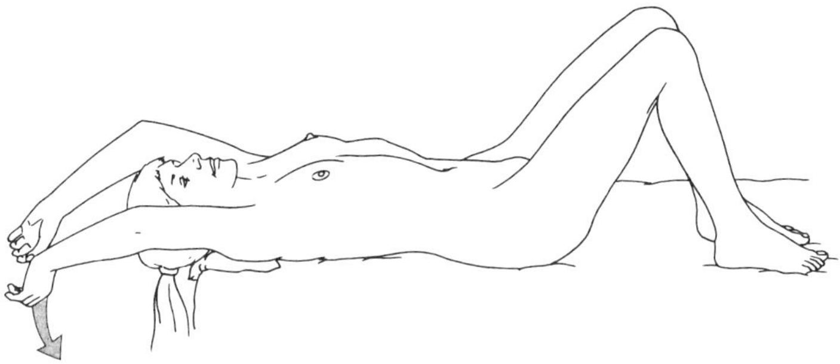

Quer auf ein Bett legen; den Nacken auf die Bettkante legen, so daß der Kopf nach hinten herunterhängt; Beine anwinkeln, Knie zusammen, Füße spreizen; die Arme locker hinter dem Kopf ins Leere baumeln lassen; man kann die Bewegung verstärken, indem man ein ein bis zwei Kilo schweres Buch in die Hände nimmt:

- die Hände etwas weiter herunterschlenkern: einatmen;
- entspannen: ausatmen;
- zehnmal wiederholen.

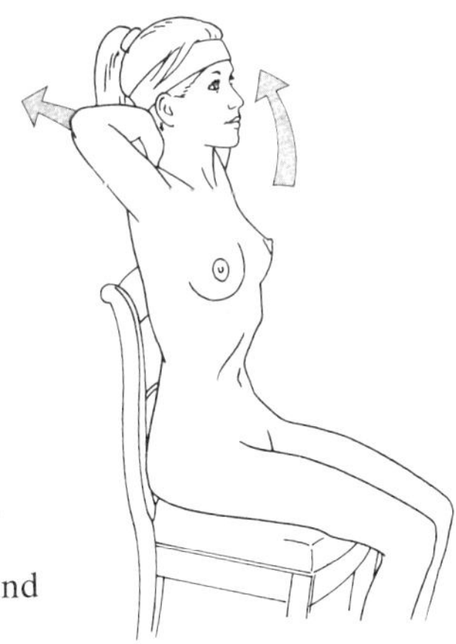

Die Hände gefaltet auf den Nacken legen; Beine zusammen:

- die Ellbogen etwas weiter nach hinten und nach oben drücken: einatmen;

• die Arme strecken, dabei die Handflächen nach oben drehen: weiter einatmen;
• ein paar Sekunden lang den Atem anhalten;
• die Ellbogen anwinkeln, die Hände über den Kopf hinweg vor die Brust senken und die Brust zusammendrücken: ausatmen;
• zehnmal wiederholen.

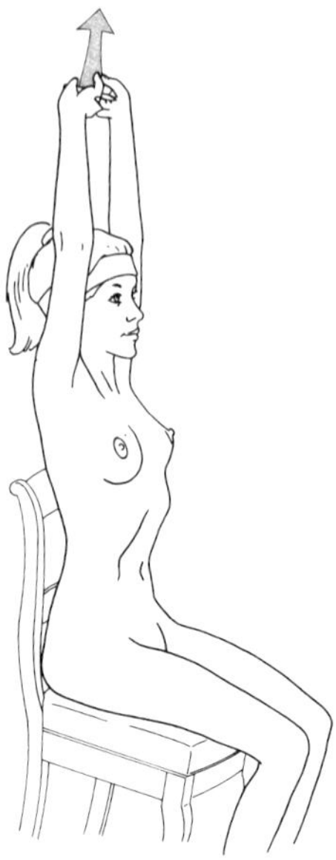

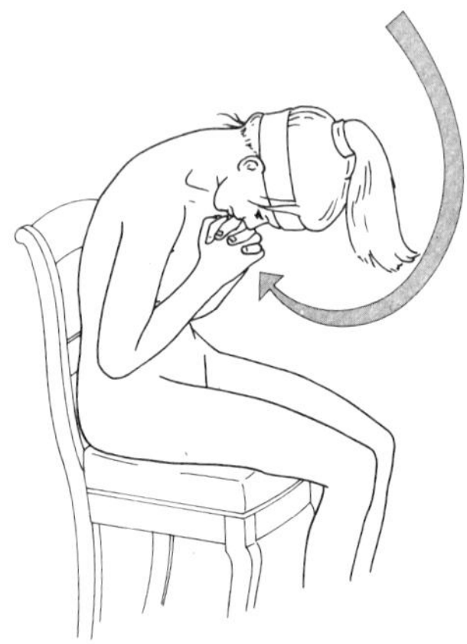

Fettleibigkeit, Magerkeit

Fettleibigkeit

«Ich habe auch schon Dicke getroffen, die rundherum glücklich waren.» Sicher, aber die meisten leiden unter diesem Handicap, das durch die keineswegs böse gemeinten spitzen Bemerkungen ihrer Umgebung nicht gemindert wird. Einmal abgesehen von dem unästhetischen Anblick, den unsere auf gutes Aussehen bedachte Zivilisation nur schwer erträgt, haben diese Pölsterchen viele Nachteile.
Man ermüdet schneller, und es geht einem schneller der Atem aus. Ein dicker Bauch verstärkt durch sein Gewicht die Krümmung des Rückens und die Kreuzschmerzen. Starkes Übergewicht führt zum Verschleiß der Gelenke und ebnet bald einer Arthrose des Rükkens und der Beine den Weg.
Man riskiert schwere Störungen: Bluthochdruck, Arteriosklerose, Herz-Kreislauf-Erkrankungen, Nierenerkrankungen und Diabetes. Die Lebenserwartung ist geringer. In diesem Punkt können wir den Versicherungsgesellschaften durchaus glauben!
Was ist also zu tun? Man probiert alle neuen Diäten aus. Man stellt verzweifelt fest, daß man wieder zunimmt, sobald man die Diät absetzt. Oft gibt es dabei auch noch eine kleine, ungebührliche «Sonderzulage».
Oder man gehört zu den Leuten, die das Essen «nur anzuschauen brauchen», um zuzunehmen. Man kann gar nicht weniger essen. Man wird zum prädestinierten Opfer für jegliches «wunderwirkende» Schlankheitsprodukt, immer wieder.

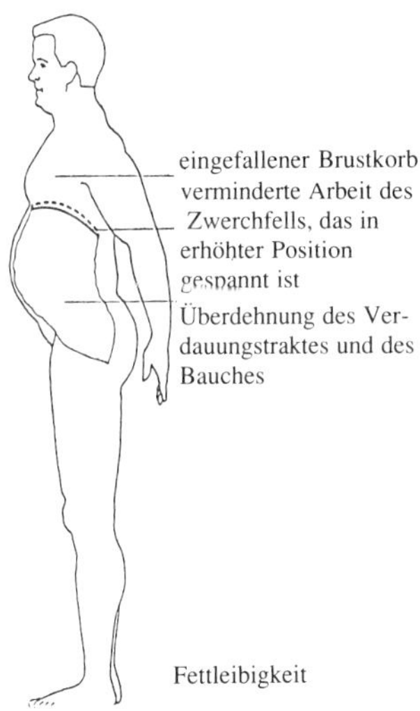

Fettleibigkeit

Eine sogenannte normale Person hat etwa 20 Prozent Fettgewebe, ein Dicker ungefähr 50 Prozent. Also, was nun? Sauna? Schwitzbäder? Diuretika (Entwässerungsmittel)? Es ist höchst unwahrscheinlich, daß man mit diesen Mitteln das überflüssige Fett tatsächlich abbauen wird. Sie entwässern lediglich, was den Nieren eher schadet, die gezwungen sind, die Schadstoffe mit einer geringeren Urinmenge auszuscheiden.
Bei dicken Menschen ist der Brustkorb durch die Überdehnung des Bauches eingefallen. Der stärker entwickelte untere Teil des Brustkorbes hält das Zwerchfell unter Spannung und engt dessen Bewegungen vor allem beim Ausatmen ein.
Sie werden verstehen, daß der erhöhte Sauerstoffbedarf bei einer Anstrengung nicht gedeckt werden kann und daß der Organismus versucht, diesen Energiebedarf anderweitig zu kompensieren. Der einzige Ausweg scheint darin zu bestehen, mehr zu essen. Es ist so, als ob der Organismus – da er sich auf die «Atmungsmaschine» nicht verlassen kann – von der «Verdauungsmaschine» mehr verlangt. Bei manchen ist der Appetit so groß, daß sie nicht einmal merken, wann sie satt sind: Ihr Magen und ihre Eingeweide sind ausgesprochen dehnbar und können eine erstaunliche Menge Nahrung aufnehmen.

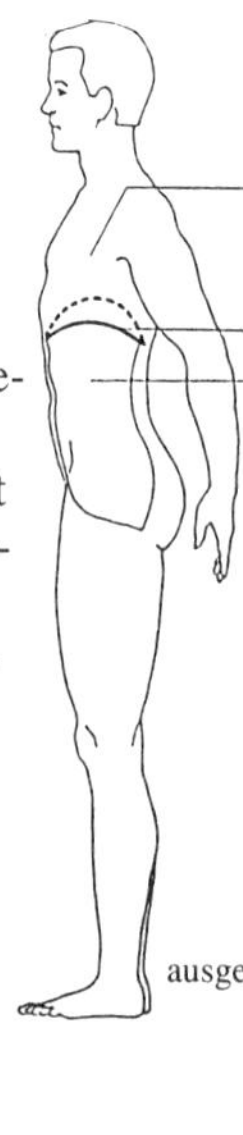

ausgeglichene Proportionen

Abgesehen von einer vernünftigen Diät bestehen die Grundregeln zum Abnehmen aus:
– einer Reduzierung der Aufnahmefähigkeit der Eingeweide, und zwar durch die Stimulierung der Darmmuskulatur und der zuständigen Nervenzentren (Verkleinerung der «Futtersäcke»);
– Atemübungen, um einen angemessenen physiologischen Brustumfang wiederherzustellen;
– regelmäßiger körperlicher Bewegung, um das Fettgewebe durch Muskeln zu ersetzen.

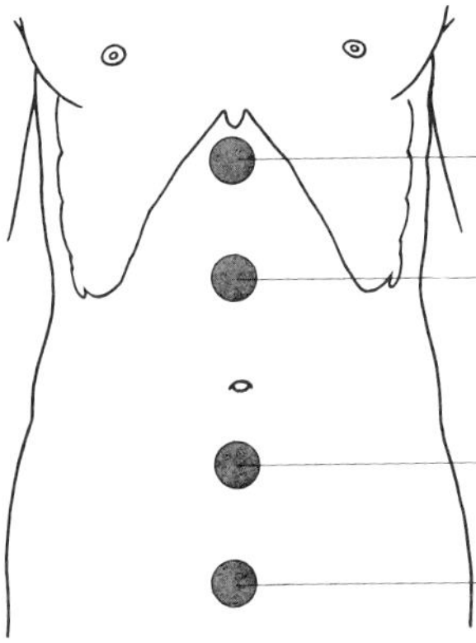

1. Die Aufnahmefähigkeit der Eingeweide reduzieren

Bei allen Übungen für den Bauch erfolgen die Kompressionen in einem schnellen Rhythmus (eine Sekunde lang drücken, eine Sekunde zum Loslassen) und beschleunigen so den Verdauungsprozeß.

Beispiel für die Kompression des Sonnengeflechts
Finger übereinander unter das Brustbein legen:

- drücken: ausatmen;
- loslassen: einatmen;
- zehnmal wiederholen;
- bei allen anderen Nervengeflechten wiederholen.

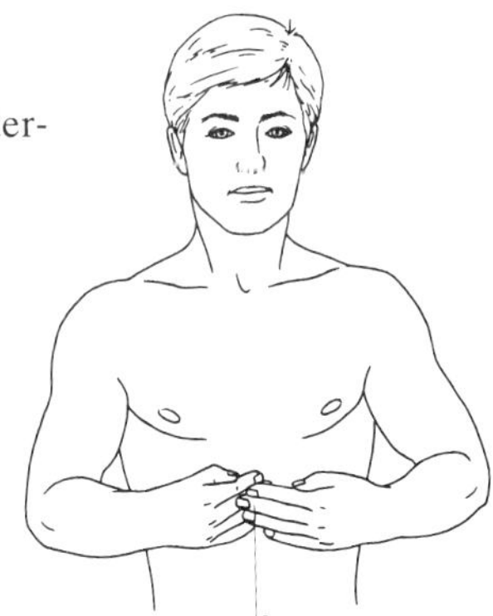

Gekrümmte Finger unter die rechten Rippen legen:
- drücken: unter den Rippen ‹eindringen›, ausatmen;
- loslassen: die Finger zurücknehmen, einatmen;
- zehnmal wiederholen.

Diese Übung ist vor allem für Leber und Galle wichtig.
Unter den linken Rippen ebenso vorgehen. So wirkt man besonders auf den Magen ein.

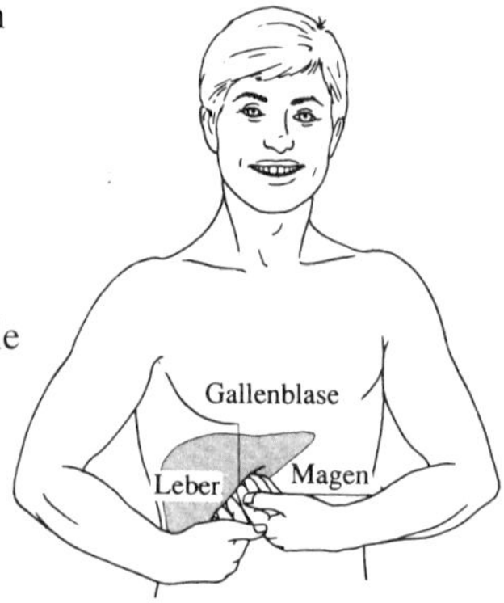

Den Stuhlgang fördern
Finger übereinander über die rechte Leiste legen:
- drücken: ausatmen;
- loslassen: einatmen;
- die Übung wiederholen;
- den gesamten Grimmdarm entlang auf den bezeichneten Stellen so vorgehen.

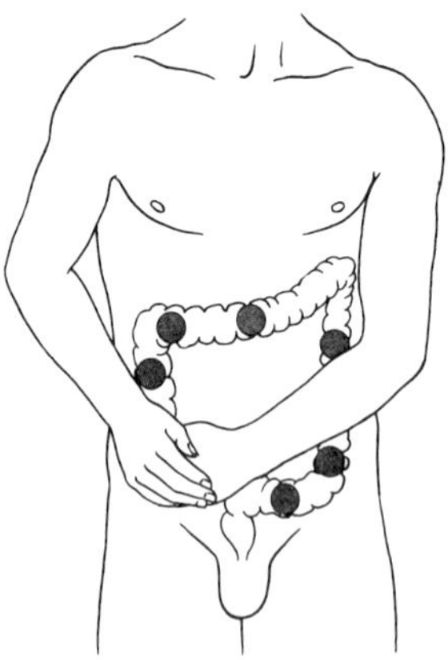

2. Den Widerstand der Bauchdecke erhöhen

Schlaffe und schwache Bauchmuskeln sind eine Begleiterscheinung der Fettleibigkeit; sie ermöglichen es den hohlen Organen, sich bis zum höchsten Maß zu erweitern, ohne bei der Bauchdecke auf Widerstand zu stoßen.
Man muß also die Arbeit und den Tonus dieser Muskeln verbessern, damit die Eingeweide zusammengepreßt und ihre Ausdehnung reduziert werden. Der sekundäre, zusätzliche Effekt dieser Vorgehensweise besteht darin, daß die Speicherfähigkeit der Eingeweide herabgesetzt wird.
Wegen der großen Fläche, die sie einnehmen, und weil sie derartig vernachlässigt werden, spielen die schrägen und quer verlaufenden Bauchmuskeln bei dieser Übung die Hauptrolle. Vergessen wir außerdem nicht, daß es die quer verlaufenden Bauchmuskeln sind, die uns zu einer schlankeren Taille verhelfen (vgl. *Das Wunder: Unser Körper,* S. 24f).

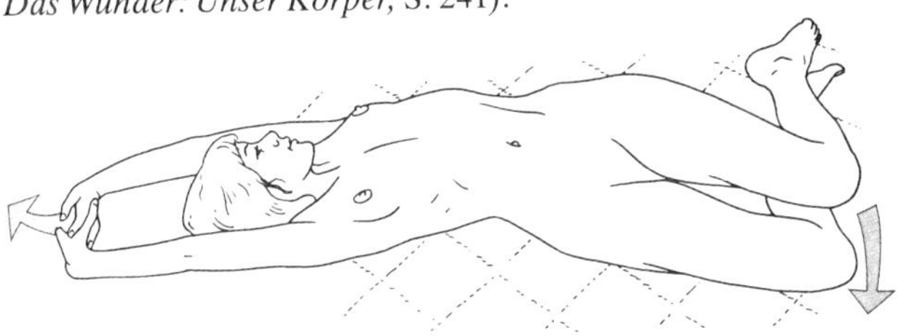

Auf den Rücken legen; Hände über dem Kopf falten; Beine anwinkeln und nach rechts kippen:

- den Kopf nach links drehen und gleichzeitig:
  - die Arme über sich strecken,
  - die Schenkel nach unten strecken, indem man die Knie von sich wegdrückt (wenn nötig, dazu mit den Füßen gegen den Fußboden stemmen): einatmen;
- in die Ausgangsposition zurückkehren: ausatmen;
- nach einer Folge von zehn Bewegungen die Seite wechseln.

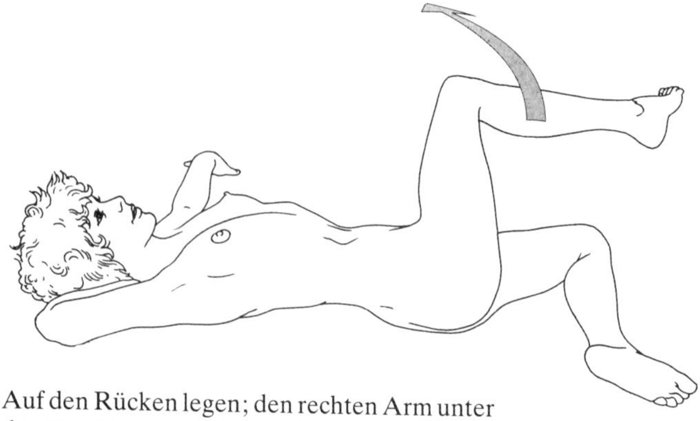

Auf den Rücken legen; den rechten Arm unter den Kopf legen; den linken Arm im rechten Winkel zum Körper auf den Boden legen:

- das rechte Bein so weit wie möglich über das linke werfen: ausatmen;
- das rechte Bein elastisch in die Ausgangsposition zurückkehren lassen: einatmen;
- nach zehn Bewegungen die Seite wechseln.

3. *Die Atmung trainieren*

Die beiden vorhergehenden Übungen sind notwendig, um freier atmen zu können. Der aufgedunsene Bauch hindert den für die Atmung wichtigsten Muskel, das Zwerchfell, daran, sich im Innern des Rumpfes wie ein Kolben frei auf und ab zu bewegen. Die Schwäche der Bauchmuskeln beeinträchtigt die Bewegungen des Brustkorbes erheblich, und die Spannung des Zwerchfells behindert die übertriebene Ausatmung. Bei Fettleibigkeit ist es wichtig, übertrieben lange – mehrere Sekunden lang – auszuatmen.

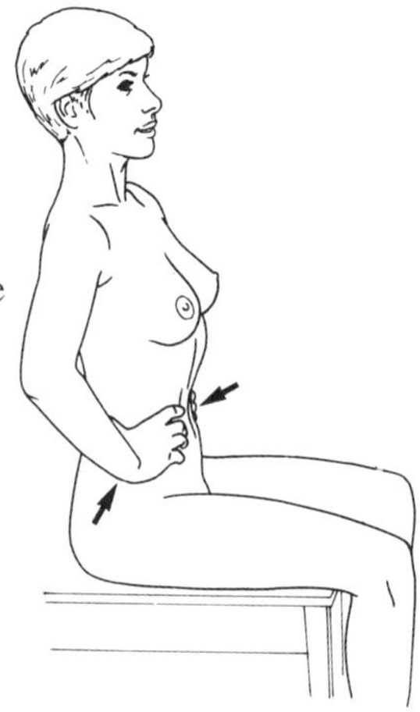

Übung zum Training der Bauchmuskeln
Hände um die Taille legen:

- die Taille zusammenpressen: tief ausatmen;
- ein paar Sekunden lang ausatmen:
- loslassen: einatmen;
- zehnmal wiederholen.

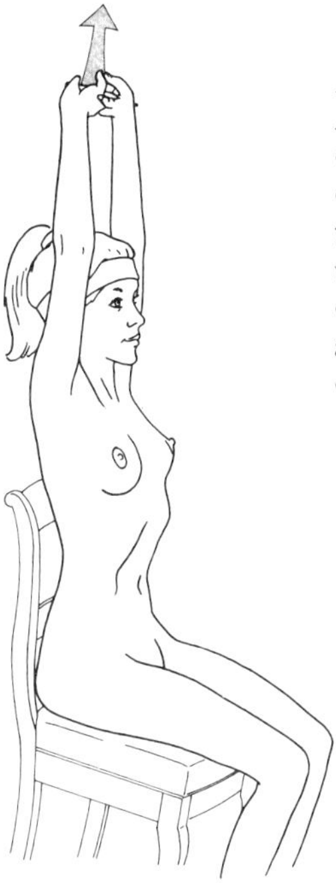

Beweglichkeitsübung für das Zwerchfell
Arme über den Kopf heben, Hände falten:
- strecken: einatmen;
- die Hände herunternehmen und auf die untersten Rippen legen: tief ausatmen, dabei die untersten Rippen zusammenpressen;
- ein paar Sekunden lang übertrieben ausatmen;
- zehnmal wiederholen.

Übung zur Kräftigung der Atmungsmuskeln (Zwischenrippenmuskeln)
Ellbogen angewinkelt auf eine Tischkante legen; Kopf zur Seite drehen, auf die Hände legen; Gesäß nach hinten schieben:
- einen Buckel machen: einatmen;
- die obere Rückenpartie durchdrücken: tief ausatmen;
- einige Sekunden lang übertrieben ausatmen;
- zehnmal wiederholen.

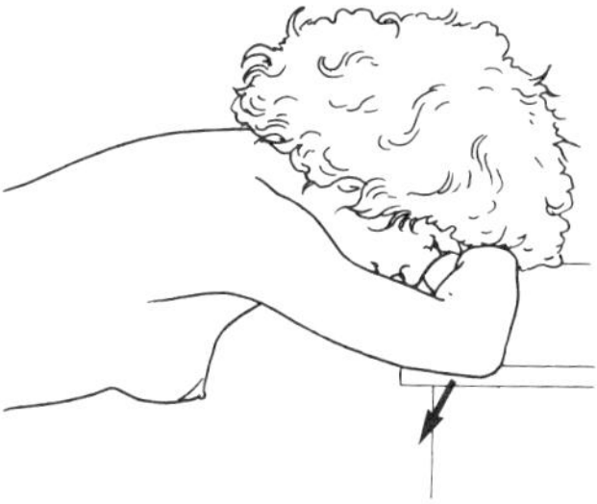

Übung zur Kräftigung der Atemmuskeln des oberen Brustkorbes

Hände gefaltet auf den Kopf legen:

- die obere Hälfte des Brustkorbes mit Luft füllen, gleichzeitig das Kinn einziehen: einatmen;
- entspannen: tief ausatmen;
- einige Sekunden lang übertrieben ausatmen;
- zehnmal wiederholen.

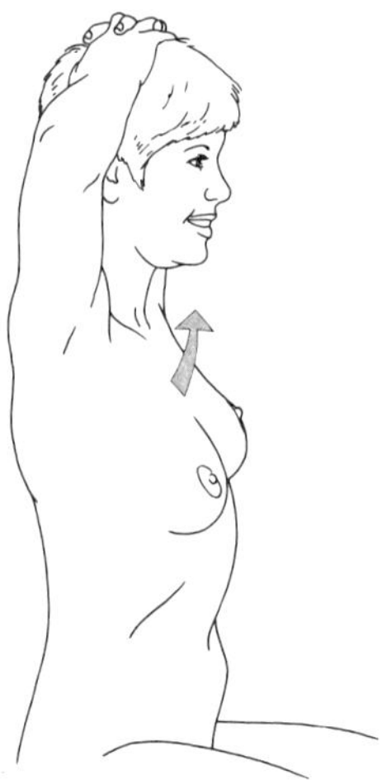

Komplexe Atemübung

Die obere Nackenpartie auf eine Bettkante legen; die Arme locker nach hinten herunterhängen lassen:

- strecken, dabei die Arme noch weiter nach unten recken: einatmen;
- die lockeren, angewinkelten Arme auf den Bauch legen: tief ausatmen;
- einige Sekunden lang übertrieben ausatmen;
- zehnmal wiederholen.

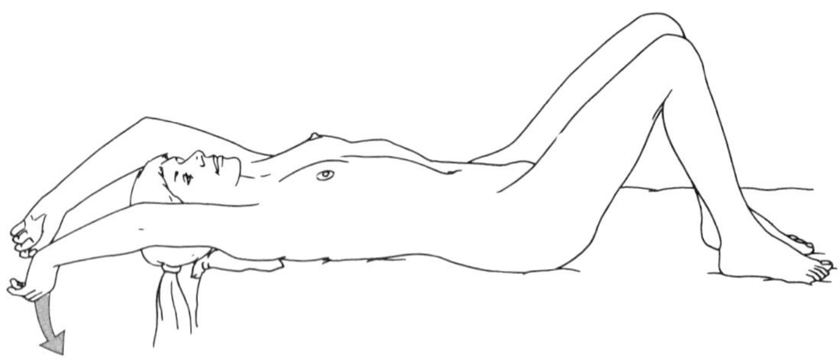

4. Die Funktion der Nieren verbessern

Die Durchblutung der für die Nieren zuständigen vegetativen Nervenstränge fördern.

Die linke Faust in Höhe der untersten Rippen zwischen Stuhllehne und Rücken klemmen:
- nach hinten fallen lassen oder stärker anlehnen: einatmen;
- den Druck verringern, indem man sich leicht nach vorn lehnt: ausatmen; bei der hervortretenden Muskulatur der unteren Rückenpartie auf diese Weise vorgehen;
- die Seite wechseln.

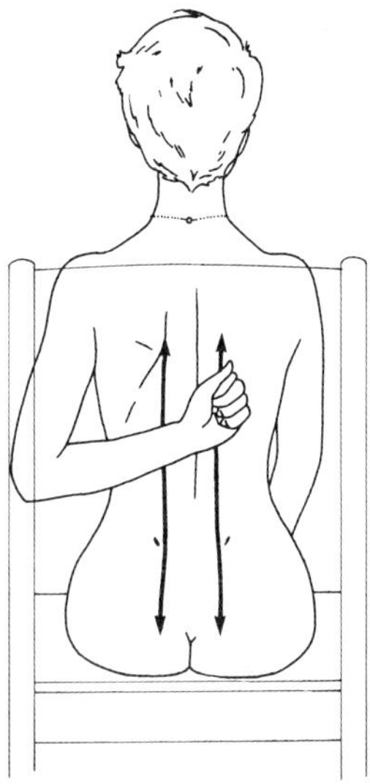

Magerkeit

Es ist allgemein bekannt, daß man sich eher über einen dicken Menschen lustig macht als über einen dünnen. Manche, die seit ihrer Kindheit an diesen Zustand gewöhnt sind, fühlen sich dadurch nicht im mindesten beeinträchtigt, vor allem, wenn sie einigermaßen gesund sind.
Andere jedoch fühlen sich nicht wohl in ihrer Haut, sie kommen sich vor allem bei körperlichen Anstrengungen schwach vor.
Man kann z. B. während einer Periode körperlicher Anstrengung abmagern, oder wenn man seelische oder emotionale Probleme hat. Um sein Normalgewicht wieder zu erreichen, bedarf es permanenter Anstrengungen; häufig dauert es sehr lange, und man fühlt sich ständig irgendwie unwohl.
Bei dicken Menschen setzt alles an, bei dünnen überhaupt nichts. Sie haben einen eingefallenen Bauch und einen eingesunkenen Brustkorb. Der Körper scheint in einem zu engen Gefängnis bzw. in einer zu engen Hülle zu ächzen. Die kleinste Anstrengung läßt sie außer Atem geraten und löst Erschöpfung aus. Ma-

gen und Eingeweide bleiben zusammengezogen, unfähig, soviel Nahrung zu verwerten, daß eine gute Assimilation gewährleistet ist. Auf lange Sicht kommt es deshalb zu Mangelerscheinungen.
So mancher Dünne kann sogar eine ungeheure Menge Nahrung zu sich nehmen, ohne das Gefühl zu haben, satt zu sein, aber auch ohne dick zu werden. Bei ihm setzt nichts an.

Abgesehen von einer vernünftigen, angemessenen Diät sollte man folgende Regeln beachten, wenn man sein Normalgewicht wieder erreichen will:
– die Aufnahmefähigkeit der Eingeweide und die Nahrungsverwertung müssen verbessert werden, was man durch sanfte Stimulierung des Verdauungstraktes und der zuständigen Nervenzentren erreicht;
– die Atmung muß verbessert werden;
– Stress muß abgebaut werden.

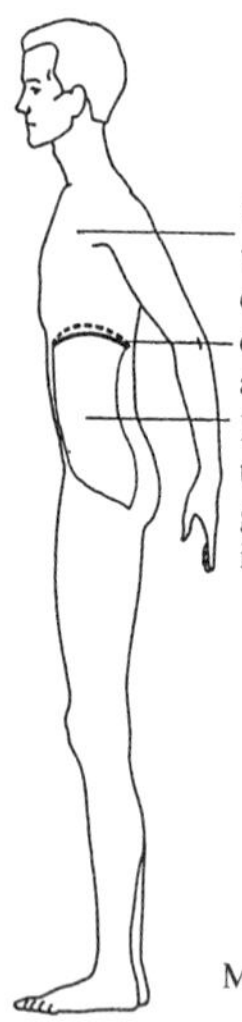
eingefallener Brustkorb
verminderte Arbeit des erschlafften Zwerchfells, das unnatürlich tief abgesunken ist
Bauch und Verdauungstrakt sind stark zusammengezogen, das Volumen ist geschrumpft
Magerkeit

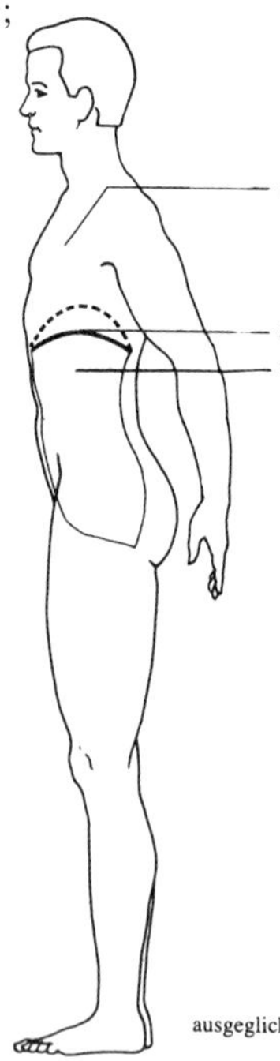

ausgeglichene Proportion

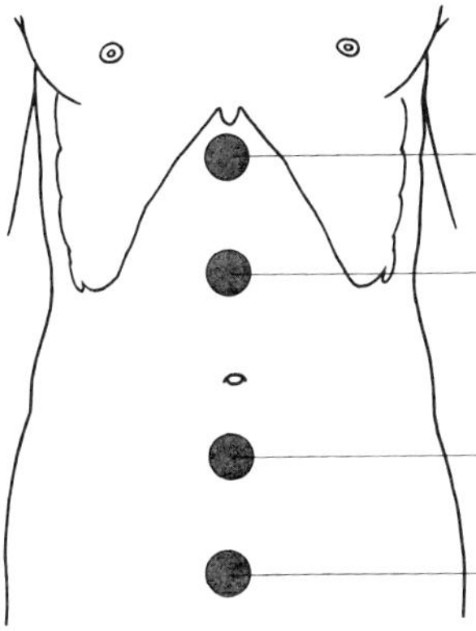

1. Die Aufnahmefähigkeit der Eingeweide fördern

Sanfte Stimulierung des Verdauungstraktes und der Nervenzentren, die für die Darmmuskulatur zuständig sind.

In langsamem Rhythmus drücken, um den Verdauungsprozeß zu verlangsamen und die Verkrampfung der Eingeweide zu lösen:
- fünf Sekunden lang zunehmend drücken;
- fünf Sekunden lang den Druck konstant beibehalten;
- fünf Sekunden lang allmählich loslassen.

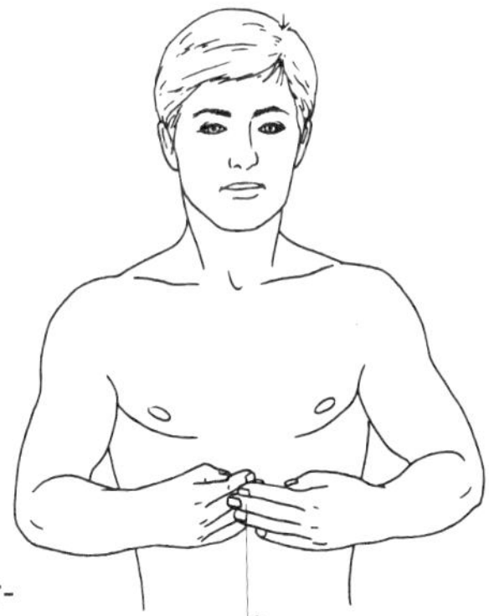

Kompression der Nervengeflechte
Sonnengeflecht: Finger übereinander unter das Brustbein legen:
- langsam drücken: ausatmen;
- loslassen: einatmen;
- bei den anderen Nervengeflechten wiederholen.

Gekrümmte Finger unter die rechten Rippen legen:
- langsam drücken, unter den Rippen ‹eindringen›: ausatmen;
- loslassen: die Finger zurücknehmen: einatmen;

Bei dieser Übung wirkt man insbesondere auf Leber und Galle ein.
Unter den Rippen auf der linken Seite wiederholen. So wirkt man auf den Magen ein.

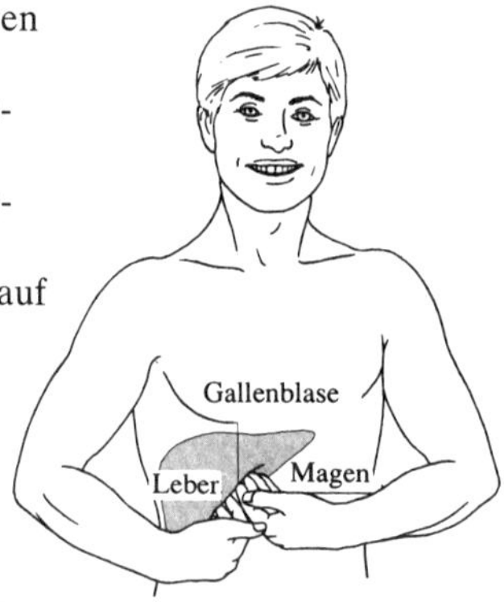

Den Stuhlgang regulieren
Finger übereinander über die rechte Leiste legen:
- langsam drücken: ausatmen;
- loslassen: einatmen;
- zehnmal wiederholen; den ganzen Grimmdarm entlang an den bezeichneten Stellen so vorgehen.

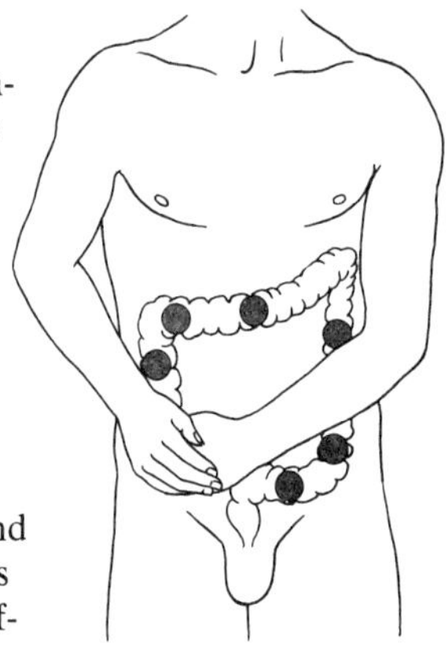

2. Die Atmung verbessern

Die Hyperaktivität der Eingeweide hält das Zwerchfell in seiner zu tiefen Position fest und hindert es daran, sich innerhalb des Rumpfes frei auf und ab zu bewegen. Wegen des schlaffen Zwerchfells bereiten vor allem die Einatmungsbewegungen Schwierigkeiten. Im Gegensatz zur Fettleibigkeit müssen also die Einatmungsbewegungen verstärkt werden, indem man übertrieben lange (5 bis 10 Sekunden) einatmet.

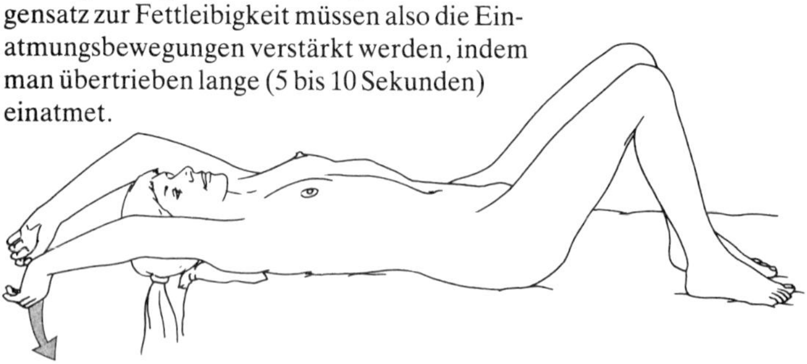

Komplexe Atemübung
Die obere Nackenpartie auf die Bettkante legen; Arme locker nach hinten herunterhängen lassen:

- strecken, dabei die Arme noch weiter nach unten recken: tief einatmen;
- einige Sekunden lang übertrieben lange einatmen;
- entspannen: ausatmen;
- zehnmal wiederholen.

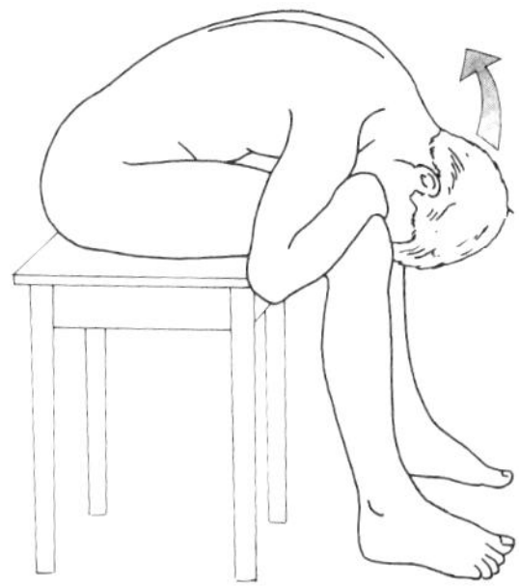

Die Bauchmuskeln entspannen
Hinsetzen; Beine zusammen; Bauch auf die Schenkel; Hände auf die Knie; Kopf hängen lassen:

- den Bauch langsam aufblähen: tief einatmen;
- einige Sekunden lang übertrieben einatmen;
- die Luft herauslassen: ausatmen;
- die Übung wiederholen.

In neutraler Position hinlegen:

- langsam den Bauch aufblähen: tief einatmen;
- einige Sekunden lang übertrieben einatmen;
- entspannen: ausatmen;
- zehnmal wiederholen.

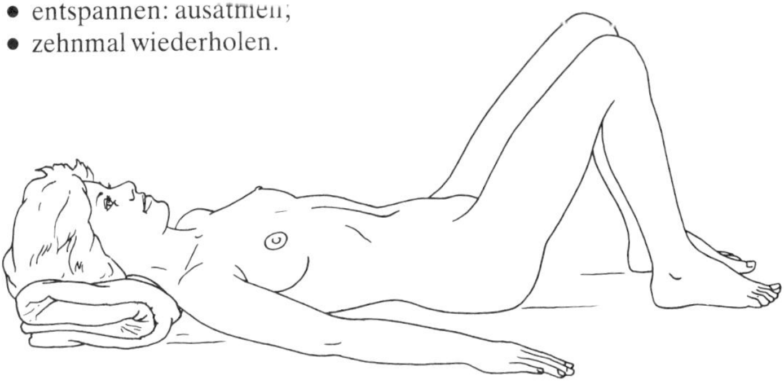

Übung zur Verbesserung der Beweglichkeit des Zwerchfells

Hände falten und auf den Kopf legen; Beine zusammen:

- die Arme nach oben strecken und dabei die Handflächen nach oben drehen: tief einatmen; fühlen, wie die Basis der Lungen (Zwerchfell) sich hebt;
- einige Sekunden lang übertrieben einatmen;
- die Hände wieder auf den Kopf legen: ausatmen;
- zehnmal wiederholen.

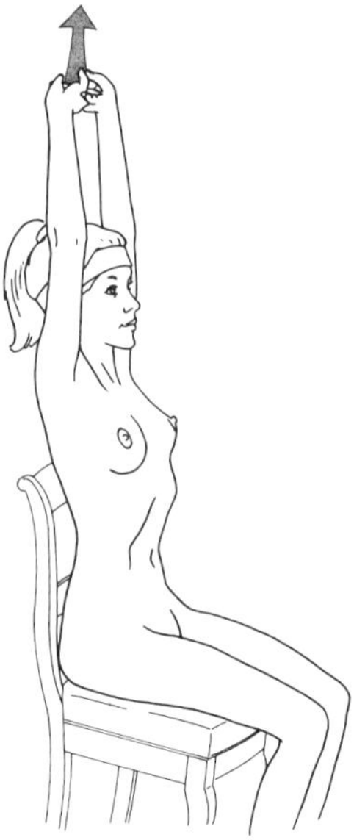

Übung zur Kräftigung der Zwischenrippenmuskeln

Angewinkelte Ellbogen auf eine Tischkante legen; Kopf zur Seite drehen, auf die Hände legen; Gesäß weit nach hinten strecken:

- langsam einen Buckel machen: tief einatmen;
- einige Sekunden lang übertrieben einatmen;
- den Rücken durchdrücken: ausatmen;
- zehnmal wiederholen.

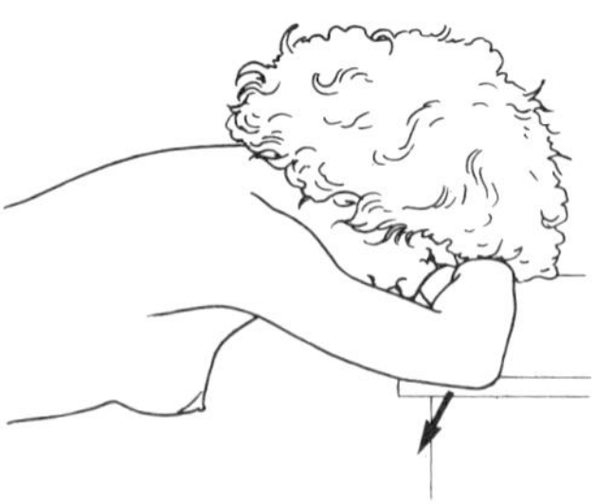

Übung zur Kräftigung der Atemmuskeln im oberen Brustkorb
Hände gefaltet auf den Kopf legen:
- den oberen Teil des Brustkorbes mit Luft füllen und gleichzeitig das Kinn einziehen: tief einatmen;
- einige Sekunden lang übertrieben einatmen;
- entspannen: ausatmen;
- zehnmal wiederholen.

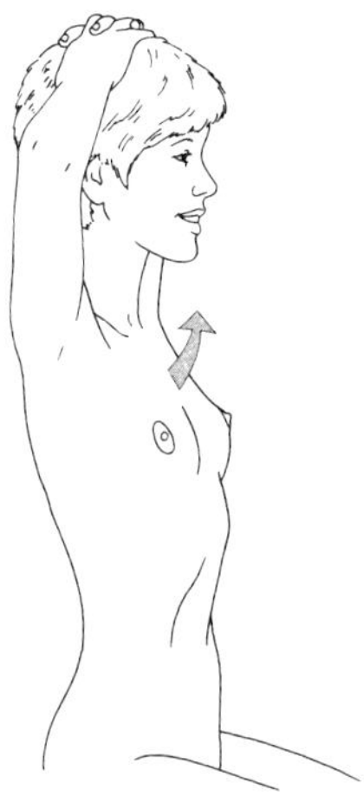

3. Die Durchblutung des Rückens fördern

Eine gute Durchblutung der Rückenmuskulatur verbessert die Haltung und lindert Erschöpfung, denn sie fördert die Beweglichkeit des Brustkorbes, der sich dann besser weitet und führt so zu einer besseren Sauerstoffversorgung.

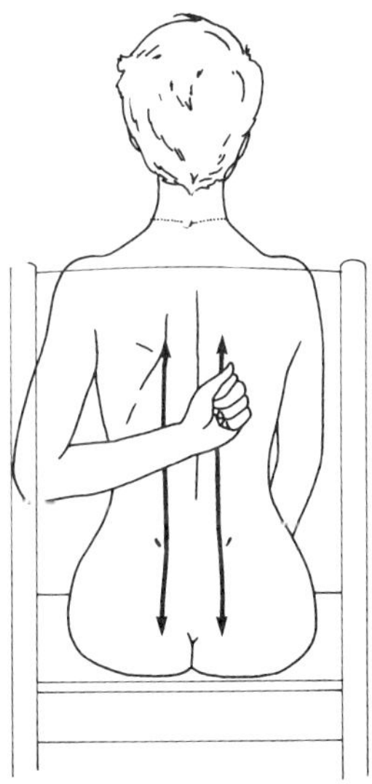

Die linke Faust auf der anderen Seite der Wirbelsäule unter dem Schulterblatt plazieren; mit dem Körper die Hand zwischen Rücken und Stuhllehne einklemmen:
- nach hinten lehnen oder stärker gegen die Stuhllehne drücken: einatmen;
- einige Sekunden lang übertrieben einatmen;
- den Druck verringern, indem man sich leicht nach vorn beugt: ausatmen;
- auf der gesamten hervortretenden Rückenmuskulatur – bis zum Gesäß herunter – so vorgehen;
- die Seite wechseln.

4. Streß abbauen

Siehe *Streß*, S. 234f.

Altersbedingte Muskel- und Gelenkschmerzen

Wir haben zwar alle irgendwann einmal Muskel- und Gelenkschmerzen, am meisten betroffen sind jedoch – nicht ohne Grund – Sportler und ältere Leute. Die Sportler, weil sie intensiven Gebrauch von ihrem Körper machen, die alten Leute, weil sie dummerweise nicht daran gedacht haben, ihren Körper in Schuß zu halten. Und alle haben Angst, sich zu bücken.

Man sagt, alt werden hieße, seine Geschmeidigkeit und seine Beweglichkeit zu verlieren; steif zu werden und zu schrumpfen; unter Sehnen- und Gelenkentzündungen zu leiden. Aber sind das nicht auch Symptome, über die die Sportler klagen? Ein intensives Training kann dazu führen, daß die Muskeln sich verkürzen und dadurch einen übermäßigen Druck auf die Gelenke ausüben, wodurch diese verschleißen. Umgekehrt läßt eine geruhsame Lebensweise die Muskeln verkümmern, und die nicht benutzten Gelenke werden steif, ebenso wie ein nach einer Fraktur wochenlang eingegipstes Gelenk. Die Knorpelzellen bilden sich zurück, die Bänder werden sklerotisch. Hier wird ein wichtiges biologisches Prinzip unter Beweis gestellt: Was nicht benutzt wird, bildet sich zurück und wird sklerotisch, was zuviel benutzt wird, verschleißt.
Ist man nur deshalb alt, weil man viele Jahre auf dem Buckel hat? Man braucht sich nur umzuschauen, um zu einer Überzeugung zu gelangen: Mancher junge Mensch sieht schon

ganz schön alt aus. Und so mancher alte Mensch ist sehr jung geblieben. Bequemlichkeit und die hemmungslose Verwendung von Fortbewegungsmitteln – bald von Robotern – lassen unsere Muskeln sowie den ganzen damit verbundenen Bewegungsapparat verkümmern.
Dieses Kapitel richtet sich also paradoxerweise an alle, an die potentiellen Greise unserer hochtechnisierten Zivilisation. Indessen geistert das Bild der Jugend auf dem Weg sämtlicher audiovisueller Medien durch unsere Vorstellungen.

Beachten wir folgende zwei Prinzipien:
– die Arme werden von Nerven gesteuert, die am Hals ansetzen;
– die Beine werden von Nerven gesteuert, die in der Lendengegend ansetzen.
Man beginnt also jeweils damit, den Halsbereich bzw. das Kreuz zu kräftigen. In diesem Kapitel werden nur Übungen für die Gliedmaßen vorgestellt.

Arme

1. Die Schultern trainieren

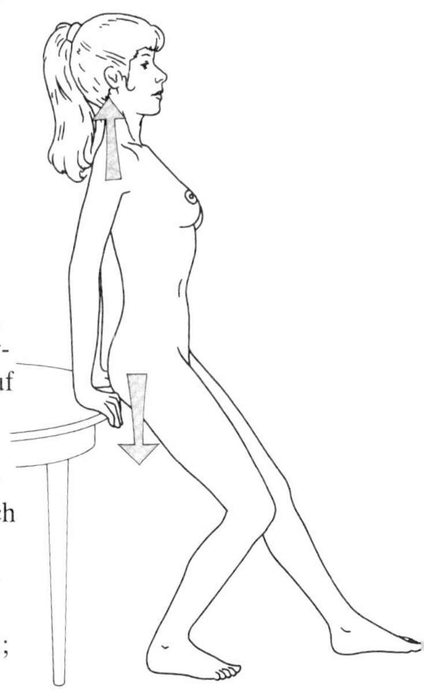

Gegen einen Tisch oder Schreibtisch lehnen, Handflächen auf die Tischkante legen; Arme senkrecht und gestreckt; die Beine so stellen, daß man das Gleichgewicht gut wahren kann, z. B. halb anwinkeln; man verteilt das Körpergewicht auf diese Weise mehr oder weniger auf Arme und Beine:
- die Hüften nach rechts schwingen, um das Gewicht stärker auf dem rechten Arm zu verspüren: einatmen; fühlen, wie die Schulter sich nach oben streckt;
- in die neutrale Position zurückkehren: ausatmen;
- die Hüften nach links schwingen: einatmen;
- zehnmal wiederholen.

Im Abstand von ca. 20 bis 50 cm seitlich zur Wand aufstellen; den linken Arm heben und die Handfläche so hoch wie möglich an die Wand legen:

- das linke Knie leicht anwinkeln und den Rumpf gegen die Wand sinken lassen: einatmen; die Streckung der Schulter nach unten spüren;
- das linke Knie wieder durchdrücken: ausatmen;
- nach einer Folge von zehn Bewegungen die Seite wechseln.

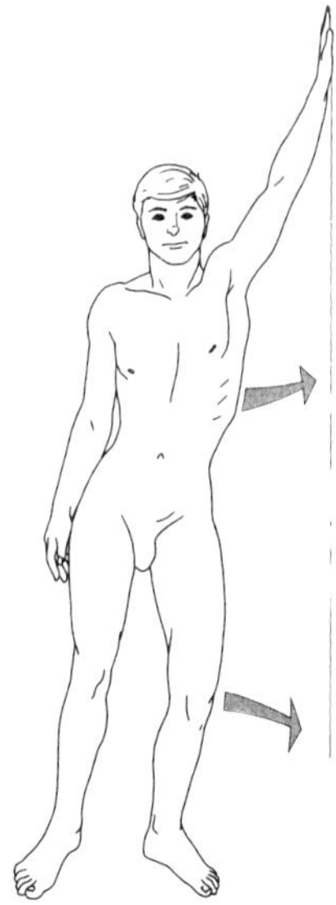

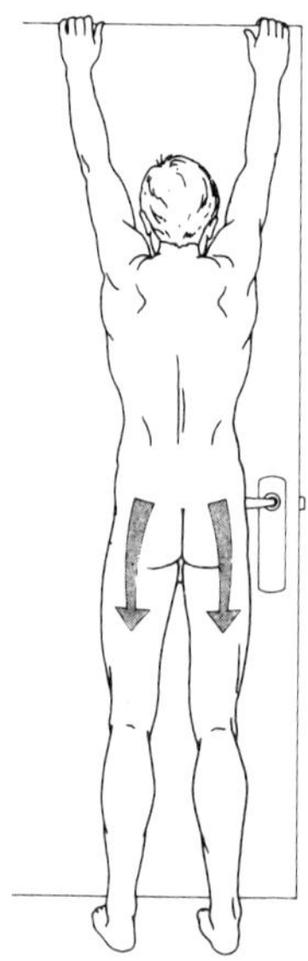

Mit den Händen oben an eine Tür hängen, die natürlich fest verankert ist; sich auf einen Hocker oder auf einen Bücherstapel stellen, falls die Tür zu hoch sein sollte:

- die Knie allmählich anwinkeln, dabei sein Körpergewicht mehr oder weniger (in welchem Umfang muß man selbst bestimmen) mit den Armen halten: einatmen; fühlen, wie es in den Schultern nach unten zieht;
- die Knie wieder durchdrücken: ausatmen;
- zehnmal wiederholen.

Im Abstand von ca. 50 cm parallel zu einer Wand aufstellen; den Arm waagerecht nach hinten strecken und die rechte Handfläche an die Wand legen; den rechten Fuß vor den linken stellen:

- das rechte Knie leicht anwinkeln: einatmen; fühlen, wie es in der Schulter nach vorn zieht;
- das rechte Knie wieder durchdrücken: ausatmen;
- zehnmal wiederholen;
- die Übung wiederholen, die rechte Handfläche dabei in unterschiedlicher Höhe an die Wand legen;
- die Seite wechseln.

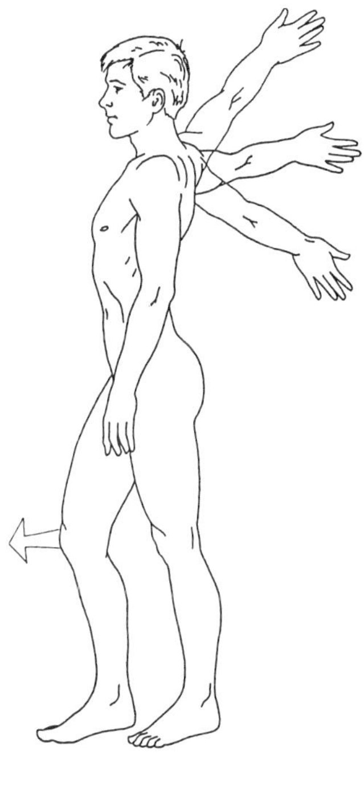

Die Hände schulterbreit in Brusthöhe gegen eine Wand stützen; mit gespreizten Beinen und durchgedrückten Knien so vor die Wand stellen, daß der Rücken eine Ebene bildet:

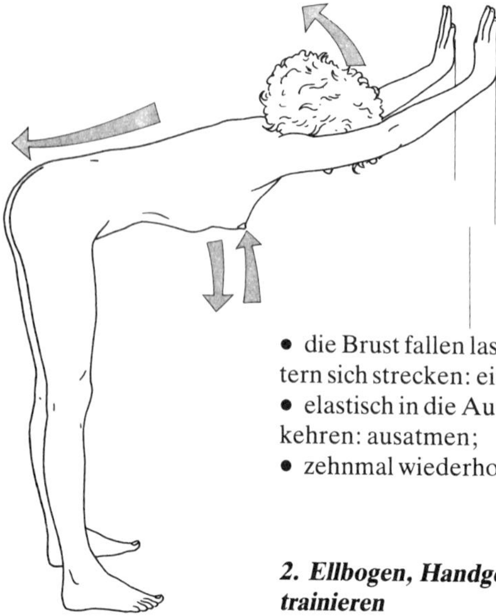

- die Brust fallen lassen; fühlen, wie die Schultern sich strecken: einatmen;
- elastisch in die Ausgangsposition zurückkehren: ausatmen;
- zehnmal wiederholen.

2. Ellbogen, Handgelenke und Hände trainieren

Auf die Knie hocken; Handflächen auf den Boden, die Finger zeigen nach hinten; Arme strecken:
- das Becken nach hinten bewegen: ausatmen; fühlen, wie es in den Armen bis in die Handgelenke zieht;
- das Becken nach vorn bewegen: einatmen;
- zehnmal wiederholen.

Variante: Stehend, Hände auf eine Tischkante gestützt.

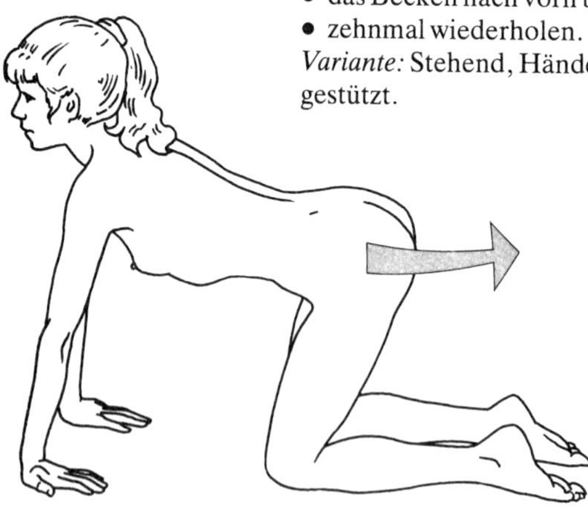

Hinknien; auf die Fersen setzen; Knie auf dem Boden spreizen; Handflächen zwischen den Knien auf den Boden legen; die Finger zeigen nach außen: Arme strecken:

- die Hüften nach links schwingen: ausatmen;
- fühlen, wie es im rechten Arm zieht;
- in die neutrale Position zurückkehren: einatmen;
- die Hüften nach rechts schwingen: ausatmen; fühlen, wie es im linken Arm zieht;
- zehnmal wiederholen.

Variante: Stehend, die Hände auf eine Tischkante gestützt.

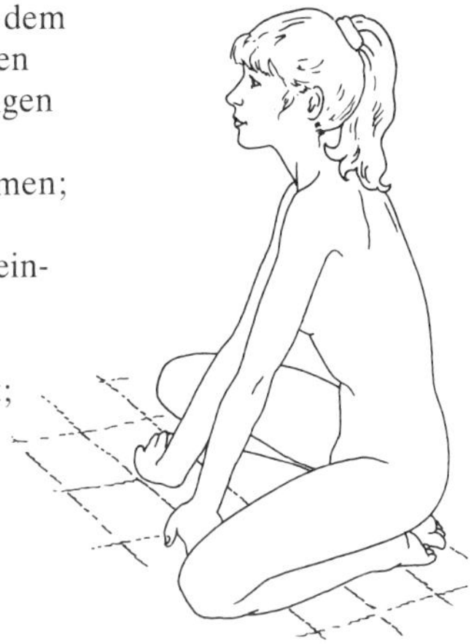

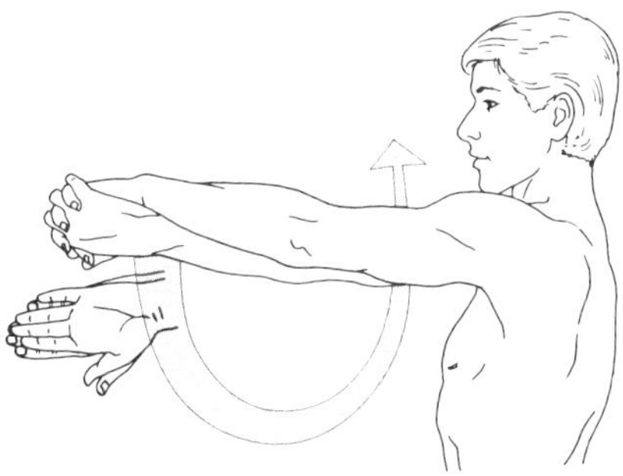

Arme nach vorn strecken; Handflächen nach außen drehen, Daumen nach unten und Handrucken gegeneinander; mit der rechten Hand über das linke Handgelenk greifen und die Hände falten; die rechte Hand steuert die Bewegung:

- die Ellbogen anwinkeln und mit den Händen einen Kreisbogen nach unten beschreiben, vor dem Gesicht anhalten: einatmen;
- die Bewegung umgekehrt ausführen, die Ellbogen strecken und mit den Händen einen Kreisbogen nach unten beschreiben, um sie in die Ausgangsposition zurückzubewegen: ausatmen;
- die Seite wechseln.

Die Arme vor dem Körper anwinkeln; Handrücken gegeneinander, Daumen nach vorn; die rechte Hand außen um das linke Handgelenk legen, so daß die linke Hand in der rechten ruht und der Daumen auf dem linken Handrücken:

- die Arme strecken und die Hände waagerecht bis in Augenhöhe heben: ausatmen;
- die Ellbogen anwinkeln und mit der entgegengesetzten Bewegung die Hände wieder vor die Brust bewegen: einatmen;
- nach einer Folge von zehn Bewegungen die Seite wechseln.

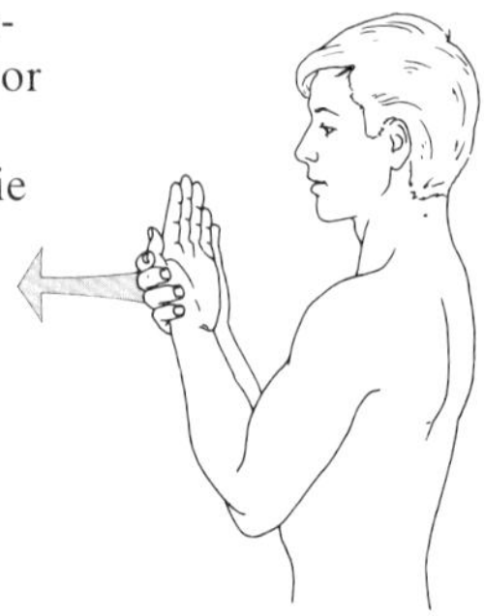

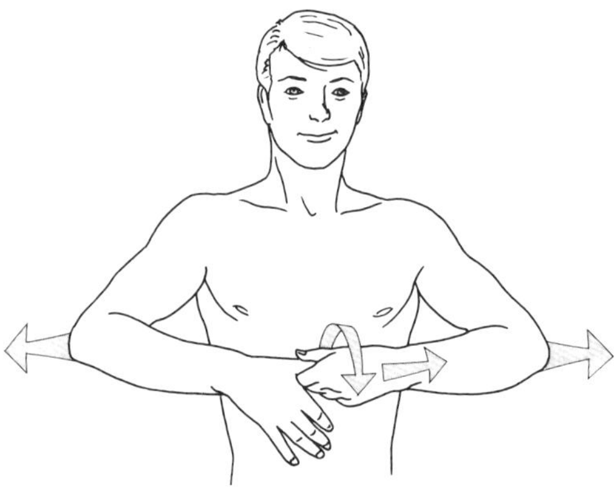

3. Hände und Finger trainieren

Mit den Fingern der linken Hand den Daumen der rechten Hand umfassen; von beiden Seiten in Höhe jedes Fingergliedes festhalten:

- die angewinkelten Ellbogen auseinanderdrücken: einatmen; fühlen, wie es im Gelenk des rechten Daumens knackt;
- loslassen: ausatmen;
- bei jedem Finger wiederholen;

• bei demselben Gelenk kurze Drehbewegungen machen, dabei die Ellbogen auseinanderdrücken: einatmen;
• loslassen: ausatmen.

Die Hände vor der Brust falten; Arme anwinkeln:
• die Arme nach vorn strecken: ausatmen; fühlen, wie es in den Handgelenken, Händen und Fingern zieht;
• Ellbogen anwinkeln und Hände wieder vor die Brust nehmen: einatmen;
• zehnmal wiederholen;
• die Übung mit den Armen in unterschiedlicher Höhe wiederholen.

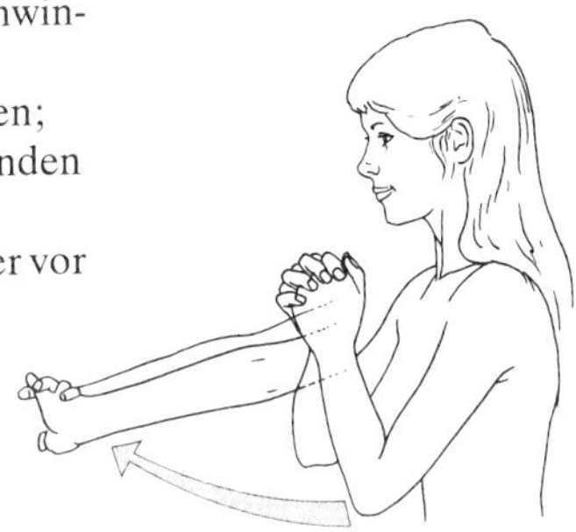

Finger zusammen, Handflächen gegeneinander wie beim Beten; Arme anwinkeln:
• die Hände zusammen nach unten bewegen: ausatmen; fühlen, wie die Handflächen sich auseinanderbewegen, bis die Hände sich nur noch an den Fingerspitzen berühren;
• die Hände nach oben bewegen, bis man wieder die Ausgangsposition erreicht hat: einatmen;
• zehnmal wiederholen.
Variante: Nur mit den steifen Fingern, die anderen anwinkeln.

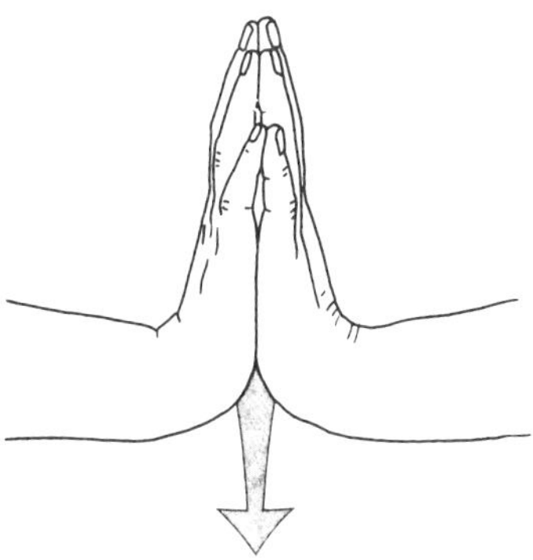

Beine

Knie auf den Boden, in Schulterbreite spreizen; die Füße ruhen auf ihrer Innenseite, der große Zeh liegt auf dem Boden; mit gestreckten Armen aufstützen:

- das Becken nach hinten bewegen: ausatmen; fühlen, wie es an der Innenseite der Schenkel zieht;
- das Becken nach vorn bewegen: einatmen;
- zehnmal wiederholen.

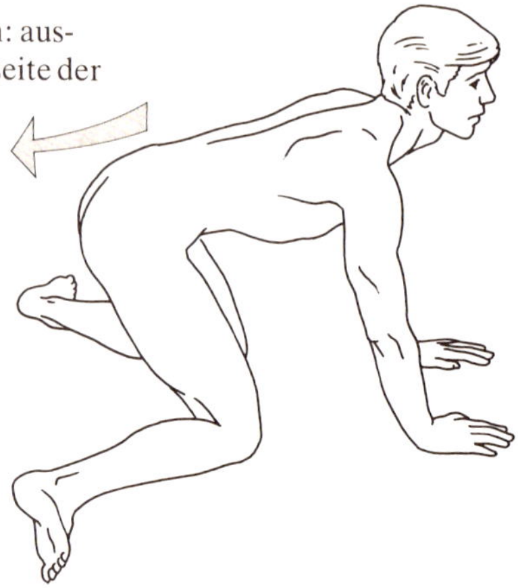

Auf alle viere hinhocken; Beine strecken; Füße spreizen; Arme strecken:

- das rechte Knie beugen: ausatmen;
- in die Ausgangsposition zurückkehren: einatmen;
- nach einer Folge von zehn Bewegungen die Seite wechseln.

Vereinfachte Variante: Arme auf einen Hocker stützen.

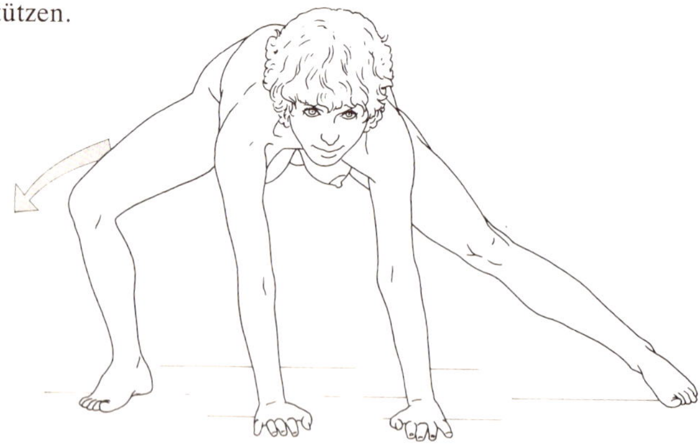

Auf den Rücken legen; das rechte Bein anwinkeln, den rechten Fuß auf den Boden stellen; das linke Bein anwinkeln; den linken Fuß auf das rechte Knie legen; Hände auf das linke Knie:

- mit den Händen gegen das linke Knie stemmen: einatmen; fühlen, wie es in der Innenseite des Schenkels zieht;
- entspannen: ausatmen;
- nach einer Folge von zehn Bewegungen die Seite wechseln.

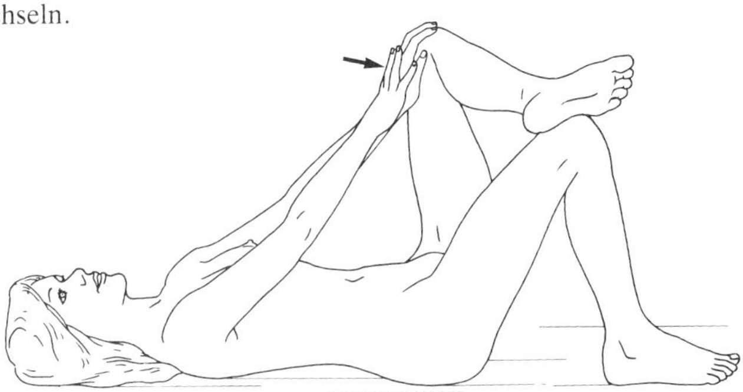

Auf den Rücken legen; das linke Bein liegt angewinkelt auf dem Boden; rechtes Bein über das linke; rechte Hand unter den Nacken, den linken Arm im rechten Winkel zum Körper auf den Boden legen:

- das rechte Bein so weit wie möglich nach links werfen: ausatmen;
- elastisch zurückbewegen: einatmen;
- nach einer Folge von zehn Bewegungen die Seite wechseln.

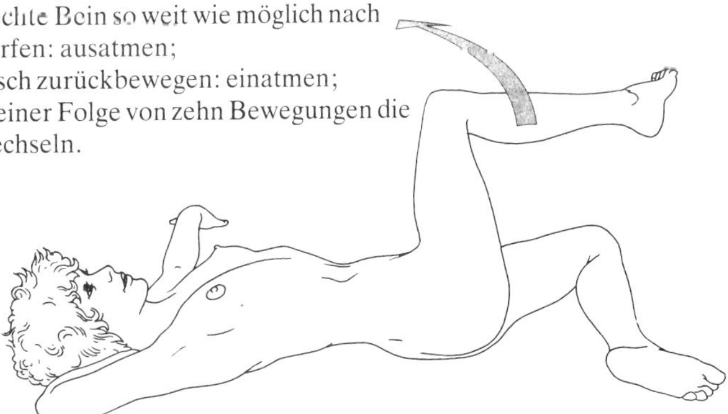

Auf die rechte Seite legen; linke Hand unter den Nacken; rechte Hand vor sich auf den Boden legen; Beine angewinkelt übereinanderlegen:

- das linke Bein nach hinten werfen: einatmen;
- elastisch zurückkommen lassen: ausatmen;
- nach einer Folge von zehn Bewegungen die Seite wechseln.

Auf den Bauch legen; Beine spreizen; die Füße liegen mit der Innenkante (großer Zeh) auf dem Boden; Hände in Höhe des Gesichts auf den Boden legen; Kinn auf den Boden:

- das Kinn allmählich heben: einatmen; fühlen, wie es in der Vorderseite der Beine zieht;
- das Kinn wieder auf den Boden legen: ausatmen;
- zehnmal wiederholen.

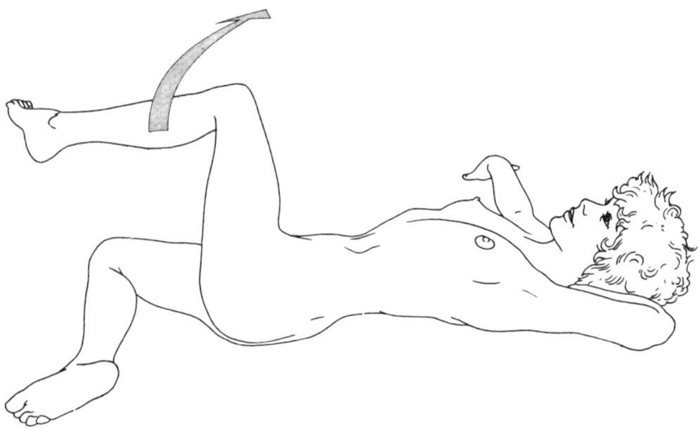

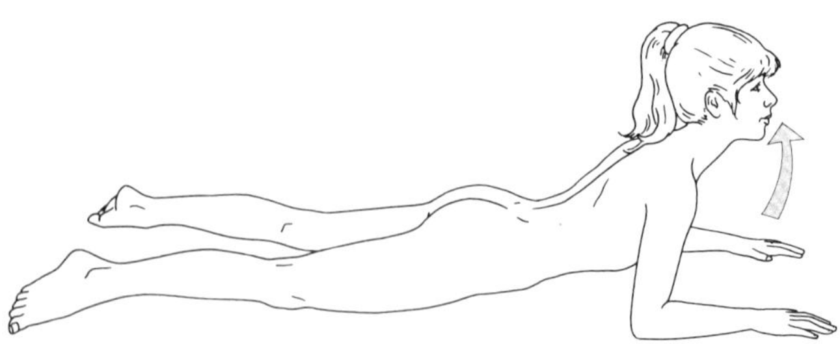

Hinhocken; Arme nach vorn strecken, Hände auf den Boden; Gesäß an eine Wand lehnen:
- das Becken leicht herunterlassen, so daß die Fersen dem Boden näherkommen: ausatmen; fühlen, wie es in der Wade zieht;
- die Fersen elastisch in die Ausgangsposition zurückkehren lassen: einatmen;
- zehnmal wiederholen.

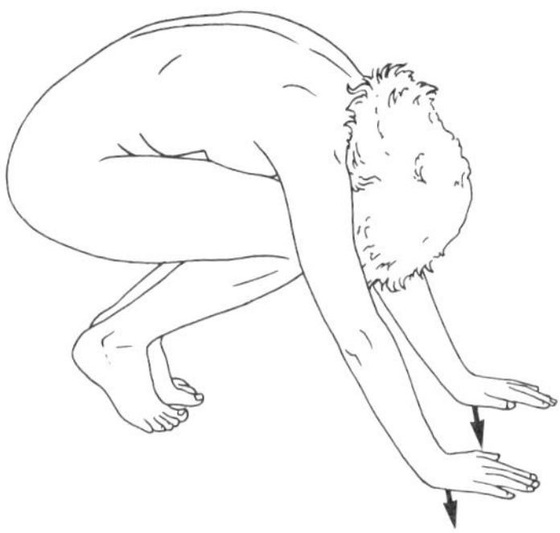

Hinknien; linkes Knie auf den Boden; das Körpergewicht auf die linke Ferse verlagern; das linke Knie auf das rechte legen und die Vorderseite der Zehen auf den Boden (Fuß krümmen); linke Hand an die Hüfte oder auf den Boden; rechte Hand auf die rechte Ferse:
- mit der rechten Hand leicht gegen die rechte Ferse stemmen: ausatmen; fühlen, wie es in der Vorderseite von Fuß und Bein zieht;
- wieder locker lassen: einatmen;
- nach einer Folge von zehn Bewegungen die Seite wechseln.

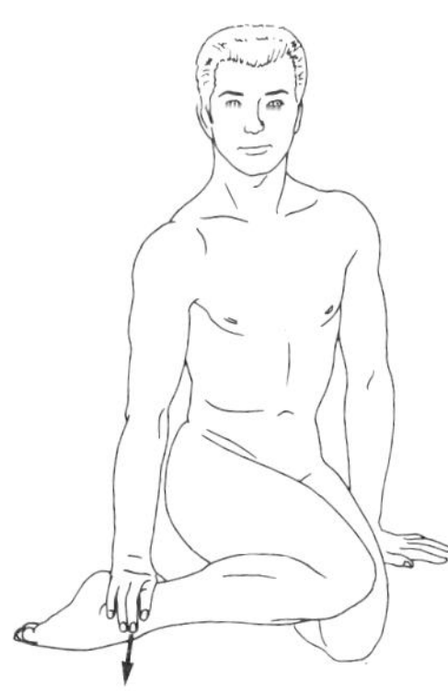

Störungen und Beschwerden bei Jugendlichen

«Ist man verliebt, dann ist man immer zwanzig Jahre alt», heißt es in einem Lied. Und es stimmt schließlich, daß die Liebe uns verändert. Sie ist Synonym für Freude, Jugend, Dynamik und Vitalität. Sie macht uns ausgelassen dem Leben gegenüber.

Ist man jedoch jünger als zwanzig Jahre, so kann man vor Liebe für Freunde und seine Eltern überschäumen und gleichzeitig «auf dem Trockenen sitzen», was die Schule angeht, trotz all der Liebe, die uns umgibt und die man nicht enttäuschen möchte. Daher kommt es, daß viele Schüler eine Erfahrung machen, die sie ganz persönlich und allein machen müssen und die schwerwiegende Folgen für ihr späteres Leben hat: Sie führen ein «Doppelleben». Das erste ist das wirkliche, unmittelbare Leben, es ist ereignisreich und befriedigend. Man lebt es an den kurzen Wochenenden mit seinen Freunden und den Menschen, die uns mit ihrer Zuneigung umgeben. Das zweite ist ein künstliches, abstraktes, gefahrvolles, verhaltenes, oft verlogenes Leben. Auf seinem Stuhl festgenagelt erträgt man es, ständig in Angst, daß der Lehrer schlechte Noten hageln läßt, die auf unser mangelndes Interesse für die langen Stunden in der «Penne» zurückzuführen sind. Glücklich dran sind jene, deren Begabung und deren familiärer und kultureller Hintergrund Tausende von guten Noten auf sie herabregnen lassen! Sie haben Freude am Leben. Sie

sind gesund und stark und kaum anfällig für kleine Wehwehchen und Krankheiten.
Aber die anderen? Genauer gesagt, was soll man von den armen unbegabten Schülern denken, von denen manche sich wie Sträflinge, manchmal sogar wie Zombies plagen, wenn sie vor ihren Büchern sitzen, deren Symbole Lichtjahre von den Märchen, Abenteuerbüchern oder Comics entfernt sind, die ihre Phantasiewelt erleuchten und verzaubern?
Eine Flutwelle von «humanisierenden» Wissenschaften gegen «überkindliche» Findigkeit? Das ist wohl ein Scheinkampf. «Götz von Berlichingen? Kenn ich nicht. – Ich steh auf Krieg der Sterne.»
Die Krönung des Ganzen ist, daß unsere Eltern – diese von uns geliebten Wesen – uns manchmal verraten und sehr schnell behaupten, wir seien von Haus aus faul. Vererbung und Genetik haben damit natürlich nichts zu tun. Ist die Schule nicht eine öffentliche Einrichtung, von der jedermann profitieren kann? Das ist genauso wie das Fernsehen, das wir schließlich in- und auswendig kennen. Warum wenden wir unsere Aufmerksamkeit nicht lieber den «nützlichen» Dingen zu?
Den Eltern sind alle Mittel recht, um die bald schon sich brechenden Wogen des süßen Nichtstuns, der heißen Spielleidenschaft, der Verschleierung der schlechten Noten und der krankhaften Vergeßlichkeit bei den Hausaufgaben einzudämmen: hier und da ein bißchen Liebesentzug, «Bestechung» oder andere Tricks. Mangelndes Verständnis füreinander und gegenseitiges Mißtrauen schleichen sich ein; zwischen Menschen, die sich lieben.
Es ist hart, wenn auf der einen Seite die Eltern und auf der anderen die Schule darauf versessen sind, uns den Weg ins richtige Leben zu zeigen! Sie müssen doch zugeben, daß wir «kleinen Teufel» in Jeans und Sweatshirt der Superrobotergeneration in unserem Alter Grund genug haben, an uns selbst zu zweifeln!

Also rebelliert unser junger, naiver Körper. Die Eingeweide erklären dem Kopf den Krieg. Der Kopf beschuldigt den Rücken. Der Rükken beschwert sich über die Lungen. Die Lungen meckern über die Inkompetenz von Augen und Ohren. Letztere verkünden indessen lautstark, die Beine hätten nur einen Gedanken: nach draußen laufen und sich austoben. Wem soll man also die Schuld geben? Die Liste der Beschwerden und Phantomschmerzen ist lang: Kopfschmerzen, Konzentrationsstörungen, Seh- und Hörstörungen, Halsentzündungen, Bauchschmerzen, Schlaflosigkeit, Reizbarkeit, Unzufriedenheit mit sich selbst. Aber Papa und Mama wissen ja, was zu tun ist: Doktor, Tabletten, Tropfen, Säfte und Salben. Auf dem Umweg über ein Medikament entdeckt man so das «dritte Leben», das gesellschaftliche nämlich, über das man sich verständigen kann. Damit wir unsere Ruhe haben und unsere Eltern auch.

Zumindest diese Lektion werden wir – die angeblichen Nichtsnutze auf dieser Welt – trotz unseres zarten Alters nicht vergessen, das können Sie uns glauben!

Bevor wir zu «Verstandesmenschen» werden, sind wir «Gefühlsmenschen», die instinktiv handeln. Wenn ein paar kleine Bewegungen uns die Kraft geben können durchzuhalten, vielleicht haben wir dann das Glück, auf wundersame Weise ein paar gute Noten zu ergattern? Und gleichzeitig die Zuneigung derer zurückzugewinnen, denen wir nie Kummer machen wollten? Außerdem könnten wir sogar wieder Selbstvertrauen bekommen. Und Vertrauen ins Leben.

Unser Nervensystem hat sich vom Gehirn aus entwickelt. Vom Kopf aus, wenn Sie so wollen. Durch den Rückenmarkskanal hat es sich dann in die unteren Regionen des Körpers ausgebreitet, um die Arme, die Haltung der Brust, des Bauches, der Lenden und schließlich der Beine zu regieren.

Um sich von diesem Prozeß ein Bild zu machen, braucht man nur die Wachstumsphasen eines Babys zu beobachten. Es hält sich peinlich genau an diesen Ablauf: Sein Körper entwickelt sich, bis es aufrecht stehen und auf zwei Beinen laufen kann.
Parallel dazu lernt das Nervensystem, die lebenswichtigen Funktionen von den Zentren im Gehirn aus zu kontrollieren: Atmung, Blutkreislauf, Regulierung der Körpertemperatur, Nahrungsaufnahme, Entschlackung usw.
Am Anfang des Lebens steht der Kopf. Von seiner allmählichen Entwicklung hängt die Entfaltung sämtlicher lebenswichtigen Funktionen ab. Wenn das Leben uns verläßt, läuft der Prozeß umgekehrt ab und endet mit dem Aussetzen der Gehirntätigkeit.
Der Lebensinstinkt des Kindes treibt es nicht unmittelbar dazu, sich mit Geisteswissenschaften zu befassen. Das Nervensystem hat anscheinend genug damit zu tun, die lebenswichtigen Bedürfnisse zu befriedigen, sämtliche Körperteile miteinander zu koordinieren und dem Drang nach Autonomie durch Bewegungen und Spiele gerecht zu werden.
Alles Funktionen, die vom Gehirn aus gesteuert werden.
Deshalb muß man – zuallererst – dem ‹Gehirnleben› der Kinder die größtmögliche Aufmerksamkeit widmen und geeignete Bedingungen schaffen, diesem gerecht zu werden, damit die geistigen Fähigkeiten sich allmählich und harmonisch entwickeln können.
Die Grundlagen dazu bestehen anscheinend in einer ausreichenden Durchblutung des Kopfes für die lebenswichtigen Funktionen und dem – spielerischen – Erwecken der fünf Sinne, die dort ihren Sitz haben. Instinktiv streichelt man Gesicht und Kopf eines Babys. Man kümmert sich um Licht und Farben in seiner Umgebung. Man singt ihm Wiegenlieder vor. Man wacht über seine Nahrung und die Luft, die es atmet. Bei der Bildung des Nervensystems vom Kopf

bis zu den Füßen herunter erfordert der Rest des Körpers bei jeder Etappe besondere Vorsichtsmaßregeln, um sich unter günstigen Bedingungen zu entwickeln.
Übrigens wiegt man ein Kind instinktiv und massiert es, um seinen «sechsten Sinn» zu befriedigen, nämlich sein Gefühl für den Raum, den sein Körper einnimmt, und sein Gefühl für die Zeit. Bleiben die Bedürfnisse nicht lange Zeit gleich? Wenn das Kind größer wird. Immer größer und größer. Gestehen manche Erwachsene sie sich ein?
Hat denn der «siebte» Sinn, der für Liebe und Zärtlichkeit, überhaupt noch einen Sinn, wenn die anderen sechs nicht befriedigt werden? Würde er nicht etwas zu abstrakt werden?
Über dieser Pyramide kann sich nun der «achte» Sinn, der menschliche Sinn par excellence, der Verstand nämlich, entfalten. Aber steht er nicht ebenfalls manchmal auf ziemlich wackeligen Fundamenten? Argumentiert man immer vernünftig? Wenn man schlecht geschlafen oder Schmerzen hat? Oder wenn uns jemand auf die Füße tritt?

Die im folgenden gezeigten Bewegungen halten die chronologische Abfolge der Entwicklung des Nervensystems ein, die eben beschrieben wurde. Bei allen wirklich störenden Beschwerden sollte man sich jedoch an das entsprechende Kapitel halten.
Eine ganze Anzahl dieser Übungen sind für junge Körper gedacht, die also noch geschmeidig sind und sich schnell erholen. Die Eltern, die diese Übungen mit ihren Kindern gemeinsam machen wollen, müssen selbst entscheiden, ob sie die Bewegungen ausführen können.

Der Kopf

1. Die Verkrampfungen im Gesicht lösen

Für Gesichtsmuskeln und Augen

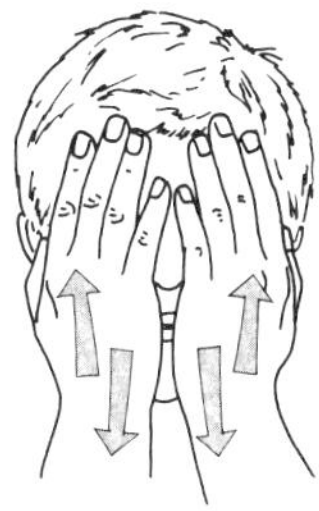

Handflächen auf die Wangen legen; die gesamten Handflächen gegen das Gesicht drücken; Augen dabei schließen:

- mit regelmäßigen, kurzen Auf- und Abbewegungen die Gesichtshaut und die Augenlider über die darunterliegende Knochenstruktur gleiten lassen: regelmäßig und normal atmen;
- mit einem sanften Druck der Handflächen auf die geschlossenen Augenlider enden: einige Sekunden lang ruhig atmen.

Für die Nasenflügel (die nach starker Konzentration empfindlich sind)

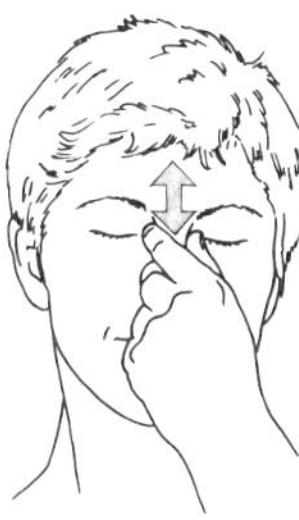

Das Nasenbein an seinem höchsten Punkt (zwischen den Augen) leicht zusammenpressen, einen gleichbleibenden Druck ausüben; Daumen auf der einen, die restlichen Finger auf der anderen Seite; Augen geschlossen halten:

- mit gleichmäßigen, kurzen Auf- und Abbewegungen die Haut über die darunterliegenden Knochen gleiten lassen: normal atmen;
- die Übung das ganze Nasenbein entlang wiederholen.

Für die Ohren (die nach langen Stunden aufmerksamen Zuhörens empfindlich sind)

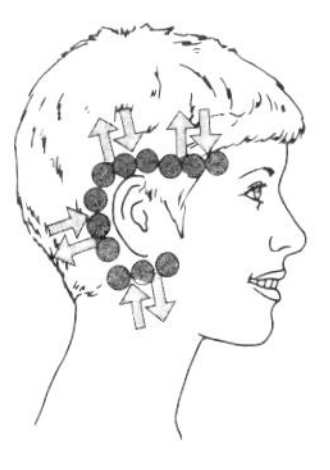

Mit den drei mittleren Fingern jeder Hand kurze, regelmäßige Bewegungen machen, die die Haut über die Knochen gleiten lassen, dabei die Finger nacheinander auf die angegebenen Stellen legen: normal atmen; die Haut um die Ohren herum scheint sich wie die Augenbrauen zu runzeln.

Handflächen auf die Ohren legen, einen gleichmäßigen Druck ausüben; Augen geschlossen halten:
- die Hände gleichmäßig auf und ab bewegen, bis die Ohren sich erwärmen. Handflächen auf die Ohren pressen, die Finger zeigen nach hinten:
- den Druck auf die Ohren verstärken: ausatmen;
- den Druck leicht verringern: einatmen;
- zehnmal wiederholen.

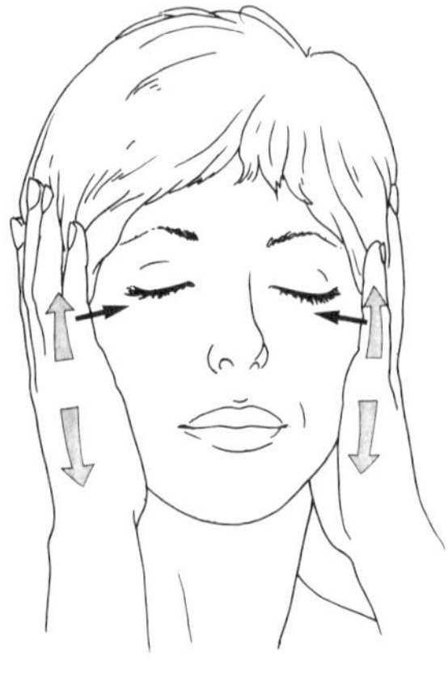

Auf diese Art führt man nach stundenlangem Zuhören einen wohltuenden Zustand der Beruhigung herbei, der um so wichtiger ist, als das innere Ohr ein Gleichgewichtszentrum des Organismus darstellt.

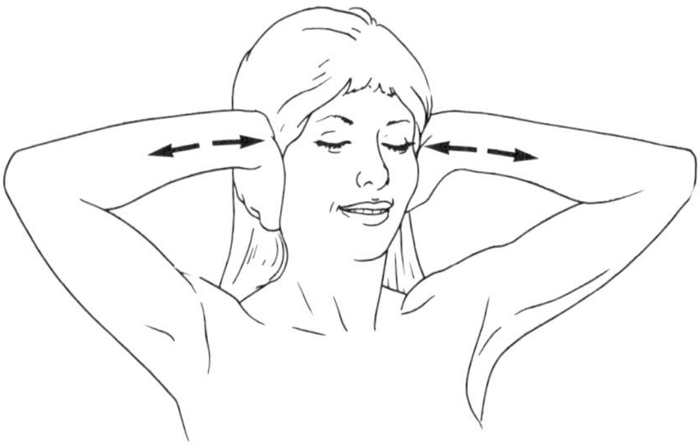

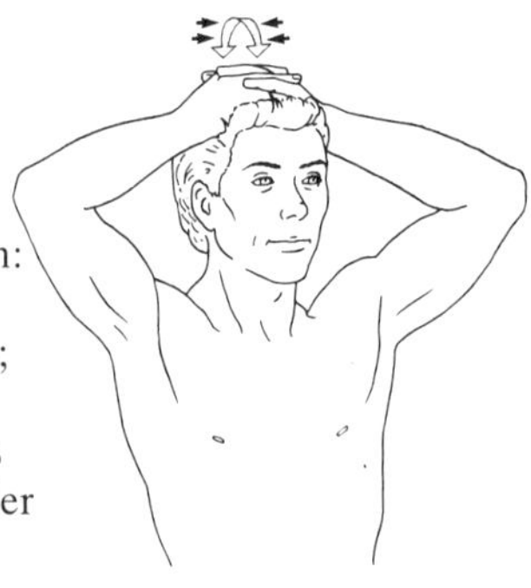

2. Verkrampfungen der Kopfhaut beseitigen

Hände übereinander auf den Scheitel legen:
- die Kopfhaut anheben, indem man die Handflächen zusammenschiebt: einatmen;
- loslassen: ausatmen;
- die Übung wiederholen: in der Mitte des Kopfes von vorn nach hinten, danach auf der gesamten Kopfhaut.

3. Die Durchblutung des Kopfes fördern

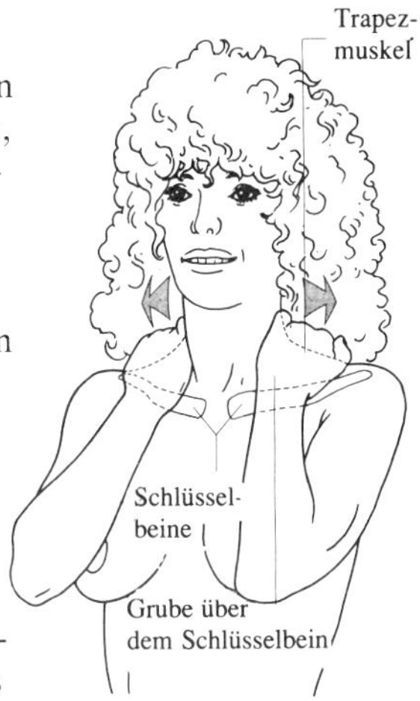

Aus all den obengenannten Gründen muß man für eine gute Durchblutung des Kopfes sorgen, aber auch deshalb, damit die Augen sich erholen, deren Nervenzentren sich im Hinterkopf befinden.
Mehrmals am Tag wiederholte Übungen wirken sich sowohl auf das gesamte Nervensystem als auch auf die geistigen Fähigkeiten wohltuend aus.

Mit den Händen die Halsseiten umfassen, die Ellbogen aufstützen (z. B. auf einen Tisch oder Schreibtisch):
- den Hals in die Hände stützen, den Kopf dabei aufrecht halten: ausatmen; fühlen, wie das Blut zum Gesicht strömt;
- den Hals wieder leicht nach hinten bewegen, dabei die Haltung nicht verändern: einatmen;
- zehnmal wiederholen;
- den ganzen Hals entlang ebenso verfahren.

(*Anmerkung:* Man kann die Übung auch machen, ohne die Ellbogen aufzustützen; dazu einfach die Handflächen nach hinten drükken.)

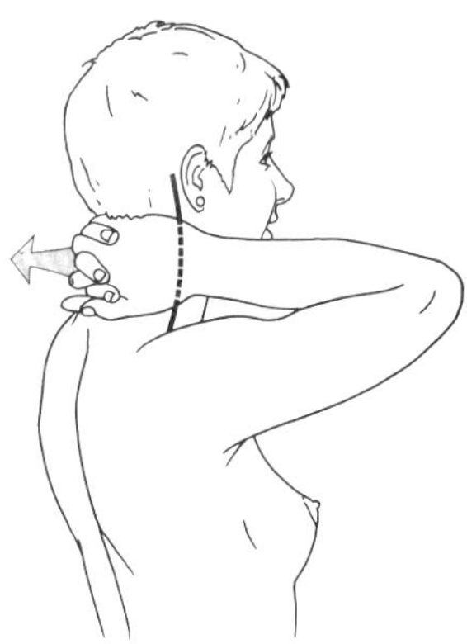

Hände über dem Nacken falten, Arme locker lassen:
- Fleisch und Nackenmuskeln anheben, indem man die Handflächen zusammenpreßt: ausatmen;
- den Druck leicht verringern: einatmen;
- zehnmal wiederholen.

Knie spreizen; Kopf zwischen die Beine hängen lassen; Hände auf die Knie:
• nur den Kopf allmählich heben: einatmen;
• den Kopf wieder hängen lassen: ausatmen; fühlen, wie das Blut in den Kopf strömt;
• zehnmal wiederholen;
• ebenso vorgehen, indem man den Kopf zuerst weiter nach rechts hebt und danach weiter nach links.

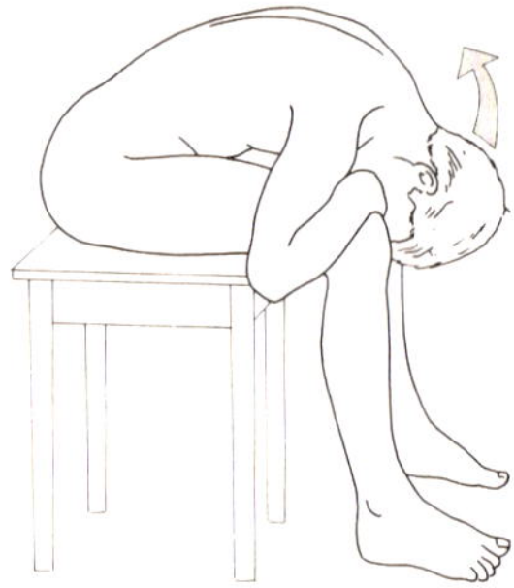

Die Hände vor dem Kopf auf den Boden legen, Stirn auf den Boden:
• das Becken heben und den Kopf dabei auf dem Boden rollen lassen:ausatmen;
• das Becken wieder auf die Fersen herunterlassen: einatmen;
• zehnmal wiederholen;
• ebenso vorgehen, dabei den Kopf zuerst leicht nach rechts gedreht und dann leicht nach links gedreht auf den Boden legen.

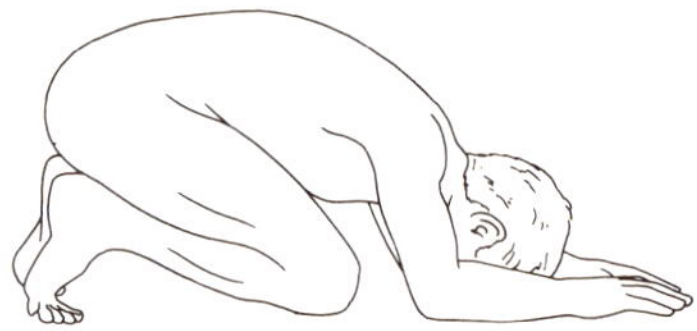

Mit Hilfe von Händen und Ellbogen das Bekken anheben: Beine locker lassen; in dieser Position verharren:
• beim Einatmen den Bauch aufblähen;
• beim Ausatmen auch den Bauch wieder entspannen;
• zehnmal wiederholen;
• bei der Übung den Kopf gerade auf den Boden legen. Dann leicht nach rechts drehen; zum Schluß leicht nach links drehen.

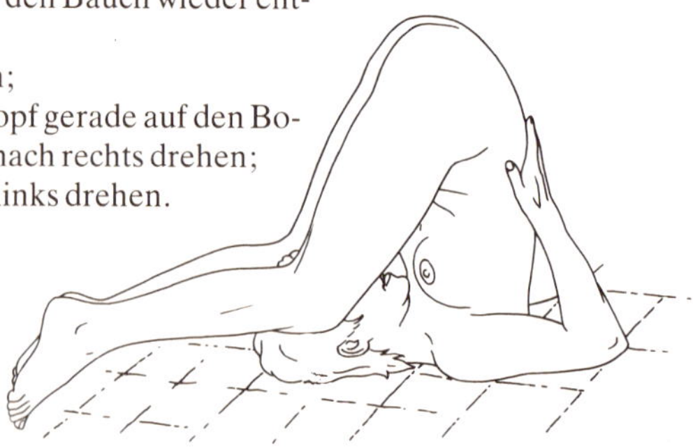

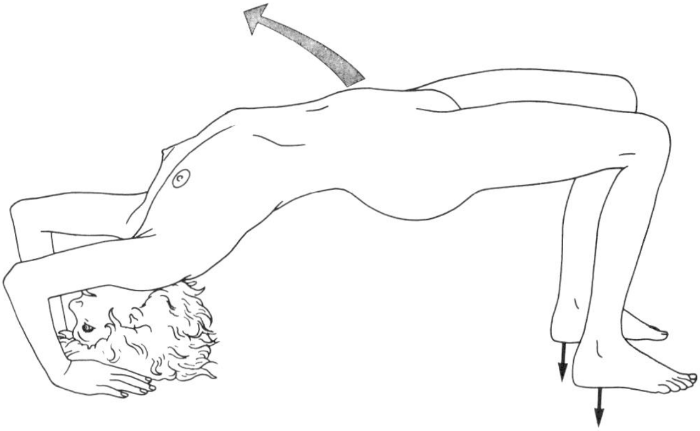

Auf den Rücken legen; Knie zusammen und anwinkeln; Füße auf den Boden stellen und spreizen; Handflächen neben die Ohren legen; die Finger zeigen in Richtung der Füße; mit den Armen hochstemmen, um den Kopf mit dem Scheitel auf den Boden zu legen; in dieser Position («Brücke») verharren, ohne den Nacken zu stark zu belasten:

- mit den Füßen leicht gegen den Boden stemmen, was eine Rollbewegung des Kopfes auf dem Boden bewirkt: einatmen;
- den Druck mit den Füßen leicht verringern: ausatmen;
- zehnmal wiederholen;
- wieder hinlegen, dabei zuerst den Kopf auf den Boden gleiten lassen, dann den restlichen Körper.

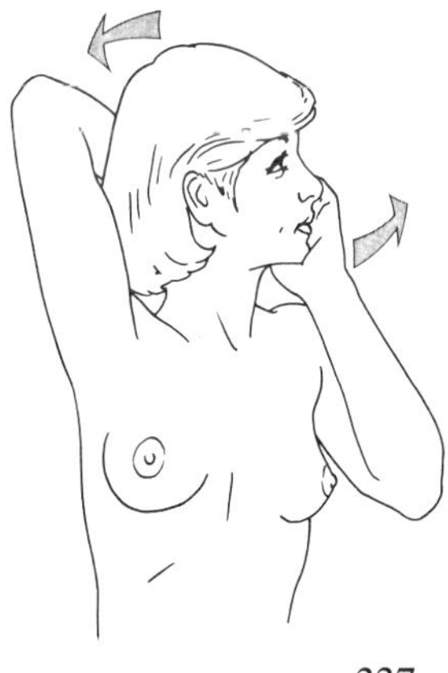

Hals und Arme

Den Kopf nach links drehen; Kinn heben; linke Hand unters Kinn; rechte Hand an die linke Schläfe:

- die Drehbewegung des Kopfes leicht übertreiben: ausatmen;
- leicht entspannen: einatmen;

• wenn die extreme Bewegung keine Schwierigkeiten mehr bereitet, allmählich weiter steigern, dabei wie oben beschrieben vorgehen;
• die Seite wechseln.

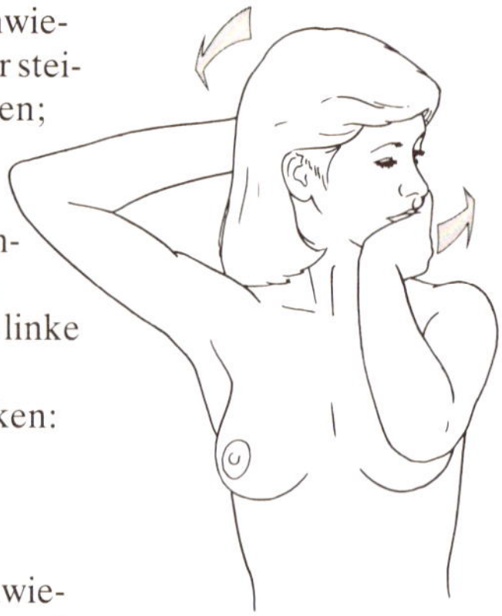

Den Kopf nach links drehen; das Kinn einziehen und den Nacken anspannen; linke Hand unter das Kinn; rechte Hand an die linke Schläfe:
• die Drehbewegung des Kopfes verstärken: ausatmen;
• leicht entspannen: einatmen;
• zehnmal wiederholen;
• wenn die extreme Bewegung keine Schwierigkeiten mehr bereitet, allmählich weiter steigern, dabei wie oben beschrieben vorgehen;
• die Seite wechseln.

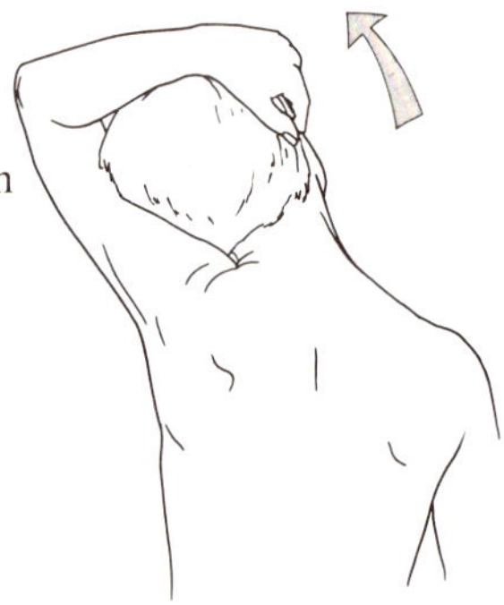

Den Kopf nach links neigen; den linken Arm um den Kopf legen; die linke Hand auf das rechte Ohr legen:
• die Bewegung des Kopfes verstärken, indem man den Kopf mit der linken Hand auf die linke Schulter herunterdrückt: ausatmen;
• leicht entspannen: einatmen;
• zehnmal wiederholen;
• danach die Bewegung verstärken;
• die Seite wechseln.

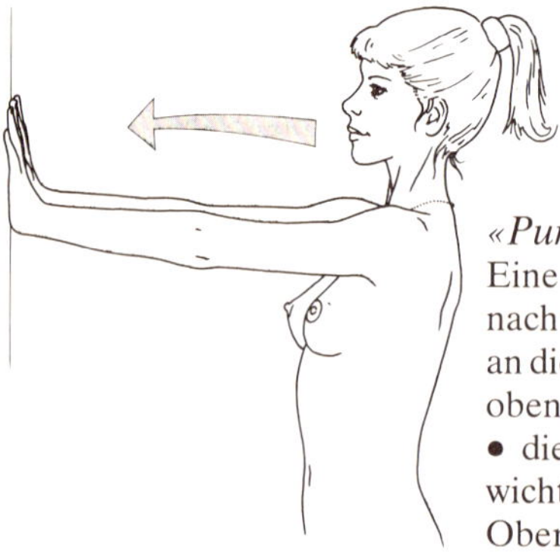

«Pumpübung» an einer Wand
Eine Armlänge vor eine Wand stellen; Arme nach vorn strecken; Handflächen schulterbreit an die Wand legen; die Finger zeigen nach oben; Knie durchdrücken; Füße spreizen:
• die Ellbogen anwinkeln und das Körpergewicht auf die Hände verlagern, dabei den Oberkörper aufrecht halten: einatmen;

• mit den Händen gegen die Wand stemmen und die Arme strecken, um in die Ausgangsposition zurückzukehren: ausatmen;
• zehnmal wiederholen.

Um die Armmuskeln und Gelenke besser zu trainieren, die Übung in größerem Abstand zur Wand machen.
Bei dieser Übung nehmen die Hände nacheinander verschiedene Positionen ein:
1. Finger zeigen nach oben, die Hände parallel einmal höher, einmal tiefer an die Wand legen;
2. die Finger zeigen nach außen, die Hände in einer Ebene einmal höher, einmal tiefer an die Wand legen;
3. die Finger zeigen nach unten, die Hände in einer Ebene in Höhe des Bauches an die Wand legen.

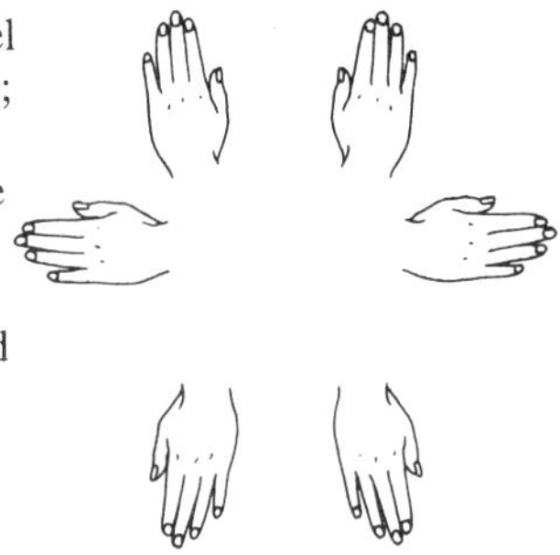

Will man die Übung noch weiter ausbauen, so kann man sie auch in verschiedenen Abständen von der Wand durchführen, die Übung wird dadurch jedoch schwieriger.
Man kann auch auf dem Boden «pumpen», aber erst ganz zum Schluß.

Der Rumpf

1. Rücken und Brust trainieren

Auf den Bauch legen; Kinn auf den Boden; Hände schulterbreit auf Höhe der Ohren auf den Boden legen:
• allmählich aufrichten, dabei das Kinn zur Decke heben, bis die Arme völlig gestreckt sind: langsam, allmählich und tief einatmen, bis es nicht mehr geht;

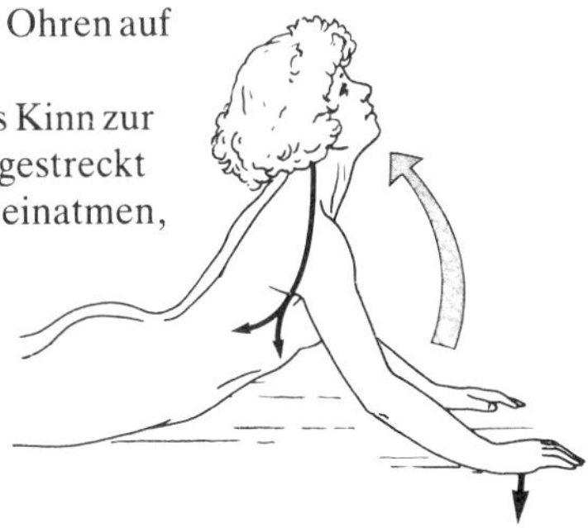

• allmählich wieder auf den Boden niederlassen, indem man die Arme anwinkelt: langsam, allmählich und tief ausatmen, bis man wieder auf dem Boden liegt;
• zehnmal wiederholen.

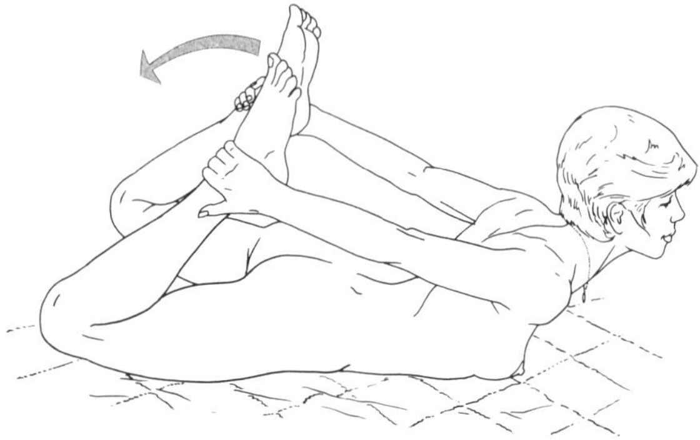

Mit den Händen um die Knöchel fassen; den Kopf mit einer Wange oder mit dem Kinn auf den Boden legen:
• die Knöchel nach hinten drücken, so als ob man die Beine ausstrecken wollte: einatmen; fühlen, wie der Körper sich wie ein Bogen spannt und wie die Brust sich vom Boden hebt;
• wieder entspannen und die Brust auf den Boden herunterlassen: ausatmen;
• zehnmal wiederholen;
• wenn möglich, von vorn nach hinten rollen.

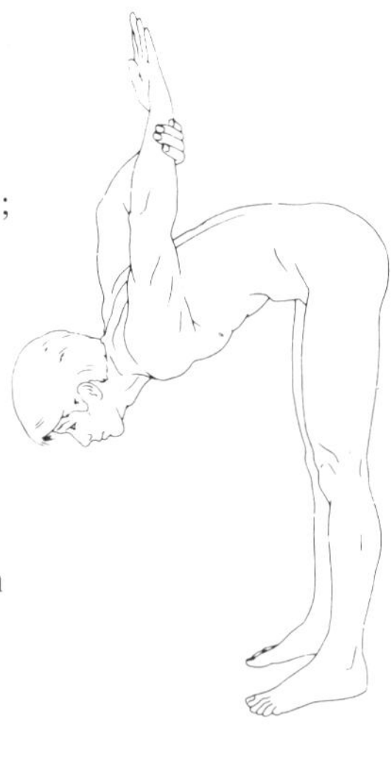

Mit der linken Hand hinter dem Rücken das rechte Handgelenk umfassen, nach vorn beugen:
• die Arme strecken und gleichzeitig das Kinn heben: einatmen;
• Arme wieder entspannen: ausatmen;
• zehnmal wiederholen.

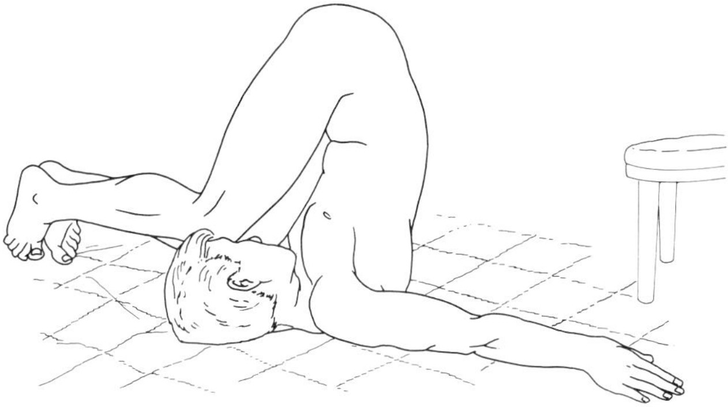

Den linken Arm auf den Boden legen und anwinkeln, die Finger zeigen senkrecht nach oben; den rechten Arm lang am Körper auf den Boden legen; den Kopf nach links drehen; die Beine heben und über der linken Schulter herunterlassen; in dieser Position verharren:

- versuchen, erst mit den Füßen, dann mit den Knien den Boden zu berühren: ausatmen;
- leicht entspannen: einatmen;
- zehnmal wiederholen;
- wenn möglich, einfach eine Rolle rückwärts machen;
- die Seite wechseln.

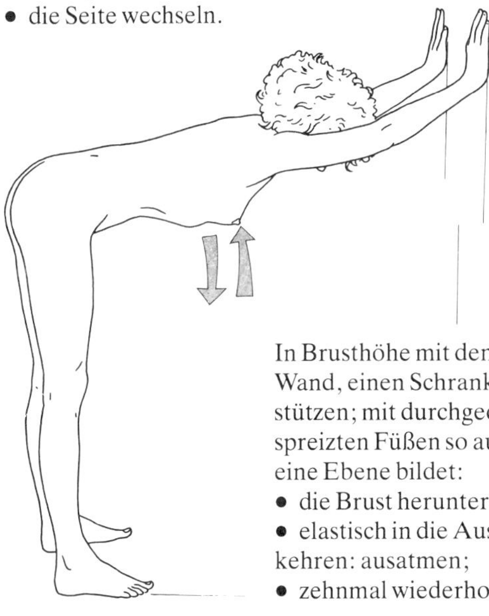

In Brusthöhe mit den Händen gegen eine Wand, einen Schrank oder einen Türrahmen stützen; mit durchgedrückten Knien und gespreizten Füßen so aufstellen, daß der Rücken eine Ebene bildet:

- die Brust herunterfallen lassen: einatmen;
- elastisch in die Ausgangsposition zurückkehren: ausatmen;
- zehnmal wiederholen.

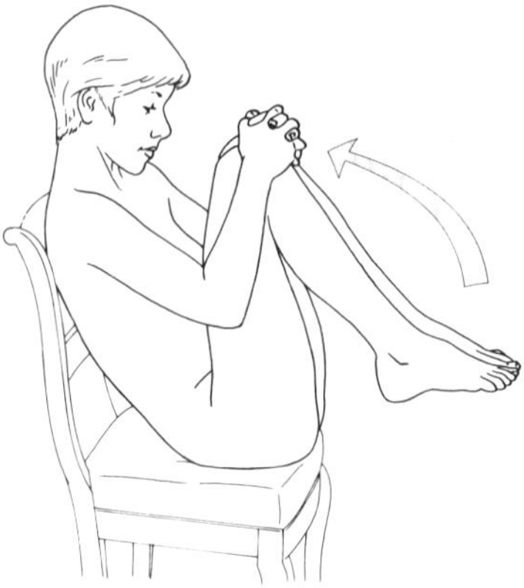

2. Bauch und Rücken trainieren

Hände auf die Knie; leicht vorgebeugt hinsetzen:

- die Knie an die Brust ziehen und den Kopf zu den Knien hinbewegen: ausatmen;

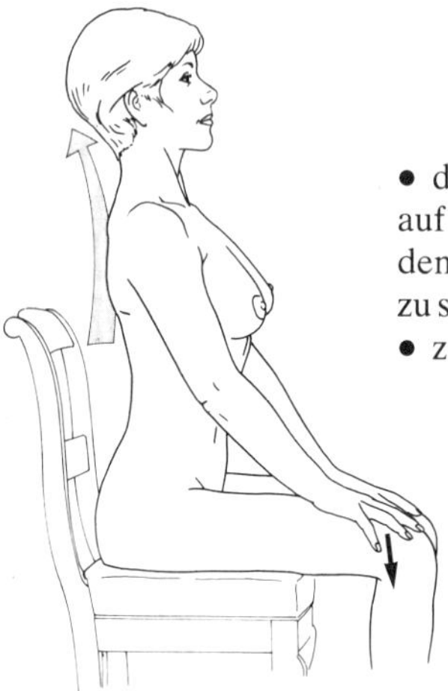

- die Knie wieder wegdrücken, um die Füße auf den Boden zu stellen, dann mit den Händen hochstemmen, um Arme und Oberkörper zu strecken: einatmen;
- zehnmal wiederholen.

Das linke Bein über das rechte schlagen; die rechte Hand auf die Innenseite des linken Schenkels legen, die andere auf den Stuhl:

- mit der rechten Hand den linken Schenkel nach rechts drücken: ausatmen; fühlen, wie der Rumpf sich im Verhältnis zu den Beinen dreht;
- entspannen: einatmen;
- nach einer Folge von zehn Bewegungen die Seite wechseln.

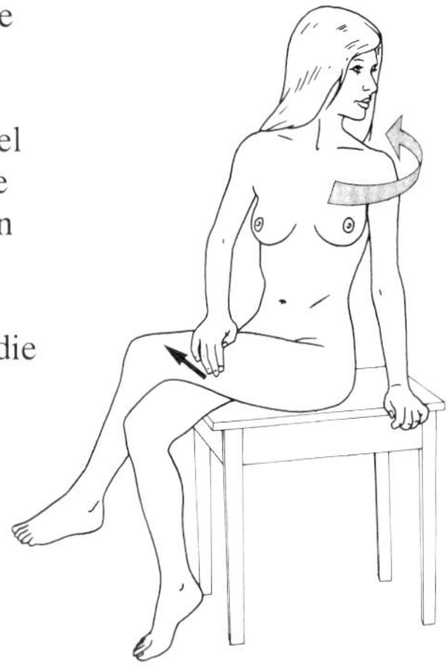

Hinstellen; linkes Bein leicht nach hinten:

- das linke Bein nach rechts oben werfen, wie um Fußball zu spielen: ausatmen; fühlen, wie die Arme nach links gehen, um das Gleichgewicht wieder herzustellen;
- das linke Bein in die Ausgangsposition zurückkehren lassen: einatmen;
- nach einer Folge von zehn Bewegungen die Seite wechseln.

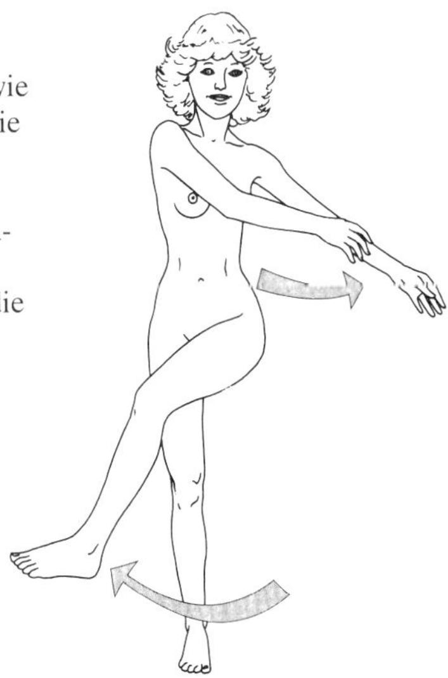

Auf eine Stuhlkante setzen, so daß die rechte Gesäßhälfte ‹in der Luft› hängt; den rechten Arm über den Kopf heben; die linke Hand auf die Sitzfläche:

- gleichzeitig:
  - das Körpergewicht auf die rechte Gesäßhälfte verlagern, die sich senkt;
  - den rechten Arm so weit wie möglich nach links strecken: einatmen;
- gleichzeitig:
  - das Körpergewicht auf die linke Gesäßhälfte verlagern;
  - den rechten Arm wieder locker lassen: ausatmen;
- nach einer Folge von zehn Bewegungen die Seite wechseln.

Die Beine

Beine breit auseinander; Hände auf die Knie; Arme strecken:

- das rechte Knie etwas beugen: ausatmen;
- das Knie wieder durchdrücken, um in die Ausgangsposition zurückzugelangen: einatmen;
- wenn die Bewegung keine Schwierigkeiten mehr macht, das Knie vollständig beugen und ganz heruntergehen;
- nach einer Folge von zehn Bewegungen die Seite wechseln.

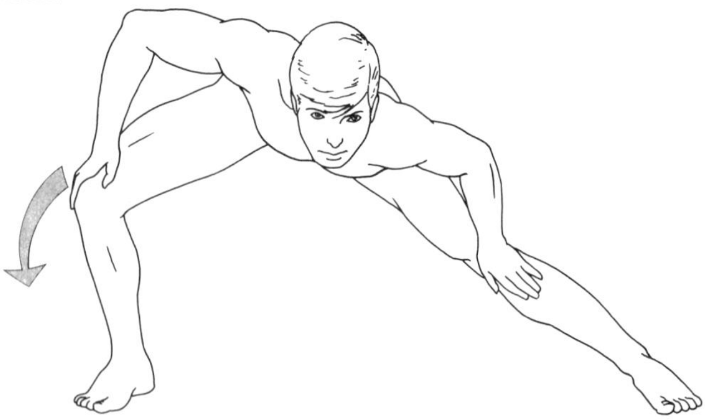

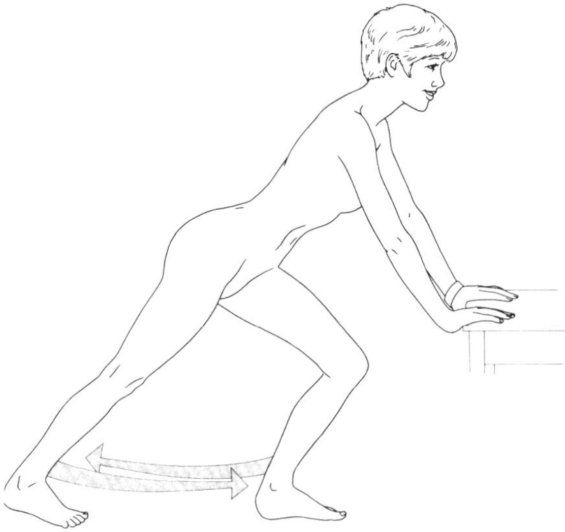

Mit gespreizten Händen auf ein Möbelstück stützen; das linke Knie anwinkeln; das rechte Bein weit nach hinten strecken:

- die Beine springend wechseln, das heißt den rechten Fuß vor den linken stellen, das rechte Knie anwinkeln, den linken hinter den rechten Fuß, das linke Knie durchdrücken: während des Sprunges einatmen, beim Aufkommen ausatmen;
- zehnmal wiederholen.

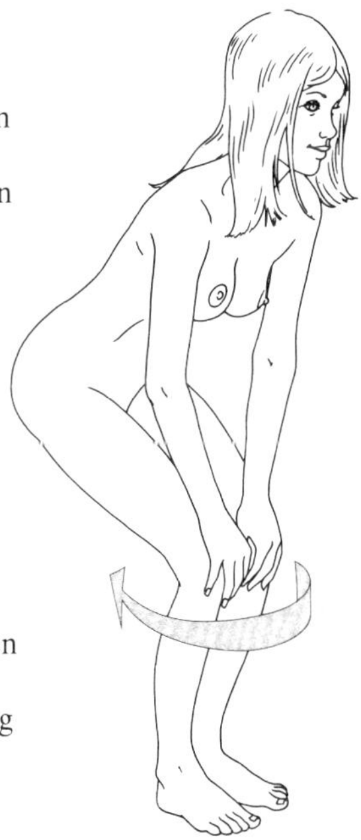

Hände auf die Knie; Füße zusammen:

- die Knie leicht anwinkeln und mit den Knien kurze Drehbewegungen machen, dabei Füße und Becken nicht bewegen: bei einer Drehung einatmen, bei der nächsten ausatmen;
- zehnmal wiederholen;
- die Knie zur anderen Seite drehen.

Einige Bemerkungen zu sexuellen Störungen

In unserer freizügigen Epoche gewinnt unsere sexuelle Erfahrung eine immer größere Bedeutung. Es ist eigentlich fast kein Problem mehr, von seiner Sexualität zu sprechen und sie zu analysieren.
Mitgerissen vom Strom der Entdeckungen und des Fortschritts können wir es nur schwer ertragen, unter Impotenz oder Libidoverlust zu leiden, unter Schwierigkeiten zum Orgasmus zu gelangen oder unter vorzeitigem Samenerguß zu leiden. Das geht so weit, daß wir auf das ‹Recht auf garantierte Orgasmen› hoffen oder es sogar fordern.
Ohne diese Augenblicke intensiver Sinnenlust fühlen wir uns nur als halbe Menschen und haben den Eindruck, nicht wirklich zu leben. Der Orgasmus ist sozusagen unsere Achillesferse. Man möchte ihn kontrollieren und beherrschen können, ihn sich stillschweigend «untertan» machen; ebenso, wie wir eine Pille gegen Krankheit und Unglück fordern. Und dabei geht es – mehr als irgendwo anders – wirklich ums Glück.
Verlangen wir vielleicht eine Anleitung, Unterricht oder Lehrbücher, um einen Orgasmus zu haben? Oder noch mehr? Einen programmierten Orgasmus? Natürlich ohne Risiko und mit hundertprozentigem Erfolg.
Und die Zärtlichkeit? ... Und die Gefühle? ... Und das Mysterium? Die Liebe? Keines dieser Gefühle – und auch andere nicht – können in Worte oder Gesten gefaßt werden.

Die Musik, die Malerei, die Bildhauerei, der Tanz und die schönen Künste sind ebenfalls Sache der Phantasie, die jeder anders erlebt. Es scheint mir unzureichend zu sein, Mittel anzugeben, die zum sicheren Orgasmus führen. Wenn wir nicht dorthin gelangen, müssen wir deswegen unglücklich sein und die Schuld unseren Geschlechtsorganen geben?

Es ist z. B. eine Tatsache, daß wir eine Verbindung zur Außenwelt herstellen, indem wir unseren Fernseher einschalten, daß das Fernsehen unseren Horizont erweitert und zu unserer Bildung beiträgt. Wenn wir den Fernseher dagegen ausschalten, so läßt uns das die nötige Zeit, um erneut mit all jenen Menschen in Beziehung zu treten, die wir lieben, um Dinge zu tun, die uns Freude machen, also all das, was wir unter dem Vorwand, keine Zeit zu haben, allzu leicht vergessen. Zu lernen, all diese Dinge wiederzuentdecken. Anstatt stundenlang auf den Bildschirm zu starren, stundenlang fasziniert zu beobachten und zu hören, was um uns herum vorgeht. Mit anderen in Dialog zu treten.

Die Sinnenlust sollte auch etwas mit der Lust zu leben zu tun haben. Vielleicht ist es schön, in das Fernsehen verliebt zu sein. Schöner noch ist es vielleicht, in jene verliebt zu sein, die uns teuer sind.

Und wenn man nervös ist, wenn man keine Geduld dazu hat anzufangen, das Leben zu genießen, wenn man Schmerzen hat, wie wäre es dann mit einem bißchen WA DO? Das hilft garantiert, ich verspreche es Ihnen. Manchmal dürften Sie sogar staunen...

Fühlen, wie Dynamik, Selbstbeherrschung und Freude zurückkehren – ist es nicht das, was wir wollen?

Zum Schluß

Hat jeder bzw. jede von Ihnen nun mehr Freude dran, seinen/ihren Körper zu erleben, ihn besser zu beherrschen, sich in der eigenen Haut *wohl zu fühlen*? Haben Sie jetzt öfter einmal Zeit, den Lebenskünstler zu spielen? Ich wünsche es Ihnen.
Wenn ich es geschafft haben sollte, Sie – wirklich – für sich selbst zu interessieren und Sie zu motivieren, dann sollten Sie als Belohnung die Freude akzeptieren, die Sie mir damit machen! Und mehr noch die Freude an Ihren eigenen Entdeckungen. Bitte, geben Sie nicht auf!
Ihr Körper ist für Ihr Leben ein ebenso kostbares Gut, wie all die Dinge, die Sie umgeben. Vergessen Sie das nie mehr, überfordern Sie ihn nicht, bewahren Sie ihm seine Authentizität! Mit ein wenig Instinkt, gesundem Menschenverstand und regelmäßigen Übungen zu seinem Wohlbefinden werden Sie sich ihn *zum Freund* machen. Einen Freund, den Sie immer verfügbar wissen möchten, um zu leben, Ihnen zu helfen und Sie in Staunen zu versetzen!

Machen Sie also WA DO, und fühlen Sie sich wohl!

Der Natur graut es vor dem Nichts – und dem Leben erst!
Wenn man es nicht mit Augenblicken des Wohlbefindens verschönt, besteht es plötzlich nur noch aus nicht enden wollender Langeweile. Wenn man nichts für das Leben tut, dann tut das Leben auch nichts für uns. Wenn wir ihm nicht zulächeln, warum sollte es uns zulächeln?